"十三五"国家重点图书出版规划项目

主 编　叶定伟

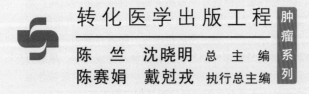

转化医学出版工程　肿瘤系列

陈　竺　沈晓明　总　主编
陈赛娟　戴尅戎　执行总主编

Urologic Oncology: Basic and Clinical Translation

泌尿系统肿瘤：
基础与临床的转化

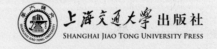

上海交通大学出版社
SHANGHAI JIAO TONG UNIVERSITY PRESS

内容提要

本书为"转化医学出版工程·肿瘤系列"之一。共分为三篇：肾癌、前列腺癌和膀胱癌，重点介绍了基因组遗传学、组学芯片、生物信息学、统计学等交叉学科成果对促进新的诊断、治疗技术及预后模型在男性泌尿生殖系统肿瘤中的应用，同时为基础研究指明了方向。本书结合作者团队近年来取得的创新性成果进行总结，同时介绍了泌尿系统肿瘤在中国的流行和演变趋势，明确中国特色，合理开展肿瘤筛查、优化早期诊断、精准药物治疗和手术治疗、确定预后指标等。如重点阐述了家族遗传性肾癌，国际泌尿病理协会最新的分级和分期系统，影像学及内镜光学、尿液可溶性蛋白标志物、基因相关标志物、液体活检技术等在诊断中的应用，肿瘤综合治疗的观念，免疫检查点阻断药物等。本书可供相关领域的基础研究人员、临床医师、研究生等参考，对从事转化医学研究的人员也大有裨益。

图书在版编目（CIP）数据

泌尿系统肿瘤：基础与临床的转化 / 叶定伟主编.
— 上海：上海交通大学出版社，2020
转化医学出版工程
ISBN 978-7-313-22603-7

Ⅰ.①泌…　Ⅱ.①叶…　Ⅲ.①泌尿系肿瘤-诊疗
Ⅳ.①R737.1

中国版本图书馆CIP数据核字（2019）第272101号

泌尿系统肿瘤：基础与临床的转化
MINIAO XITONG ZHONGLIU: JICHU YU LINCHUANG DE ZHUANHUA

主　　编：叶定伟			
出版发行：上海交通大学出版社	地　　址：上海市番禺路951号		
邮政编码：200030	电　　话：021-64071208		
印　　制：上海锦佳印刷有限公司	经　　销：全国新华书店		
开　　本：710mm×1000mm　1/16	印　　张：21.75		
字　　数：342千字			
版　　次：2020年1月第1版	印　　次：2020年1月第1次印刷		
书　　号：ISBN 978-7-313-22603-7			
定　　价：128.00元			

主编介绍

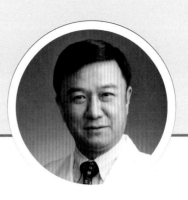

叶定伟 教授,泌尿肿瘤多学科综合治疗(multi-disciplinary team,MDT)首席专家,复旦大学前列腺肿瘤研究所所长、中国抗癌协会泌尿肿瘤专业委员会主任委员、中国临床肿瘤学会前列腺癌专家委员会主任委员、中国临床肿瘤学会尿路上皮癌专家委员会副主任委员、中国临床肿瘤学会肾癌专家委员会副主任委员和免疫治疗专家委员会副主任委员、中国临床肿瘤学会常务理事、中国抗癌协会家族遗传性肿瘤协作组副主任委员、《NCCN肾癌诊治指南(中国版)》编写组副组长、NCCN前列腺癌和膀胱癌亚洲诊治共识专家委员会委员、上海市医师协会泌尿外科医师分会副会长、国家自然科学基金终审专家、亚太前列腺癌学会(Asian Pacific Prostate Society,APPS)执行委员,亚太冷冻外科学会副会长。

主持国家级、省部级科研基金50余项。发表论文论文476篇(SCI收录239篇)。主编、主译专著9本,发明专利10项。牵头国际国内多中心临床实验和研究30余项。以第一完成人获上海市科学技术进步奖一等奖、教育部科技成果一等奖、上海市医学科技奖一等奖、中华医学奖二等奖,2012年获国家科学技术进步奖一等奖(第三完成人)。获国家卫计委有突出贡献中青年专家、吴阶平泌尿外科医学奖、上海市领军人才、上海市医学领军人才、上海市优秀学科带头人、全国卫生计生系统先进工作者称号,享受国务院特殊政府津贴。

转化医学出版工程丛书

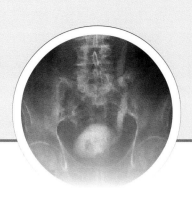

总 主 编 陈 竺 沈晓明

执行总主编 陈赛娟 戴尅戎

总 顾 问 马德秀

学术总顾问 王振义

学术委员会名单(按姓氏汉语拼音排序)

卜修武 第三军医大学病理学研究所,教授

陈国强 上海交通大学医学院,中国科学院院士

陈义汉 同济大学附属东方医院,中国科学院院士

冯 正 中国疾病预防控制中心寄生虫病预防控制所,教授

葛均波 同济大学,中国科学院院士

桂永浩 复旦大学附属儿科医院,教授

韩泽广 国家人类基因组南方研究中心,教授

贺 林 上海交通大学Bio-X研究院,中国科学院院士

黄荷凤 上海交通大学医学院附属国际和平妇幼保健院,教授

王 宇 中国疾病预防控制中心,教授

王红阳 第二军医大学东方肝胆外科医院,中国工程院院士

王升跃 国家人类基因组南方研究中心,教授

魏冬青 上海交通大学生命科学技术学院,教授

吴 凡 上海市卫生健康委员会,教授

徐学敏 上海交通大学Med-X研究院,教授

曾益新　北京医院,中国科学院院士

赵春华　中国医学科学院/北京协和医学院,教授

赵玉沛　中国医学科学院/北京协和医学院,中国科学院院士

钟南山　广州医科大学附属第一医院,中国工程院院士

学术秘书

王一煌　上海交通大学系统生物医学研究院,教授

本书编委会

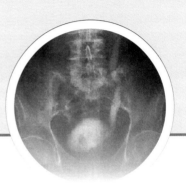

主　编　叶定伟

副主编　戴　波　张海梁　朱　耀　沈益君

编委会名单（按姓名汉语拼音排序）

曹达龙　常　坤　戴　波　顾成元　顾伟杰　李高翔　林国文　陆骁霖

马春光　秦晓健　瞿元元　沈益君　施国海　宿恒川　万方宁　王弘恺

王　跃　肖文军　谢湖阳　叶定伟　张海梁　朱　耀　朱一平　朱　煜

总　序

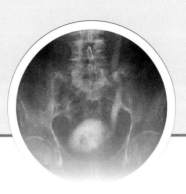

　　多年来,生物医学研究者与患者间存在着隔阂,而这些患者可能从生物医学研究成果中受益。一方面,无数罹患癌症等疾病的患者急切盼望拯救生命的治疗方案;另一方面,许多重要的基础科学发现缺乏实际应用者。近期涌现的转化医学旨在连接基础研究与临床治疗结果,优化患者治疗,提升疾病预防措施。

　　转化医学将重要的实验室发现转变为临床应用,通过实验室研究阐释临床疑问,旨在惠及疾病预测、预防、诊断和治疗。转化医学的终极目标是开发更为有效的预防和治疗方案,促进临床预后和健康水平。因此,无论对患者还是大众,转化医学是以人为本的医学实践。

　　在过去三十年中,中国居民的生活条件、饮食和营养、卫生保健系统得到了巨大发展。然而,随着经济增长和社会快速发展,卫生保健系统面临多种问题。中国具有复杂的疾病谱:一方面,发展中国家常见的感染性疾病仍是中国沉重的负担;另一方面,发达国家常见的慢性病也成为中国致死致残的主要原因。中国的卫生保健系统面临巨大挑战,须举全国之力应对挑战。中国正深化改革,促进居民福祉。转化医学的发展将促进疾病控制,有助于解决健康问题。

　　转化医学是多学科项目,综合了医学科学、基础科学和社会科学研究,以促进患者治疗和预防保健措施,其拓展了卫生保健服务领域。因此,全球各方紧密合作对于转化医学的发展至关重要。

　　为了加强国际合作,为基础、转化和临床研究工作者提供交流与相互扶持的平台,我们发起编纂"转化医学出版工程"系列图书。该系列图书以原创和观察性调查为特色,广泛涉及实验室、临床、公共卫生研究,提供医学各亚专业最新、实用的研究信息,开阔读者从实验室到临床和从临床到实验室的视野。

"转化医学出版工程"系列图书与"转化医学国家重大科技基础设施(上海)"紧密合作,为医师和转化医学研究者等对快速发展的转化医学领域感兴趣的受众提供最新的信息来源。作为主编,我热忱欢迎相关领域的学者报道最新的从实验室到临床的研究成果,期待该系列图书能够促进全球知识传播,增进人类健康。

2015年5月25日

前　言

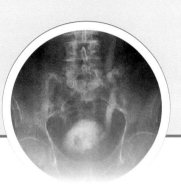

　　转化医学是将基础医学研究和临床治疗连接起来的一种新的思维方式。它是近来国际医学健康领域出现的新概念,与个性化医学、可预测性医学等一同构成系统医学的体系。转化医学符合医学科学发展的内在客观规律。现代医学发展历史表明,未来医学突破性的进展有赖于与其他学科的交叉与结合;21世纪的医学将更加重视"环境—社会—心理—工程—生物"的医学模式,更加重视整体医学观和有关复杂系统的研究,转化医学就是在这样的背景下产生的。在2003年美国国立卫生研究院正式提出转化医学后,日益受到各国医学界的广泛关注。在我国,转化医学也已经成为国家在生物医学领域里一个重大的政策。《中共中央关于制定国民经济和社会发展第十二个五年规划的建议》辅导读本中指出:"以转化医学为核心,大力提升医学科技水平,强化医药卫生重点学科建设。"另外,《"健康中国2020"战略研究报告》中也提出:"推动有利于国民健康的医学模式的转化;依靠科技进步,促进卫生事业的发展。"

　　本书从转化医学的视角,较全面系统地介绍了男性泌尿生殖系统肿瘤的进展,重点介绍在基因组遗传学、组学芯片、生物信息学、统计学等背景下,新的诊断、治疗技术及预后模型在男性泌尿生殖系统肿瘤中的应用。本着文字简练、实用性强的原则,有益于读者对临床实践中可能发生的问题进行梳理。在本书编写过程中,编者参阅了大量书籍、杂志,并通过互联网参阅修订了部分内容。由于篇幅和时间所限,在此谨对上述资料来源的作者一并表示衷心的感谢。本书编写人员较多,尽管各位编者在写作过程中付出了艰辛的劳动,但由于水平有限,错误及不足之处恳请读者批评指正,并提出宝贵意见。

叶定伟

2019年9月

目 录

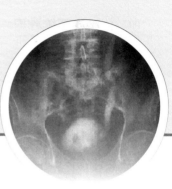

第三篇　膀　胱　癌

绪　论

　　泌尿系统及男性生殖系统肿瘤的发病率在我国呈逐渐上升趋势，前列腺癌、肾癌及膀胱癌均位居男性恶性肿瘤发病率的前10位。因此，如何实现泌尿系统肿瘤的早期诊断及规范化治疗已成为一个关键的科学问题，也是一个富有挑战性的临床技术难题。转化医学是将基础医学研究和临床治疗连接起来的一种新的思维方式，是近来国际医学健康领域出现的新概念，与个性化医学、可预测性医学等一同构成系统医学的体系，符合医学科学发展的内在客观规律。本书择取了肾癌、前列腺癌、膀胱癌三大泌尿外科肿瘤中能体现转化医学理念的部分内容进行撰写，介绍男性泌尿系统肿瘤的基础研究成果在诊断和治疗中的应用，既促进了新技术、新方法在疾病诊疗中的应用，又为基础研究指明了方向。

转化医学是目前医学界的热点，可能大家对这一概念的理解不尽相同，但总的来说是要求基础与临床相结合，使基础医学、生物学甚至工程学的理念、方法及技术能及时并合适地应用于临床实践。

肾癌是恶性程度最高的男性泌尿生殖系统常见肿瘤。肾癌的许多发病机制是基于一些家族遗传性肾癌的研究得以取得进展，其中最为人熟知的是VHL（Von Hippel-Lindau）综合征相关的肾脏肿瘤。而以VHL基因为代表的一系列基因及其相关的致病机制为了解肾癌奠定了基础。在影像学检查日益普及的今天，肾癌的早期诊断并不困难，但是一些特殊情况也往往需要新的技术，因此基于基因指导的肾穿刺活检术以及荧光原位杂交（fluorescence *in situ* hybridization，FISH）技术在肾癌中的应用值得关注。肾癌的分型及分级是较为复杂的，最新的世界卫生组织（World Health Organization，WHO）肾脏肿瘤分类系统及国际泌尿病理协会（International Society of Urological Pathology，ISUP）分级系统尚未在国内得到推广，有必要给予介绍。肾癌原发灶的治疗以手术为主，当然介入疗法及能量治疗也有一定地位。肾癌的药物治疗目前正方兴未艾，在临床实践和基础研究方面皆具有重要意义，与手术治疗相配合的辅助治疗以及新辅助治疗的疗效及适应证也是目前的研究热点。各类分子靶向药物在肾癌中的应用已有了丰富的理论指导及实践基础，免疫治疗方面已不仅仅涉及细胞因子，近期免疫检查点阻断药物例如PD-1抗体及CTLA-4抗体亦成为研究热点。肾癌相关的预后模型也已经历了20余年的发展，这也是肾癌领域统计学与临床医学相结合的典型。

前列腺癌是目前我国男性发病率呈逐年上升的疾病，其致病过程是多阶段、不断演变的，从正常到增生再到前列腺上皮内瘤变，进而发展到浸润性癌或转移性癌。关于前列腺癌细胞来源的假说众多，有必要对前列腺癌的细胞起源进行总结。基因变异与表观遗传是癌症发生发展的分子机制，本书并不准备展开讨论，而是选择具有一定代表性的ETS（E-twenty si）相关基因及非编码RNA来窥视前列腺癌发生的分子机制。激素水平及代谢因素是前列腺癌发病的重要微环境因素，神经内分泌分化及雄激素受体剪切变异则是目前受到广泛关注的前列腺癌进展及耐药机制。前列腺癌的诊断方面，前列腺特异性抗原

（prostate specific antigen, PSA）的临床意义及穿刺活检技术的细节可能大部分医务工作者已经熟悉，近来，磁共振技术的进展以及液体活检技术的应用值得重点关注。前列腺癌的治疗方面本书重点介绍了充分体现转化医学精神的免疫治疗及基于基因组学的精准治疗。

膀胱癌亦是常见的恶性肿瘤之一，近年我国膀胱癌的发病率呈现稳中有升趋势。在病因学方面，本书梳理了膀胱癌与吸烟、职业暴露、性别、尿路感染、膳食、饮水及遗传易感性等的关系，介绍了致癌物-代谢相关酶类以及编码这些酶蛋白的基因多态性与膀胱癌发生的相关性，讨论了信号通路与低级别、高级别膀胱癌之间的关系。在病理分类及分型方面，本书介绍了TCGA、Lund等分子分型及如何在分子模型的开发中将基础研究和临床应用联系起来。在诊断方面，本书阐述了影像学及内镜光学的进展及在膀胱癌中的应用，对尿液可溶性蛋白标志物、基因相关标志物、液体活检技术进行了介绍。在治疗方面，本书阐述了新辅助化疗、辅助化疗及保留膀胱的综合治疗等新颖的治疗原则，也介绍了卡介苗、铂类等重要的治疗药物及正在开发的重要药物。

本书择取了肾癌、前列腺癌、膀胱癌三大泌尿外科肿瘤中能体现转化医学理念的部分内容进行撰写，希望能够对转化医学在泌尿外科的应用起到抛砖引玉的作用。

第一篇 肾癌

第一章

肾癌的转化医学研究

顾伟杰　万方宁　瞿元元

　　本章重点介绍肾癌转化医学方面的研究。首先介绍了肾癌相关的各种大数据测序、数据库的整合等相关的数据库及应用；随后从表观遗传学角度，分别分析了肾癌DNA甲基化、组蛋白乙酰化等的研究进展；接着介绍了高通量测序(也称第二代测序)技术在肾癌中的主要发现；最后探讨了肾癌肿瘤标志物的基础和临床研究进展。

[通信作者]　万方宁，Email: fnwan06@fudan.edu.cn；张海梁，Email: zhanghl918@163.com

第一节　大数据时代肾癌的基础研究

大数据（big data）是指因为数据过大、过于复杂，传统数据处理软件无法进行加工处理的数据集（data sets）。高通量测序（high throughput sequencing），也称为第二代测序（next-generation sequencing，NGS），用于全基因组测序、全基因组重测序（whole-genome sequencing，WGS）、转录组分析（transcriptome profiling）、DNA-蛋白质交互作用分析（ChIP-sequencing）和表观遗传组学特征研究（epigenome characterization）等生物医学研究领域。因测序产生的数据量巨大，需要通过生物信息学（bioinformatics）数据软件进行处理和统计分析。

高通量测序在测序深度和测序手段等不同维度不断发展，出现了诸如全外显子测序、单细胞测序等一系列的测序方法，推动了肿瘤异质性、肿瘤进化、肿瘤体细胞突变（somatic mutation）、胚系突变（germline mutaiotn）等领域研究的深入，也改变了原有的基础研究格局。

在美国推出的癌症和肿瘤基因图谱（the Cancer Genome Atlas，TCGA）中肾癌的研究包括三种肿瘤类型：肾透明细胞癌（clear cell renal cell carcinoma，CCRCC）、肾嫌色细胞癌（chromophobe renal cell carcinoma，CRCC）和乳头状肾细胞癌（papillary renal cell carcinoma，PRCC）。TCGA对这些肿瘤标本进行了DNA拷贝数、体细胞突变、DNA甲基化、基因表达、miRNA表达和蛋白磷酸化芯片等检测。TCGA工作组通过不同维度的高通量测序，分析基因突变、表达、调控之间的内在关系以及肿瘤发生的异常基因和信号通路，试图在分子层面将同一种病理类型的肿瘤进行分子分型和信号网络研究。

在分子分型方面，以CCRCC为例，TCGA协作组研究发现91%的CCRCC样本存在染色质3p3缺失，最常见的4个突变基因（VHL、PBRM1、BAP1和SETD2）都在此区域。如果发生14q（45%样本）缺失，导致HIF1A缺失，肿瘤的恶性程度更高。SETD2的突变会导致全基因组范围的甲基化水平改变。TCGA mRNA表达谱将CCRCC分为了4个亚型。M1型对应之前发表的ccA型，预后较好。ccB型被细分成了M2和M3型，M4型（约占15%）是新发现的一个亚型。

miR-21、miR-10b和miR-30a三个miRNA可以改变CCRCC的全基因组甲基化水平，是CCRCC的重要表观遗传调控位点。

在信号网络研究方面，以CCRCC为例，TCGA协作组通过HotNet算法进行基因相互作用网络分析，发现VHL是最常见的突变网络，排名第二的热点突变网络是PBRM1、ARID1A和SMARCA4等染色质重构相关网络。另外，通过PARADIGM算法综合突变、拷贝数变异以及表达改变等信息，发现CCRCC的核心位点（hubs）为HIF/ARN（与VHL突变相关的转录因子）以MYC/Max、SP1、FOXM1、JUN和FOS等负责糖酵解、去分化、促进增殖的转录因子。TCGA协作组通过对HotNet的双向扩展算法"TieDIE"，对已有的网络进行了亚网络（sub-Network）分析，发现了包括激素受体、RAS信号通路、免疫相关信号、转录因子、BRCA1功能以及和SMARC-PBRM1-ARID1A复合体进行相互作用的亚网络。3个驱动染色质重构的基因PBRM1、BAP1和SETD2也被鉴别出来。使用MEMo算法的信号通路分析发现28%的病例出现PI3K/Akt/mTOR通路改变，并且与其他热点突变几乎是互斥存在的，并且这些病例往往是表皮生长因子受体（epidermal growth factor receptor，EGFR）过表达的患者，对拉帕替尼（lapatinib）敏感。

在TCGA的基础上，通过联合代谢组学信息、临床信息以及分子信息，整合的CCRCC代谢图谱被绘制出来。CCRCC的主要代谢改变在于中心碳代谢（central carbon metabolism）、一碳单位代谢（one-carbon metabolism）和抗氧化应激反应（anti-oxidant response）。

除TCGA外，Oncomine和GEO数据库都提供了良好的大数据储存和分析平台，彼此之间可以做外部验证。R语言、Perl语言以及一些专业软件，如MeV、SAS和MATLAB等可以对数据进行整理和分析。这在一定程度上方便了基础研究人员进行基因筛选和后续深入的功能分析，拉近了基础医学与转化医学、临床医学之间的距离。随着测序成本的不断下降和计算机计算能力的提高，针对个体化突变或异常信号通路激活设计药物进行治疗的精准医学时代可能就在不远的未来。

第二节 表观遗传学与肾癌

表观遗传学（epigenetics）是指在不改变基因序列的前提下，通过基因修饰及蛋白质与蛋白质、DNA与其他分子的相互作用调节基因表达和功能的一种遗传学机制，主要包括DNA甲基化、组蛋白修饰和基因沉默等调控机制。本节简要介绍DNA甲基化、组蛋白修饰、基因沉默与肾癌的相关性。

一、DNA甲基化与肾癌

DNA甲基化是最广泛研究的表观遗传学机制，其可使基因失活，也可导致DNA某些区域的构象发生变化，从而影响蛋白质与DNA的相互作用。DNA甲基化是在DNA甲基转移酶（DNA methltranferase，DNMT）的催化下，以S-腺苷甲硫氨酸（S-adenosylme-thionine，SAM）等为甲基供体，将甲基转移到胞嘧啶核苷酸第5位碳原子上生成5-甲基胞嘧啶（5-methylcytosine，5-mC）的过程，该过程主要发生在基因组的CpG二核苷酸序列中。所谓CpG二核苷酸是指5′段胞嘧啶环（C）的第5位碳原子发生甲基化，并与其3′端的鸟苷酸（G）通过磷酸二酯键（p）形成的二核苷酸。CpG二核苷酸在人类基因组中并非均匀分布，重复出现CpG二核苷酸序列的区域被称为CpG岛，CpG岛一般位于基因的启动子区域，含有很多转录因子的结合位点。此区域的甲基化参与基因的表达调控并影响染色体的结构。

DNA甲基化既可导致原癌基因激活，又能使抑癌基因失活，从而与肾癌的发生密切相关，而且基因的甲基化程度可以作为肾癌患者预后的生物学标志物之一。研究显示，通过检测体液如尿液（VHL、p16、p14、APC、RASSF1A等）或血清（DKK3、WIF1、SFRP1、SFRP2等）中的肿瘤特异性甲基化标志有助于肾癌的早期诊断。此外，肾癌组织中某些特定区域的增强子发生了异常的高度甲基化，而且增强子的甲基化状态与肾癌患者的预后显著相关。RASSF1A编码含340个氨基酸的蛋白多肽，参与细胞周期调控、微管稳定、细胞黏附以及细胞凋亡。研究显示，与邻近正常组织相比，肾癌组织中RASSF1A基因的启动子区呈现高甲基化状态，肾癌组织中RASSF1A的表达量显著降低，提示RASSF1A的甲基化改变参与了肾癌的形成，可作为肾癌诊断的分子标志物。

二、组蛋白修饰与肾癌

组蛋白是染色质的基本结构蛋白，其与DNA、非组蛋白及少量RNA高度凝集成核蛋白结构,构成染色质。组蛋白修饰是一种典型的表观遗传学修饰,其通过对组蛋白及其酶系进行各种修饰,调控基因的表达,从而影响肿瘤的发生发展及预后。组蛋白的N-末端可通过共价修饰作用发生乙酰化、甲基化、泛素化、磷酸化、苏素化、脱氨基或ADP核糖基化等修饰,这些修饰信息构成了丰富的组蛋白密码,其中乙酰化修饰是最常见的组蛋白修饰。有学者利用肾癌的小鼠模型进行抗肿瘤药物研究,发现联合应用MS-275(一种组蛋白去乙酰化酶)与白细胞介素(interleukin,IL)-2治疗的肿瘤生长抑制率达80%,而单用IL-2的肿瘤生长未见明显抑制,单用MS-275组约40%肿瘤生长受到抑制;与单用MS-275或IL-2相比,MS-275和IL-2联合应用很大程度上抑制了肿瘤的转移,并提高了患肾癌小鼠的存活率。以上研究结果提示,在肾癌小鼠模型的治疗中,MS-275与IL-2具有协同抗肿瘤的作用,其中MS-275起着十分重要的作用。Ellinger及其同事对193例肾癌标本中组蛋白H3-lys4进行分析,发现组蛋白H3-lys4是肾癌患者预后的独立生物标志物。

三、基因沉默与肾癌

启动子区域甲基化导致抑癌基因的转录沉默在很多肿瘤包括肾癌的发生发展中起重要作用。抑癌基因VHL主要参与基因转录水平的调控以及蛋白质的合成,其编码的VHL蛋白参与体内多种蛋白质的降解,VHL基因的失活是肾癌发生、发展的重要遗传学事件。VHL与家族性肾癌或散发性肾癌的发生均有密切关系,有报道显示在61%的散发性肾癌中发现VHL基因突变。

第三节 第二代测序技术在肾癌基础与
临床研究中的应用

第二代测序(NGS)技术使得基因组学研究发生了翻天覆地的变化。近十年来,测序通量突飞猛进,而测序成本直线下降。NGS包括WGS、全外显子组测序(whole exome sequencing,WES)和目标区域测序(target region sequencing,TRS)。

NGS技术具有通量大、时间短、精确度高和信息量丰富等优点，使得NGS测序在肾癌的基础和临床研究应用十分广泛。基因组学研究揭示了肾癌基因结构上的诸多变异与肾癌的发生有关，可作为病理形态的补充更准确地区分肾癌的类型，还可作为预后标志物，以及药物治疗靶点。比如，同为CCRCC，BAP1和PBRM1突变的患者生存有的较大的差异。又如，mTOR通路的相关基因发生突变则提示哺乳动物的雷帕霉素靶（mammalian target of rapamycin, mTOR）抑制剂可能会产生较好的治疗效果（**见表1-3-1**）。

表1-3-1　mTOR通路相关基因的突变

肾癌病理亚型	受影响的信号通路	染色体异常	治疗靶点
CCRCC	VHL PBRM1；SETD2；BAP1；PI3K-mTOR	3p、14q丢失；5q增益	VEGFRs；VEGFA；mTOR
Ⅰ型PRCC	MET	7、16、17增益	cMET
Ⅱ型PRCC	ARF-NRE		
CRCC	TP53；PTEN；电子传递链复合体Ⅰ	1、2、6、10、13、17丢失	—

一、肾癌临床特征和预后

虽然VHL突变与肾癌的发生有关，但是目前没有证据表明其与肾癌特征和预后相关。BAP1和SETD2突变与高级别肾癌相关，并提示这些患者预后较差。一项纳入1 479例患者的研究表明，BAP1表达阴性的肿瘤特异病死率是BAP1表达阳性的3倍（$P=10^{-13}$）。此外，相比男性BAP1 4.7%（13/277）的突变率，研究发现女性肾癌患者中BAP1突变率（16.3%，24/147）更高。

二、肾癌的异质性

肾癌细胞的异质性非常明显，2012年的一项研究评估了同一肿瘤不同位置的CCRCC穿刺标本中基因突变情况。结果显示仅有34%突变位点存在所有的穿刺标本。为了研究肿瘤细胞异质性在疾病发展过程中的作用，以及探讨有效的治疗干预措施，多种克隆进化模型已经提出。

传统的主干分支模型是分析单克隆（早期）和亚克隆（晚）的体细胞突变，并将这些突变情况绘制成肿瘤细胞进化树。树干上的单克隆突变是分子靶向药物治疗的重要靶点。新提出的河流模型则强调在信号通路水平上驱动突变的会聚而不是突变发生的时间顺序。该模型可提取有效的体细胞突变信息来确定治疗靶点。

利用单细胞RNA深度测序可揭示肾细胞癌转移的新驱动途径。最近有一项研究利用该技术分析来自多个单细胞的转录组，有原发性、转移性及从患者转移灶移植到免疫缺陷小鼠［人源肿瘤异种移植（patient-derived xenografts，PDX）］的组织。结果发现转移灶和PDX的基因表达谱相似，但是转移灶和原发灶的基因表达差别明显。重要的是，该研究发现转移灶除了相关EGFR的表达上调，Src信号通路也异常表达；同样的发现也存在PDX模型。最后，研究联合阿法替尼和达沙替尼分别抑制表皮生长因子受体（epidermal growth factor receptor，EGFR）和Src途径，取得了卓越的抗肿瘤治疗效果。该研究说明转移病灶和原发灶存在不同肿瘤相关信号通路。其次，肾细胞癌的基因组异质性也反映在转录水平，表明不同亚群的肿瘤生物学行为表型可归因于它们不同的基因谱。利用NGS技术和PDX模型可以发现治疗靶点对患者进行精准治疗。

三、肾癌与环境暴露

基因组的突变谱研究可以更好地了解内源性DNA损害和环境危险暴露引起的基因组不稳定性，也可以提出针对环境危险因素新的干预策略。对欧洲不同地区的肾癌患者的测序发现塞尔维亚和罗马尼亚的透明细胞性肾细胞癌（clear cell renal cell carcinoma，CCRCC）患者有高频率的A＞T突变，这种突变模式与马兜铃酸暴露有关。马兜铃酸是一种有肾毒性的化合物，以前认为它与肾病和上尿路癌相关。这些结果说明马兜铃酸暴露有重要的公共卫生后果。进一步对不同地区的人群展开基因测序以明确马兜铃酸与肾癌发生的相关性有重要的意义。

第四节 肾癌肿瘤标志物的基础和临床研究

根据肿瘤细胞形态对肾脏肿瘤进行分类，其中CCRCC最为常见（70%～80%），Ⅰ型和Ⅱ型PRCC次之（10%～15%），肾嫌色细胞癌（CRCC）占5%，其他较少的种类包括肾髓样癌、Xp11.2异味相关肾癌、肾集合管癌（collecting duct carcinoma，CDC）和Wilms瘤等。虽然传统的以形态为基础的分类方法证明有临床价值，但随着分子生物学技术的飞速发展，以肿瘤分子标志物区分肿瘤的类型也逐渐进入临床应用。

一、VHL基因

肾细胞癌最常见的基因缺陷是VHL（von Hippel-Lindau）基因缺陷。VHL基因得名于VHL病，VHL病为临床十分罕见的家族性常染色体显性遗传肿瘤病，包括中枢神经系统血管网状细胞瘤、内脏肿瘤等。VHL基因定位于染色体3p25-26。VHL突变主要存在于CCRCC，但在其他类型的肾癌中并不常见。大部分VHL基因突变会致使蛋白表达部分或者全部失活。VHL基因突变的具体机制并不清楚，可能与发育、环境和化学毒物相关。在散发性肾癌中，一个VHL基因的外显子中会发生1～3对碱基对的微小突变。染色体3p缺失在CCRCC中也很常见。染色体3p的缺失会伴随VHL邻近大量的基因突变，其中包括SETD2、BAP1、PBRM1；研究也发现染色体3p易破损的区域虽然很接近，但并不完全相同。VHL基因启动子甲基化也是一部分肾癌中VHL基因失活的机制。

VHL突变或者缺失致使VHL介导的信号转导通路失活。研究的最透彻的是VHL靶向蛋白低氧诱导因子（hypoxia-inducible factors，HIFs）的关系。VHL首先与Elongin B、Elongin C、Cul2和Rbx1组成E3泛素连接酶复合体，然后与HIF-α结合。在常氧状态下，HIF的α亚单位可以被脯氨酸羟化酶羟基化，进而被E3泛素连接酶复合体泛素化，通过泛素-蛋白酶体途径被降解。然而，在乏氧状态下，低氧阻止羟基化的发生，HIF的α亚单位和β亚单位结合，进而诱导乏氧反应元件

（hypoxia-responsive element, HRE）的基因表达。VHL突变的肾细胞癌患者，由于VHL蛋白受损，HIF没有通过泛素-蛋白酶体途径降解，HIF含量增加从而引起一些广泛参加能量代谢和血管生长的细胞因子表达。例如，丙酮酸脱氢酶激酶（pyruvate dehydrogenase kinase, PDK）、葡萄糖转运蛋白1（glucose transporter-1, GLUT1）、促红细胞生成素（erythropoietin, EPO）、赖氨酰氧化酶（lysyl oxidase, LOX）、血管内皮生长因子（vascular endothelial growth factor, VEGF）和血小板衍生生长因子（platelet-derived growth factor, PDGF）。目前，临床上使用的适用于无法手术的肾癌患者的小分子靶向药物正是针对这些信号靶点。

HIF的α亚单位有3种异构体，分别为HIF-1α（14q23）、HIF-2α（2p）和HIF-3α（10q）三种同源基因编码。目前研究发现，尽管HIF-1α亚单位在肾癌中很常见，但HIF-2α亚单位表达则与高级别肾癌发生相关。全基因测序的研究也发现HIF-2α基因与肾癌的发生相关。以上研究均表明HIF-2α在肾癌的发生中扮演着重要角色。

二、2型神经纤维瘤

约有2%的CCRCC患者与22号染色体的2型神经纤维瘤（neurofibromin 2, NF2）外显子突变有关。NF2无义突变是导致NF2蛋白半衰期减少、NF2失活的重要原因。Moesin-ezrin-radixin-like（Merlin）是NF2基因表达的蛋白产物。NF2/Merlin蛋白调控细胞黏附，构建细胞骨架，参与组成细胞膜。针对NF2突变的散发性肾癌中发现NF2介导的肾癌发生机制与VHL并不相同，NF2突变的肾癌细胞系和肿瘤组织中HIF基因并没有高表达。此外，NF2基因敲除小鼠异常激活EGFR信号通路。由于NF2突变所导致的异常信号通路激活与VHL介导的HIF信号通路并不相同，针对VEGF受体家族的小分子酪氨酸激酶抑制剂（如舒尼替尼、索拉菲尼等）对这类患者的疗效有限，有文献表明mTOR受体抑制剂（如依维莫斯）却有着良好的疗效。

三、MET

MET受体酪氨酸激酶（receptor tyrosine kinase, RTK）异常激活与1型PRCC

的发生相关。目前认为MET通过两种机制影响PRCC发生。第一种为1条核苷酸中MET基因1个外显子突变导致表达蛋白异常活跃，大约10%的1型PRCC中MET基因突变导致功能异常活跃。第二种为MET基因DNA拷贝数增加，绝大多数1型PRCC包含MET基因的7号染色体拷贝数大于3。研究发现12号染色体上的富含亮氨酸的重复激酶2（leucin-rich repeat kinase 2，LRRK2）与1型PRCC MET基因过度活化相关。MET和LRRK2在1型PRCC中都异常活化。LRRK2与"脂筏"相关，脂筏被认为在信号转导、膜转运和细胞骨架生成扮演着重要角色，这些脂筏参加信号转导网络激活RTKs。因此，LRRK2异常扩增可以促进MET活化。不同于VHL基因通过HIF基因信号通路参与肾癌生成，对MET下游信号转导通路了解并不清楚。但是针对MET突变和过度活化的药物抑制剂研发可更好地治疗1型PRCC。

四、人核因子红细胞2相关因子2

人核因子红细胞2相关因子2（nuclear factor erythroid 2-related factor 2，NRF2）异常活化在2型PRCC很常见。NRF2的异常活化与延胡索酸水合酶（fumarate hydratase，FH）基因失活相关。FH定位于1号染色体长臂并且编码线粒体关键酶参与柠檬酸循环。FH基因突变导致FH酶失活，线粒体柠檬酸循环受阻导致延胡索酸堆积。延胡索酸可以共价修饰NRF2的负性调节物Kelch样环氧氯丙烷相关蛋白-1（Kelch-like ECH-associated protein 1，KEAP1）。当KEAP1不能负性调节NRF2，NRF2含量增高可能活化细胞增殖的通路。NRF2可以结合顺式反应元件——抗氧化反应元件（antioxidant response element，ARE）导致醛糖还原酶（如AKR1B10）、细胞色素P450混合功能氧化酶（如CYP4F11）、谷胱甘肽合成有关的酶（如GCLM、GCLC）和参与葡萄糖醛酸反应相关酶活性升高。ARE元件也调控大量表达抗氧化分子的基因，其中包括还原型辅酶Ⅱ：醌氧化还原酶1（NADPH：quinone oxidoreductase 1）（NQO1）和硫氧还蛋白还原酶（thioredoxin reductase 1，TXNRD1）。研究表明NRF2含量增多也可以起到保护细胞的作用，对于正常细胞可以保护细胞不受破坏并发挥抗肿瘤的特性；而对于肿瘤细胞NRF2则有助于抵抗射线及化疗药物从而引起肿瘤耐药。

五、染色体修饰蛋白

前文已述VHL突变常会伴随染色体3p的缺失,这表明在肾癌的发生和发展的过程中存在更多的抑癌基因突变,VHL基因突变在肿瘤发展中是必要但不充分的条件。NGS也发现了很多新的与肾癌发生有关的抑癌基因,如polybromo-1(PBRM1)基因。大约35%的CCRCC中存在PBRM1突变,绝大多数为插入缺失和无义突变。PBRM1突变常导致PBRM1基因失活。PBRM1编码一个相对分子量为180 000的SWI/SNF染色质重塑复合体的亚基。SWI/SNF复合物由中央的ATP依赖的DNA解旋酶、核心亚基和一组辅助蛋白组成。PBRM1是这个复合体的辅助蛋白,辅助蛋白决定SWI/SNF核小体重塑的特异性,以及调节细胞的生长和分化的特异性。越来越多的证据表明,SWI/SNF复合物在肿瘤的形成作用与其参与细胞周期调节和DNA修复有关。放射治疗后,PBRM1被发现可以激活p21细胞周期蛋白依赖性激酶抑制剂从而激活G1期细胞。RAS基因活化的情况下,PBRM1可调节p53的活性并促进细胞衰老。PBRM1突变与CCRCC发生发展的具体机制仍需要进一步研究。

BRCA1相关蛋白-1(BAP1)基因突变也可能影响染色质结构发生。BAP1在3号染色体短臂的位置与PBRM1基因非常近,由于BAP1常随染色体3p缺失,因此,大多数CCRCC肿瘤细胞这个基因位点常为单倍体。BAP1作为去泛素化酶去除核蛋白的泛素化标志;这个基因的生殖细胞和体细胞突变都与肿瘤的发展相关。研究比较成熟的是BAP1对染色质相关蛋白宿主细胞因子1(host cell factor-1, HCF-1)的调控并参与到细胞周期调控的多个方面,包括进入G_1期和进入细胞分裂期。HCF1可以调节染色质结构和招募甲基转移酶Set1和MLL1至组蛋白参与到转录调控。

CCRCC发生也与组蛋白甲基化酶(SETD2、MLL、MLL2和MLL4)和组蛋白去甲基化酶(JARID1C、JARID1D和UTX)有关,虽然这些突变的发生率(1%~4%)相比PBRM1和VHL低得多。MLL、MLL2和MLL4基因比较大,因此这些基因突变可能为"乘客突变",即与癌症发生相关,但不是起主导作用的突变,同时这些基因的突变也常见于其他类型肿瘤。SETD2编码组蛋白H3赖氨酸甲基转移酶,但SERD2在肾癌肿瘤中的发生机制研究并不明确。

基因组学、转录组学、蛋白质组学以及表观遗传学的飞速发展对我们深入理解肾细胞癌发生、发展的分子机制提供了有力的工具。正是基于此，肾癌的分子靶向治疗在这十年来取得了巨大的成就。随着技术水平的进步和研究的深入，必将有更多生物标志物和分子靶点诞生，研究者需要提炼真正的预测生物标志物和治疗靶点并评估它们在临床实践中的应用价值。

参 考 文 献

［ 1 ］Barrett T, Edgar R. Reannotation of array probes at NCBI's GEO database［J］. Nature Methods, 2008, 5(2): 117.

［ 2 ］Battagli C, Uzzo RG, Dulaimi E, et al. Promoter hypermethylation of tumor suppressor genes in urine from kidney cancer patients［J］. Cancer Res, 2003, 63(24): 8695-8699.

［ 3 ］Cancer Genome Atlas Research Network. Comprehensive molecular characterization of clear cell renal cell carcinoma［J］. Nature, 2013, 499(7456): 43-49.

［ 4 ］Davis CF, Ricketts CJ, Wang M, et al. The somatic genomic landscape of chromophobe renal cell carcinoma［J］. Cancer cell, 2014, 26(3): 319-330.

［ 5 ］Ellinger J, Kahl P, Mertens C, et al. Prognostic relevance of global histone H3 lysine 4(H3K4) methylation in renal cell carcinoma［J］. Int J Cancer, 2010, 127(10): 2360-2366.

［ 6 ］Hakimi AA, Reznik E, Lee CH, et al. An integrated metabolic atlas of clear cell renal cell carcinoma［J］. Cancer Cell, 2016, 29(1): 104-116.

［ 7 ］Kato Y, Yoshimura K, Shin T, et al. Synergistic in vivo antitumor effect of the histone deacetylase inhibitor MS-275 in combination with interleukin 2 in a murine model of renal cell carcinoma［J］. Clin Cancer Res, 2007, 13(15 Pt 1): 4538-4546.

［ 8 ］Lasseigne BN, Burwell TC, Patil MA, et al. DNA methylation profiling reveals novel diagnostic biomarkers in renal cell carcinoma［J］. BMC Med, 2014, 12: 235.

［ 9 ］Peters I, Rehmet K, Wilke N, et al. RASSF1A promoter methylation and expression analysis in normal and neoplastic kidney indicates a role in early tumorigenesis［J］. Mol Cancer, 2007, 6: 49.

［10］Rhodes DR, Kalyana-Sundaram S, Mahavisno V, et al. Mining for regulatory programs in the cancer transcriptome［J］. Nature Genet, 2005, 37(6): 579-583.

［11］Riazalhosseini Y, Lathrop M. Precision medicine from the renal cancer genome［J］. Nat Rev Nephrol, 2016, 12(11): 655-666.

［12］ Serie DJ, Joseph RW, Cheville JC, et al. Clear cell type A and B molecular subtypes in metastatic clear cell renal cell carcinoma: tumor heterogeneity and aggressiveness ［J］. Eur Urol, 2017, 71(6): 979－985.

［13］ Urakami S, Shiina H, Enokida H, et al. Wnt antagonist family genes as biomarkers for diagnosis, staging, and prognosis of renal cell carcinoma using tumor and serum DNA ［J］. Clin Cancer Res, 2006, 12(23): 6989－6997.

［14］ van Houwelingen KP, van Dijk BA, Hulsbergen-van de Kaa CA, et al. Prevalence of von Hippel-Lindau gene mutations in sporadic renal cell carcinoma: results from The Netherlands cohort study［J］. BMC Cancer, 2005, 5: 57.

［15］ Vandin F, Upfal E, Raphael BJ. Algorithms for detecting significantly mutated pathways in cancer［J］. J Comput Biol, 2011, 18(3): 507－522.

［16］ Wong LJC. Next generation sequencing: Translation to clinical diagnostics［M］. Dordrecht: Springer, 2013.

［17］ Wu W, Choudhry H. Next generation sequencing in cancer research ［M］. Berlin: Springer, 2015.

第二章

肾癌的流行病学、遗传学和致病因素

王弘恺　张海梁

　　肾癌是一个易受到内外条件共同影响致病的肿瘤，其发生与发病地区的经济状况、环境、生活习惯及人种等有关。肾癌的许多发病机制研究也是基于一些家族遗传性肾癌得以进展，其中最为人熟知的是VHL综合征相关的肾脏肿瘤。而以VHL基因为代表的一系列基因及其相关的致病机制已帮助人们了解肾癌奠定了一定的科研基础。外在因素方面，如吸烟、肥胖、高血压、致癌物接触史等都可能与肾癌的发病相关。此外，机体的免疫功能状态在肾癌的发生和发展过程中也具有十分重要的作用。

[通信作者]　张海梁，Email：zhanghl918@163.com

第一节 肾癌的流行病学演变趋势

肾癌的发病率约占所有恶性肿瘤的3%，发达国家的发病率普遍高于发展中国家。其男女发病率约为2∶1，发病高峰在60～70岁之间。全世界范围内，目前肾癌发病率排在男性恶性肿瘤第9位（21.4万例新病人）及女性第14位（12.4万例新病人）。约70%的新发病例居住在经济高度发达的地区，其中34%居住在欧洲，19%居住在北美。以美国为例，在过去10年间肾癌的发病率正以每年1.6%的速度逐步上升。2014年，美国全年有63 920新发病例，同时有13 860人死于肾癌。虽然如此，在欧洲等发达地区，肾癌的病死率自1990年已经开始呈现逐步下降趋势，美国的肾癌5年生存率已经由1975年的50%上升到了2009年的73%。2000—2011年，中国癌症数据统计显示，我国肾癌总体发病率已经达到6.68/10万，病死率为2.34/10万。年龄标化的发病率，中国城市于2011年接近5/10万，中国农村接近2/10万（**见图2-1-1**）。随着肾癌患者的逐年增加，曾有学者曾预测我国城市地区肾癌年发病率将达到男性9.93/10万，女性4.54/10万。

肾癌的发病率及病死率在不同人种和不同大洲的不同区域中也有一些差异。在北美洲，黑种人的发病率和病死率约为15.2/10万人和3.7/10万人，而白

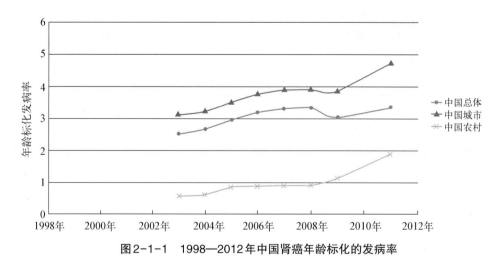

图2-1-1 1998—2012年中国肾癌年龄标化的发病率

种人约为12.5/10万人和3.6/10万人。亚洲地区发病率普遍较低,为2.8/10万人~6.8/10万人。对亚洲人肾癌发病率的研究显示,日本、菲律宾、新加坡发病率分别为5.3/10万人、4.9/10万人、5.4/10万人,而韩国发病率最高为8.0/10万人,同时期中国发病率为3.8/10万人。

肾脏肿瘤中约90%的为恶性肿瘤,其中几乎80%的肾癌均为CCRCC,其次为PRCC和CRCC。剩下一些少见类型的肾癌例如XP11.2基因易位相关肾癌、肾集合管癌(CDC)、肾髓样癌、囊性肾细胞癌,以及家族遗传性肾癌等。

第二节　遗传性肾癌的研究

大部分肾细胞癌是散发性的,然而有5%~8%的肾细胞癌具有家族遗传背景。这些遗传性肾癌的患者大部分具有典型的遗传性综合征的临床表现,少部分患者的临床表现不典型或者不明确,甚至不为人所熟知。目前,人们对遗传性肾癌的认识正在逐步加深,因此其在所有肾癌中的比例可能被低估。

一般认为遗传性肾癌表现为1级或2级亲属中共同发生1种或者多种肾脏肿瘤或其他相关综合征,这些疾病的发生往往涉及某一个基因的异常突变。因此,遗传性肾癌的共同特征为发病较早,肿瘤为双侧或者多灶性,除了肾癌外同时拥有该综合征的其他表现。对于具有遗传史的家族来说,如何早期发现疾病并对高危人群积极随访能有效避免遗传性疾病可能带来的不良后果。对这部分患者的检测能更早地发现肿瘤,使医师有机会在疾病早期采取治疗措施。一般认为如下人群可能是遗传性肾癌的潜在患者:① 年龄≤46岁的患者;② 双侧/多发肾脏肿瘤;③ 肾癌家族史(至少1名一级亲属,至少2名二级亲属);④ 肾癌合并其他肿瘤病史(嗜铬细胞瘤、胃间质瘤、神经系统血管网状细胞瘤、胰腺神经内分泌肿瘤等)、肺囊肿、气胸;⑤ 不寻常的皮肤病变(平滑肌肉瘤、血管纤维瘤等);⑥ 个人或家族有肾癌相关综合征病史。

目前研究较透彻的遗传性肾癌综合征包括VHL综合征、遗传性PRCC(HPRCC)、BHD综合征(Birt-Hogg-Dube syndrome)、遗传性平滑肌瘤病和肾细胞癌(hereditary leiomyomatosis and renal cell carcinoma, HLRCC)以及

结节性硬化症（tuberous sclersis complex，TSC）。剩下的少见综合征包括琥珀酸脱氢酶（succinate dehydrogenase，SDH）缺陷型肾癌、镰状细胞肾病和肾髓质癌、Cowden综合征、甲状旁腺功能亢进–颌骨肿瘤综合征（hypeparathyroidism-tumour syndrome，HPT-JT）、BAP1相关遗传性肾癌、3号染色体易位相关性肾癌以及MITF相关性肾癌（**见表2-2-1**）。

表2-2-1　常见遗传性肾癌及临床表现

遗传性肾癌	突变位点	病理类型	临 床 表 现
VHL综合征	VHL	CCRCC	CCRCC、嗜铬细胞瘤、胰腺肾脏囊肿、神经系统视网膜血管网状细胞瘤、副神经节瘤、胰腺内分泌肿瘤、淋巴囊肿瘤、附睾腺瘤
HPRCC	MET	PRCC Ⅰ	PRCC Ⅰ
BHD综合征	BHD	多种RCC	嫌色细胞癌、混合嗜酸细胞瘤、纤维毛囊瘤、皮赘、肺囊肿、气胸
HLRCC	FH	PRCC Ⅱ	PRCC、皮肤子宫平滑肌瘤、子宫平滑肌肉瘤
SDH缺陷型肾癌	SDHB、SDHD、SDHC	CCRCC、CRCC	CCRCC、CRCC、肾嗜酸细胞瘤、嗜铬细胞瘤、副神经节瘤
TSC	TSC1、TSC2	CCRCC	多发肾急性粒细胞白血病（AML）、CCRCC、心脏横纹肌瘤、神经系统病变、皮肤红斑、视网膜胶质瘤、骨囊肿、甲床下纤维瘤（又称Koenen肿瘤）
Cowden综合征	PTEN	CCRCC	CCRCC、乳腺癌、滤泡性甲状腺癌、子宫内膜癌
MITF相关	MITF	RCC	黑色素瘤、血管周上皮样细胞肿瘤
HPT-JT综合征	HRPT2	Wilms瘤	多种RCC、Wilms瘤、甲状旁腺功能亢进、甲状腺癌
BAP1相关	BAP1	CCRCC	CCRCC、葡萄膜黑色素瘤、黑色素瘤、间皮瘤
染色体易位［t(3;8)t(2;6)］	FHIT/FRA3B在chr3，RNF139在chr8	CCRCC	甲状腺乳头状癌

　　没有肾外综合征表现的遗传性肾癌所占比例＜20%，但是它们往往也具有相关的基因突变。近期一篇文献提示，CDKN2B突变存在于5%的无肾外综合征表

现的遗传性肾癌患者中。此类发现提示，可能更多的遗传性肾癌由于不存在肾外典型表现而被忽视，具有遗传倾向的肾癌可能不限于现在已知的12种疾病。在NGS技术蓬勃发展的今天，或许我们可以发现更多新的遗传性相关的突变基因。

针对遗传性肾癌的研究可以帮助研究者更好地理解散发性肾癌的起因和发展方式，并给相关治疗提供证据。很多遗传性肾癌相关的基因同样常见于散发性肾癌的肿瘤组织中。例如，对CCRCC的机制研究很大程度上来源于对VHL综合征的探索。通过对遗传性肾癌相关基因及其通路的了解同样可以促进药物的研发和治疗方式的改进。

第三节　肾癌的内在致病基因和相关信号通路调控机制

肾癌的发病大部分都与3号染色体短臂的基因功能异常相关。约80%的散发性CCRCC中可发现抑癌基因VHL基因的突变或者表观遗传学改变。VHL基因的异常表达和突变将直接影响VHL蛋白发生合成障碍，进而引起一系列基因通路变化。首先，VHL可通过介导HIF-α的降解来调控细胞功能。在常氧状态下VHL蛋白可组成E-3泛素连接酶复合体并与HIF-α结合，将HIF-α泛素化并降解。相反，在缺氧状态下，HIF-α不会被降解且将被转移至细胞核内，与组成性表达的β亚单位结合，诱导一些缺氧相关基因表达。例如，VEGF、GLUT1、转化生长因子-α（transforming growth factor α，TGF-α）等。在VHL基因失活的情况下，VHL蛋白无法正常表达，进而不能形成有效的E-3泛素连接酶复合体降解HIF-α，导致HIF-α的含量增加，使得细胞能量代谢改变、血管生长增强，起到促进肿瘤的作用。此外，VHL基因还可影响Wnt/β-联蛋白信号通路。VHL蛋白可对转录因子Jade-1的稳定性起促进作用，进而降解β-联蛋白，使Wnt/β-联蛋白信号通路受到抑制。若VHL表达量发生改变，将会使β-联蛋白表达水平升高，进而促进肾癌细胞分化、增殖、转移。目前已经发现了一定数量的不同VHL基因突变位点，它们对VHL蛋白的功能改变也各不相同。总的来说，VHL基因的功能变化会直接导致肿瘤生成、进展和转移。

近年来，大型基因测序研究在CCRCC中还发现了数个新的3号染色体突变位点，分别发生在KDM6A、KDM5C、SETD2和PBRM1等基因上。另外，CCRCC还可能出现BAP1基因突变，且包含BAP1突变的肿瘤往往级别比较高，预后较差。

散发性PRCC往往存在7号染色体三倍体或四倍体、17号染色体三倍体、Y染色体丢失。部分研究显示，8号染色体长臂扩增和MYC基因过表达也与PRCC发生有关。此外，遗传性PRCC主要起因为MET和FH基因的突变，然而这些突变在散发性PRCC中较为少见。

CRCC的基因突变情况目前研究较少，目前发现部分肿瘤具有染色体1、2、6、10、13的扩增。有报道发现，TP53、PTEN和TERT等基因突变和CRCC的发生相关。BHD和FLCN基因的突变往往可以造成并发CRCC的家族遗传性综合征。

基因易位/融合相关性肾癌约占散发性肾癌的1%～5%。其中最常见的易位基因为MiT家族的TFE3和TFEB。与传统的散发性肾癌不同，基因易位相关性肾癌常见于青少年，占该年龄层肾癌的20%～50%；在年龄<45岁的肾癌患者中约占15%。一般情况下，TFE3易位相关性肾癌预后较差且容易发生淋巴结转移，而TFEB相关性肾癌预后较好。目前观点认为，TFE易位融合基因主要通过上调TFE基因功能发挥促癌作用。往往与TFE相融合的基因可通过过度活化的启动子使TFE蛋白相较野生型过度表达。TFE3和TFEB可通过不同的信号通路发挥促癌功能。研究显示，TFE3可与TFG-β通路下游的SMAD协同发挥促癌作用，同时可以活化PAI-1从而激活纤维蛋白溶解帮助肿瘤转移，抑或与ETS转录因子家族ETS-1结合帮助肿瘤进展。TFE3和TFEB还可参与mTORC1信号通路促进肿瘤生长。此外，TFE3还可能影响细胞的糖代谢及脂质代谢、阻止细胞周期停滞甚至调节Met酪氨酸激酶活性。

第四节　肾癌的外部致病因素

一、吸烟

肾癌公认的外部致病因素之一是吸烟，相对于非吸烟人群，吸烟者患肾癌的概率将上升1.4～2.5倍。任何种类的烟草都可能增加患癌风险，而且该风险随着总吸入量和烟龄正比升高。同样地，随着戒烟时间的延长患肾癌的相对风险会降低。据报道，20%～30%的男性肾癌和10%～20%的女性肾癌与吸烟有关。

二、肥胖

肥胖是肾癌的另外一个主要危险因素。来自《柳叶刀》(*Lancet*)的文献显示，体重指数(body mass index，BMI)每上升5 kg/m²，男性和女性肾癌的发生率就会分别上升1.24和1.34倍。目前，在欧美国家，肥胖的发生率与日俱增，这可能是肾癌发病率逐年上升的间接原因之一。在美国约40%的肾癌可能与肥胖相关。肥胖引起肾癌的原因可能是脂质过氧化引起DNA损伤、胰岛素样生长因子1(insulin like growth factor-1，IGF-1)表达量升高、循环雌激素水平上升和引起局部炎症等。

三、高血压

高血压为肾癌第三大主要危险因素。除了高血压本身，有研究者称利尿剂和其他抗高血压药物也可能是肾癌的诱发因素之一。高血压引起肾癌的可能机制是高血压能引起肾单位损伤，诱导局部炎症，或者通过引起肾脏代谢、功能变化从而提高肾小管对致癌物质的敏感性。

四、其他因素

其他致癌因素例如病毒感染、芳香类化合物、含铅化合物、三氯乙烯等都可以增加肾癌风险，然而其结果并不十分明确。也有少量研究提示工作涉及金属、化学制剂、橡胶、印刷行业、石棉、镉的工人有轻度增加的肾癌风险，但是相关的数据尚缺乏说服力。有病例-对照研究显示，在经济条件欠发达的地区人们的肾癌发病率较高，但是具体原因不明。常见的西方化的饮食例如高脂肪、低蔬菜水果摄入、碳酸类饮料、咖啡和茶可能会引起肾癌，但这些研究结果有时会相互矛盾。当然，家族史可能是肾癌的发病因素之一，据报道如果1级或者2

级亲属中有肾癌患者，那么其患肾癌的风险将上升2.9倍。其他的可能发病因素还包括放射性物质暴露、儿时曾患肾母细胞瘤、化疗、终末肾病等。

第五节　肿瘤免疫与肾癌发病的关系

当机体受到抗原性异物刺激时，免疫系统可通过多种形式对抗原信息发生应答，并对其进行清除。免疫系统不仅具有清除病原微生物及其毒素、损伤或衰老的自身细胞、移植的外来细胞的功能，也能清除那些因各种因素而发生突变的新生细胞，即肿瘤细胞。因此，机体的免疫功能状态在肿瘤的发生、发展过程中起着十分重要的作用。当免疫状态异常的时候，肿瘤细胞就可以通过各种方式逃避免疫监视机制，从而避免被杀伤进而继续存活。机体对肿瘤的免疫应答主要是指从抗原刺激作用开始，机体的抗原特异性淋巴细胞识别抗原后发生一系列变化并表现出一定效应的过程，其一般可分为两类：B细胞为主的体液免疫和T细胞为主的细胞免疫应答。肾癌细胞在发生的过程中，和其他肿瘤细胞一样也会发生各种方式的免疫逃逸。

一、免疫逃逸

1. T细胞功能异常

在肿瘤组织内往往能看到大量的单核细胞（主要是T细胞）、巨噬细胞、少量自然杀伤细胞（natural killer cell，NK细胞）和B细胞浸润。T细胞主要包括CD4$^+$和CD8$^+$，T细胞浸润同时伴IL-2的局部释放。然而一些患者瘤床的 I 类免疫可能处于抑制状态，即部分淋巴细胞的IL-2或者IFN-γ表达量处于低值，无法表现出正常的免疫反应。同时，部分肿瘤浸润性淋巴细胞的IL-2受体也可能处于低表达状态。

2. 肿瘤表面抗原异常

细胞毒性T细胞（cytotoxic T lymphocyte，CTL）在肿瘤细胞杀伤中起主要作用。然而，其免疫功能运作的前提是存在 I 类主要组织相容性复合体（MHC

Ⅰ类)应答的激活(肿瘤细胞表面存在可识别抗原)或者Ⅱ类主要组织相容性复合体(MHC Ⅱ类)应答的激活[抗原呈递细胞(antigen presenting cell, APC)将抗原呈递给效应 T 细胞]。在肾脏肿瘤细胞中，有时可见抗原产生及呈递通路的抑制，从而使肿瘤细胞可以有效地被 CTL 细胞识别和杀伤。这种机制包括MHC Ⅰ类抗原轻链及重链的表达量下降或者缺失，抗原处理相关转运体缺失或者潜伏膜蛋白(latent membrane protein, LMP)蛋白酶复合体的缺失。在转移性肾细胞癌(metastatic renal cell carcinoma, mRCC)中，这些 MHC Ⅰ类应答抑制现象更为常见。同时，也有研究者发现，肾癌细胞系可以释放一系列因子，从而抑制 $CD34^+$ 细胞向树突状细胞(dendritic cell, DC)转化，使 DC 细胞失去其抗原呈递作用，从而抑制 MHC Ⅱ类应答。

3. T 细胞无能

T 细胞无能是指 T 细胞处于存活，但是其无法释放 IL-2，或者在抗原刺激下无法正常增殖的状态。往往这种状态合并 ZAP-70、RAS、ERK 等通路的失活。其主要的机制有三点：① APC 细胞可通过与 CD40 结合，从而调节 $CD4^+$ T 细胞对肿瘤细胞的识别；② 肿瘤抗原对 T 细胞的持续刺激可能会导致 T 细胞克隆消耗或异常；③ 肾细胞癌患者肿瘤组织及血清中可检测到增高的 IL-10，其可能通过 CD28 共刺激通路抑制抗原呈递细胞从而导致 T 细胞无能。

4. 免疫应答由Ⅰ型转化为Ⅱ型

免疫应答可通过效应细胞分泌的免疫调节细胞因子有所区分。例如，Ⅰ类应答主要表现为 IL-2 和 IFN-γ 的释放，而Ⅱ类应答表现为 IL-4、IL-5 和 IL-10 的分泌。IL-2 可有效刺激 T 细胞增殖及增强其细胞毒性作用，而细胞因子诸如 IL-4 和 IL-10 可增强Ⅱ类应答以增强体液免疫。有证据表明，肿瘤微环境可将免疫应答由Ⅰ类应答为主转化为Ⅱ类应答为主，特别是肾癌及胰腺癌。肾脏肿瘤细胞可通过释放转化生长因子-β(TGF-β)增加 IL-10 的表达，以增强Ⅱ类应答并抑制Ⅰ类应答，从而下调 T 细胞对肿瘤细胞的毒性作用。

5. 肿瘤细胞导致的 T 细胞凋亡

Fas 配体(FasL)属于肿瘤坏死因子(TNF)家族的一员，可通过与表达 FAS 受体的细胞结合诱导细胞凋亡，其可由活化的 T 细胞以及 NK 细胞分泌。然而肿瘤细胞可通过 FAS 通路规避免疫反应。部分肾细胞癌细胞就可通过分泌 FasL 导致表达 FAS 受体的 T 细胞凋亡。

6. 线粒体通路

据报道，肿瘤细胞表达的神经节苷脂可能与线粒体通路下T细胞凋亡有关。GD3神经节苷脂可以导致线粒体膜通透性改变，引起细胞色素C的释放，活化下游胱天蛋白酶从而引起细胞凋亡。

二、免疫检查点逃逸机制

程序性死亡蛋白1（programmed death 1，PD-1）与程序性死亡受体-配体1（programmed death ligand-1，PD-L1）的结合往往可以抑制T细胞介导的免疫反应。其主要在活化的T细胞包括CD8⁺细胞毒性T淋巴细胞和CD4⁺辅助性T淋巴细胞中表达，在肿瘤细胞中也可见表达。PD-1信号级联反应可以负反馈调节T细胞抗原受体（T cell receptor，TCR），并减弱T细胞增殖和功能性活动，导致T细胞耗竭。据称PD-L1表达越高，肾癌预后越差。目前，也有针对该通路的药物用于肾癌的治疗。

-------------------------------- **参 考 文 献** --------------------------------

［1］ Appleman LJ, Tzachanis D, Grader-Beck T, et al. Helper T cell anergy: from biochemistry to cancer pathophysiology and therapeutics［J］. J Mol Med (Berl), 2001, 78(12): 673－683.

［2］ Barrisford GW, Singer EA, Rosner IL, et al. Familial renal cancer: molecular genetics and surgical management［J］. Int J Surg Oncol, 2011, 2011: 658767.

［3］ Berndt JD, Moon RT, Major MB. Beta-catenin gets jaded and von Hippel-Lindau is to blame［J］. Trends Biochem Sci, 2009, 34(3): 101－104.

［4］ Capitanio U, Montorsi F. Renal cancer［J］. Lancet, 2016, 387(10021): 894－906.

［5］ Chen W, Zheng R, Baade PD, et al. Cancer statistics in China, 2015［J］. CA Cancer J Clin, 2016, 66(2): 115－132.

［6］ De Maria R, Lenti L, Malisan F, et al. Requirement for GD3 ganglioside in CD95- and ceramide-induced apoptosis［J］. Science, 1997, 277(5332): 1652－1655.

［7］ Jafri M, Wake NC, Ascher DB, et al. Germline mutations in the CDKN2B tumor suppressor gene predispose to renal cell carcinoma［J］. Cancer Discov, 2015, 5(7):

723-729.

［ 8 ］ Kauffman EC, Ricketts CJ, Rais-Bahrami S, et al. Molecular genetics and cellular features of TFE3 and TFEB fusion kidney cancers［J］. Nat Rev Urol, 2014, 11(8): 465-475.

［ 9 ］ Komai Y, Fujiwara M, Fujii Y, et al. Adult Xp11 translocation renal cell carcinoma diagnosed by cytogenetics and immunohistochemistry［J］. Clin Cancer Res, 2009, 15(4): 1170-1176.

［10］ Levi F, Ferlay J, Galeone C, et al. The changing pattern of kidney cancer incidence and mortality in Europe［J］. BJU Int, 2008, 101(8): 949-958.

［11］ Linehan WM, Pinto PA, Bratslavsky G, et al. Hereditary kidney cancer: unique opportunity for disease-based therapy［J］. Cancer, 2009, 115(10 Suppl): 2252-2261.

［12］ Linehan WM, Srinivasan R, Schmidt LS. The genetic basis of kidney cancer: a metabolic disease［J］. Nat Rev Urol, 2010, 7(5): 277-285.

［13］ Moore LE, Nickerson ML, Brennan P, et al. Von Hippel-Lindau(VHL) inactivation in sporadic clear cell renal cancer: associations with germline VHL polymorphisms and etiologic risk factors［J］. PLoS Genet, 2011, 7(10): e1002312.

［14］ Motzer RJ, Escudier B, McDermott DF, et al. Nivolumab versus Everolimus in advanced renal-cell carcinoma［J］. N Engl J Med, 2015, 373(19): 1803-1813.

［15］ Reaume MN, Graham GE, Tomiak E, et al. Canadian guideline on genetic screening for hereditary renal cell cancers［J］. Can Urol Assoc J, 2013, 7(9-10): 319-323.

［16］ Renehan AG, Tyson M, Egger M, et al. Body-mass index and incidence of cancer: a systematic review and meta-analysis of prospective observational studies［J］. Lancet, 2008, 371(9612): 569-578.

［17］ Siegel R, Ma J, Zou Z, et al. Cancer statistics, 2014［J］. CA Cancer J Clin, 2014, 64(1): 9-29.

［18］ Uzzo RG, Rayman P, Kolenko V, et al. Mechanisms of apoptosis in T cells from patients with renal cell carcinoma［J］. Clin Cancer Res, 1999, 5(5): 1219-1229.

［19］ Wang Q, Redovan C, Tubbs R, et al. Selective cytokine gene expression in renal cell carcinoma tumor cells and tumor-infiltrating lymphocytes［J］. Int J Cancer, 1995, 61(6): 780-785.

［20］ 陈万青,李媛秋,郑荣寿. 年龄-时期-出生队列贝叶斯模型预测中国城市肾癌发病状况的研究［J］. 中华泌尿外科杂志,2012,33（12）: 885.

［21］ 杨镇.肿瘤免疫学［M］.武汉:湖北科学技术出版社,1998.

第三章

肾癌的诊断研究

瞿元元　顾伟杰　张海梁

　　介绍 2016 版最新世界卫生组织（World Health Organization, WHO）肾脏肿瘤分类纳入的 6 种新的肾细胞癌亚型，以及 4 种尚未充分认识的肾细胞癌亚型。同时，重点讨论 2012 年 3 月国际泌尿病理协会（ISUP）在第四次共识会议上确定的 ISUP 分级系统以及诊断肾癌的免疫组织化学（简称免疫组化）标志物。在诊断手段上将主要介绍肾穿刺活检术以及荧光原位杂交（FISH）技术在肿瘤中的应用。

[通信作者]　张海梁，Email: zhanghl918@163.com

第一节　肾癌的最新WHO分类和基因分型

随着对肾脏肿瘤组织发生学和分子遗传学研究的不断深入，人们对已知肾脏肿瘤有了新的认识，许多新的肾肿瘤实体及其独特的临床病理特征也被广泛认知。基于这些变化，2015年3月在瑞士苏黎世举行的WHO共识会议上讨论了2016WHO泌尿与男性生殖系统肿瘤分类。该分类方法于2016年春季正式出版。

2016版WHO最新肾脏肿瘤组织学分类的命名基于细胞质特征及免疫表型（如CCRCC和CRCC）、病理结构特征（如PRCC）、细胞类型（如肾嗜酸细胞瘤）、细胞质形态及病理结构特征（透明细胞乳头状肾细胞癌）、与胚胎结构的相似性（后肾腺瘤）、肿瘤解剖部位（CDC和肾髓质癌）、与原发肾脏疾病相关（获得性囊性肾病相关性肾癌）、特殊的分子改变（如MiT家族易位肾癌和SDH缺陷型肾细胞癌）、HLRCC相关性肾细胞癌等。2012年，在加拿大温哥华召开的国际泌尿病理协会（ISUP）共识会议，对肾脏肿瘤的组织学分类、标本处理和肿瘤分期、预后因素、免疫组化和分子标志物等领域的最新进展进行了讨论并达成共识，即现在许多病理学家已采用的温哥华分类，亦为2016版WHO分类的基础。《2016版WHO肾细胞肿瘤分类》见表3-1-1。根据国际肿瘤学分类方法（ICD-O）进行肿瘤形态学编码。具有良性生物学行为的肿瘤编号为/0；具有不明确或交界性生物学行为的肿瘤编号为/1；原位癌（carcinoma *in situ*，CIS）及Ⅲ级上皮内瘤样病变编号为/2；恶性肿瘤编号为/3。

表3-1-1　2016版WHO肾细胞肿瘤分类

中 文 名 称	英 文 名 称	国际肿瘤学分类编号（ICD-O）
透明细胞肾细胞癌	clear cell renal cell carcinoma	8310/3
低度恶性潜能多房囊性肾细胞瘤	multilocular cystic renal neoplasm of low malignant potential	8316/1
乳头状肾细胞癌	papillary renal cell carcinoma	8255/1

（续表）

中文名称	英文名称	国际肿瘤学分类编号（ICD-O）
遗传性平滑肌瘤病肾细胞癌综合征相关性肾细胞癌	hereditary leiomyomatosis and renal cell carcinoma（HLRCC）-associated renal cell carcinoma	8311/3
肾嫌色细胞癌	chromophobe renal cell carcinoma	8317/3
集合管癌	collecting duct carcinoma	8319/3
肾髓质癌	renal medullary carcinoma	8510/3
MiT家族易位性肾细胞癌	MiT Family translocation carcinomas	8311/3
琥珀酸脱氢酶缺陷型肾细胞癌	succinate dehydrogenase（SDH）-deficient renal carcinoma	8312/3
黏液性管状和梭形细胞癌	mucinous tubular and spindle cell carcinoma	8480/3
管状囊性肾细胞癌	tubulocystic renal cell carcinoma	8316/3
获得性囊性肾癌相关性肾细胞癌	acquired cystic disease associated renal cell carcinoma	8316/3
透明细胞乳头状肾细胞癌	clear cell papillary renal cell carcinoma	8323/1
未分类的肾细胞癌	renal cell carcinoma, unclassified	8312/3
乳头状腺瘤	papillary adenoma	8260/0
嗜酸细胞瘤	oncocytoma	8290/0

与旧版肾脏肿瘤分类相比,《2016版WHO肾脏肿瘤分类》对某些原有类型肾脏肿瘤的认识进行了更新,纳入了六种新的肾细胞癌亚型,并将四种尚未充分认识的肾脏肿瘤列为暂定的肾细胞癌亚型(**见表3-1-2**)。

表3-1-2　《2016版WHO肾脏肿瘤分类》中新增
肾细胞癌亚型和暂定肾细胞癌亚型

亚型	中文名称	英文名称
新增亚型	遗传性平滑肌瘤病肾细胞癌综合征相关性肾细胞癌	hereditary leiomyomatosis renal cell carcinoma syndrome-associated renal cell carcinoma
	MiT家族易位肾细胞癌	MiT family translocation renal cell carcinoma

（续表）

亚 型	中 文 名 称	英 文 名 称
新增亚型	琥珀酸脱氢酶缺陷相关的肾细胞癌	succinate dehydrogenase deficient associated renal cell carcinoma
	管状囊性肾细胞癌	tubulocystic renal cell carcinoma
	获得性囊性肾病相关性肾细胞癌	acquired cystic disease-associated renal cell carcinoma
	透明细胞乳头状肾细胞癌	clear cell papillary renal cell carcinoma
暂定亚型	神经母细胞瘤相关性嗜酸细胞性肾细胞癌	oncocytic renal cell carcinoma occurring after neuroblastoma
	甲状腺滤泡样肾细胞癌	thyroid-like follicular renal cell carcinoma
	间变性淋巴瘤激酶易位的肾细胞癌	ALK translocation renal cell carcinoma
	伴有平滑肌瘤样间质的肾细胞癌	renal cell carcinoma with leiomyomatous stroma

一、对已知肾脏肿瘤的新认识

1. 肾透明细胞癌

肾透明细胞癌（CCRCC）是最常见的肾细胞癌亚型，约占所有肾脏上皮性肿瘤的60%，mRCC的90%。组织学特征以薄壁血管网和透明细胞为特点。新版WHO分类在免疫表型中强调VHL和HIF1的下游调控基因碳酸酐酶Ⅸ（carbonic anhydrase Ⅸ, CA Ⅸ）在75%～100%的CCRCC中表达，有助于与其他肾癌的鉴别。此外，在透明细胞乳头状癌中该抗体呈细胞基底部阳性有助于该类型肾癌的识别。CK7在CCRCC中阴性而在CRCC中阳性可鉴别两者。RCC标志物和CD10均属于近端小管标记，在大多数CCRCC中表达，然而有时其阳性也会见于其他类型的肾癌。PAX8和PAX2表达于肾小管上皮起源的肿瘤，PAX8比PAX2更为敏感。CCRCC的发生与3号染色体短臂3p25上的VHL基因失活密切相关，其最显著的分子病理特点是，VHL基因的体系突变、启动子甲基化、3号染色体短臂（3p）缺失，从而造成该基因的两条等位基因失活。目前，已发现3号染色体短臂还包括其他抑癌基因，并与CCRCC的发生有关。这些基因包括组蛋白赖氨酸甲基化酶基因KDM6A（UTX）和KDM5C（JARID1C）、组蛋白赖氨酸甲基转移酶基因SETD2以及SWI/SNF染色质重塑复合物基因PBRM1。另外，有部分CCRCC中存在BAP1的突变，并提示预后不良。CCRCC的不良预后与肉瘤样及横纹肌样的形态分化有关。此外，新版WHO分类采用了新的WHO/ISUP分级系统，同时也强调肿瘤坏死是独立的不良预后因素。

2. 多房性囊性肾细胞癌的名称变更

多房性囊性肾细胞癌更名为低度恶性潜能多房性囊性肾肿瘤（mutilocular cystic renal neoplasm of low malignant potential）。

肿瘤名称变更的主要依据是文献中200多例患者经过超过5年的随访无复发和转移。但其形态学诊断标准要求肿瘤完全多房性囊性，内衬单层肿瘤细胞（偶见复层），细胞核WHO/ISUP分级为1级或2级。纤维间隔内可见成簇细胞，但并非实性或膨胀性生长。无坏死、血管侵犯及肉瘤样改变。诊断应与CCRCC伴出血囊性变鉴别。免疫组化和分子病理改变同CCRCC相似，表达PAX8和CAIX，大部分肿瘤存在VHL突变和3p缺失，提示其与CCRCC在分子病理水平的相关性。

3. 乳头状肾细胞癌

乳头状肾细胞癌（PRCC）为第二常见的肾细胞癌，占肾脏上皮性肿瘤的10%～15%。根据核级别以及细胞排列层次分为Ⅰ型和Ⅱ型。Ⅰ型乳头表面被覆较小的立方状细胞，胞质较少或中等量，双嗜色性；Ⅱ型肿瘤细胞较大，核级别较高，胞质嗜酸性，细胞核呈假复层排列。最近文献报道的嗜酸细胞乳头状肾细胞癌核级别较低，胞质嗜酸性，细胞核呈单层排列，具有PRCC相似的免疫表型和分子病理改变，因此归类为PRCC的一个形态学亚型。散发性PRCC最常见的遗传学改变为7号和17号染色体三体，亦有Y染色体丢失；Ⅰ型PRCC中比Ⅱ型更易见7号和17号染色体拷贝数获得；缺乏17号三体的PRCC癌预后可能较差。PRCC的预后总体比CCRCC的预后好，但Ⅱ型PRCC的预后比Ⅰ型差一些。转移性PRCC的预后可能比转移性CCRCC更差。

形态学需要与伴有乳头状结构的MiT家族易位性肾细胞癌、HLRCC相关性肾细胞癌、CDC和黏液样小管状梭形细胞癌相鉴别。

4. 肾嫌色细胞癌

肾嫌色细胞癌（CRCC）占肾脏上皮性肿瘤的6%～11%。其肿瘤细胞的形态特征是体积大、多边形，胞质浅染或细网状，有核周空晕，呈团巢状、腺泡状或实体片状生长，常伴有一些胞质嗜酸性、体积较小的肿瘤细胞。CRCC中有一小部分肿瘤的组织学形态同时与嗜酸细胞腺瘤及CRCC重叠，这部分肿瘤称为杂合性嗜酸细胞/嫌色细胞肿瘤（hybridoncocytic/chromophobe tumor, HOCT），该肿瘤和嗜酸细胞瘤病以及BHD综合征相关，也可以为散发性。这部分肿瘤的预后新版WHO分类并未提及，从目前已知的情况看，尚无肿瘤复发和转移的报道。免疫组化方面，KIT、parvabumin、肾脏特异性钙黏蛋白（kidney-specific cadherin, Ksp-cad）、CK7和CD117阳性，CAIX和AMACR阴性有助于CRCC的诊断。细胞遗传学方面，CRCC常有1号和Y染色体丢失，亦可见1、2、6、10、13、17和21号染色体联合丢失。

5. 肾集合管癌

肾集合管癌（collecting duct carcinoma, CDC）少见，为侵袭性恶性肿瘤，约2/3的患者在两年内死亡。新版WHO分类对其诊断标准有所放宽，需要满足以下诊断标准：① 病变累及肾髓质；② 明显的小管样形态；③ 间质促结缔组织增生；④ 高级别细胞学特征；⑤ 浸润性生长；⑥ 无伴随其他类型的肾细胞癌或尿路上皮癌。鉴别诊断包括Ⅱ型乳头状细胞癌、浸润性尿路上皮癌、肾盂腺癌和肾髓质癌等。免疫组化方面，CDC表达高分子量角蛋白CK19、34βE12、CK7、CD117和EMA。细胞遗传学资料显示，CDC可有1、6、14、15及22号染色体单体，或多条染色体臂（包括1q、6p、8p、13q及21q）杂合性缺失；或1q32.1-32.2小范围缺失。CDC中未见有7号和17号染色体三体及3p丢失，有助于与高级别PRCC和（或）CCRCC鉴别诊断。

6. 髓质癌

髓质癌（renal medullary carcinoma）少见，为高度侵袭性恶性肿瘤，患者的生存时间以月计算（1 d～26个月）。患者为有镰状红细胞特征或患有镰状红细胞血液病的年轻人，文献报道多数发生在黑人人种。免疫组化检测一半以上病例表达多克隆CEA、CK7、CAM5.2和荆豆凝集素1（ulexeuropaeus agglutinin-1）。SMARCB1（INI1）的失活是肾髓质癌重要的分子免疫表型。此外，干细胞标志物OCT3/4的表达也有助于诊断。如果肿瘤形态、免疫和分子表型都符合髓质癌,但患者没有镰状红细胞特征或镰状红细胞血液病,应诊断为伴有肾髓质癌表型的未分类肾细胞癌。

7. 未分类肾细胞癌

未分类肾细胞癌不是一种独立的肾癌亚型,而是当肿瘤不能分入现有已知肾癌亚型时,称为未分类肾癌。它包括了低级别/分期和高级别/分期肾癌。纯肉瘤样癌不能识别其中的上皮成分归属时,可归入未分类肾癌。低级别嗜酸细胞肾细胞癌以及形态学类似嗜酸细胞腺瘤的肿瘤但具有高级别的细胞核和实性的生长方式也诊断为未分类肾癌。此外,诊断未分类肾癌的前提需排除浸润性尿路上皮癌或转移性癌。免疫组化标记PAX8、PAX2、RCC maker和CD10有助于判断其肾源性。

二、2016版新增肾细胞癌亚型

过去十几年出现了一些新的实体瘤。WHO工作小组授权决定,如果有足够的分子、临床随访数据和病理分型数据证明,可在分类系统作为一个新的肿瘤实体。在《2016版WHO肾脏肿瘤分类》中新增的肾细胞癌亚型包括遗传性平滑肌瘤病肾细胞癌综合征(HLRCC)相关性肾癌、MiT家族易位肾细胞癌、SDH缺陷型肾细胞癌、管状囊性肾细胞癌、获得性囊性肾病相关性肾细胞癌和透明细胞乳头状肾细胞癌。

1. 遗传性平滑肌瘤病肾细胞癌综合征相关性肾细胞癌

遗传性平滑肌瘤病肾细胞癌综合征(HLRCC)是由FH基因胚系突变导致的一种遗传性综合征,表现为皮肤多发性平滑肌瘤(多发生于上肢及胸壁),女性患者除皮肤病变外,还可表现为多发、早发、有症状的子宫平滑肌瘤。肾脏受累的患者则表现为早发性的肾细胞癌。

此类肾脏肿瘤表现为单侧单发肿块。大体上肿瘤较易囊性变,亦可呈实性或囊实性混合。直径2.5～12 cm,多位于肾皮质。镜下肿瘤典型形态类似Ⅱ型PRCC,瘤细胞排列成乳头状,胞质丰富;核仁显著,大而红染,类似核内包涵体样,核仁周围可见一圈淡染空晕。近来一些研究报道拓宽了该肿瘤的形态学谱系,部分HLRCC相关性肾癌可呈实性、管状、囊状结构,形态学与CDC或管状囊性癌有所交叉,需谨慎鉴别。

HLRCC相关性肾癌通常不表达CK7、CK20和高分子CK，免疫组化检测出FH缺失表达和S-（2-succino）-cysteine（2SC，一种改组的半胱氨酸，因FH失活致延胡索酸异常富集而形成的产物）过表达可提示HLRCC相关性肾癌的诊断。特征性的临床病史和特异性FH基因突变有助于确诊。

HLRCC相关性肾癌倾向于发生早期转移，即使原发肿瘤很小的情况下亦有远处转移的报道，预后较差。

2. MiT家族易位肾细胞癌

MiT家族易位肾细胞癌（MiT family translocation carcinomas）包括Xp11.2易位/TFE3基因融合相关性肾癌（Xp11.2 translocations/TFE3 gene fusion-associated renal cell carcinoma）和t（6；11）肾癌。Xp11.2易位/TFE3基因融合相关性肾癌由于肿瘤中均含有TFE3基因（染色体定位：Xp11.2）与其他分子形成的融合基因而得名。t（6；11）肾癌是由于TFEB基因（染色体定位：6p21）与位于11q12位点的α基因融合，形成t（6；11）（p21；q12）转位，导致TFEB核蛋白过表达而致。由于TFE3和TFEB同属于MiT转录因子家族（transcription factor family MiT），2016 WHO分类中将两者归为MiT家族易位肾细胞癌。

Xp11.2易位肾癌是一种罕见肿瘤，好发于儿童和青少年，成人较少见。而t（6；11）肾癌更少见，文献约报道50例。Xp11.2易位肾癌最具特征性的组织病理学表现为由透明细胞组成的乳头状结构，常伴有由嗜酸性颗粒胞质的瘤细胞组成的巢状结构，有时间质内可见沙砾体，免疫组化染色检查TFE3阳性表达。Xp11.2易位肾癌的组织学形态也可以类似于CCRCC、PRCC、低度恶性潜能多房性囊性肾肿瘤、嗜酸细胞腺瘤和上皮样血管平滑肌脂肪瘤等。

t（6；11）肾癌形态学为双向性，癌组织成巢状排列，由大小两种上皮细胞组成，其中形态较小的上皮细胞巢状排列并围绕着玻璃样变的基膜样物质形成菊形团样结构，肿瘤周边常见内陷的肾小管。t（6；11）肾癌与Xp11.2易位肾癌形态学有重叠，其形态也可以类似于其他肾脏肿瘤，包括透明细胞肾癌、嫌色细胞肾癌和上皮样血管平滑肌脂肪瘤等。免疫组化分析发现，t（6；11）肾癌表达TFEB以及色素性标记HMB45、MelanA和组织蛋白酶K（cathepsinK）。荧光原位杂交（FISH）方法检测到TFE3或TFEB重排即可以确诊这两种肾癌类型。分子改变方面t（6；11）肾癌包含有MALAT1-TFEB融合基因，然而近年来的文献中也有报道其他易位融合形式如TFEB-KHDBRS2、TFEB-CADM2和

COL21A1-TFEB,因此将来MiT家族易位性肾癌中应该会有新的面孔出现。

3. 琥珀酸脱氢酶缺陷型肾细胞癌

琥珀酸脱氢酶(SDH)缺陷型肾癌是一种罕见的肾脏肿瘤(占所有肾癌的0.05%~0.2%),好发于年轻人,男女比例约为1.8:1。该肿瘤呈高度遗传相关性,患者往往存在SDH相关基因的胚系突变(SDHB突变最常见,其次是SDHC,SDHA和SDHD极其罕见),导致线粒体复合物Ⅱ功能缺陷而致瘤。约30%患者表现为多灶性或双侧肾脏发生肿瘤。

形态学上,SDH缺陷型肾癌通常呈实性、巢状或小管状排列。最显著的形态学特征为肿瘤细胞胞质丰富,轻度嗜酸而不均匀,呈空泡状或絮状/羽毛状。细胞核膜规则,染色质细腻(类似神经内分泌肿瘤),但有时也可出现高级别的细胞核形态。此外,CCRCC、PRCC、未分类肾细胞癌的形态也有报道。

免疫组化检测呈现特征性的SDHB抗体缺乏表达(无论突变基因为SDHB或其他SDH相关基因,SDHB免疫组化均为阴性),当出现罕见的SDHA基因突变型肾癌时,SDHA和SDHB免疫组化同时阴性。需警惕部分胞质透明的肾细胞癌有时SDHB染色减弱,而非真阴性,此时不能诊断为SDHB缺陷型肾癌。其他免疫标记诊断价值有限,仅30%病例CK阳性,PAX8和Ksp-cad普遍阳性,CK7绝大多数为阴性,神经内分泌标记阴性。至今未发现肿瘤有VHL、PIK3CA、AKT、MTOR、MET及TP53基因的突变。

大多数SDH缺陷型肾癌形态温和,缺乏坏死且预后良好。当肿瘤出现高级别的细胞核特征、伴有肉瘤样分化或坏死病灶时,预后较差,肿瘤转移率高达70%。

4. 管状囊性肾细胞癌

管状囊性肾细胞癌(tubulocystic renal cell carcinoma)很少见,不到肾癌总发病率的1%,多发生于成年人,患者年龄约58.4岁。该肿瘤的发病有明显的性别倾向,男性病例明显多于女性,常发生于左肾(约70%)。在近70例的报道中,大部分病例预后较好,仅1例出现复发,4例出现肿瘤转移。

多数病例的肿瘤大体表现为界限清楚,切面为囊性、蜂窝状或海绵状,囊壁菲薄,囊内含清亮或血清样液体。显微镜下一般见不到真正的纤维性包膜。肿瘤形成大小不等的管状、囊状结构,部分囊可以明显扩张。囊内衬覆立方、低柱状或靴钉样细胞,细胞胞质嗜酸性,核仁明显(细胞核形态相当于WHO/ISUP 3级),但缺乏坏死及核分裂象。这种管状囊状结构被纤维性间质所分割,有别于混合性上皮间质肿瘤。此外,部分病例可同时伴有PRCC的组织学结构或差分化肉瘤样区域。

免疫组化检测发现大部分病例表达CK8、CK18、PAX2、AMACR、CD10和P504S,部分病例表达CK7,与PRCC的免疫表型有相似之处。此外,该肿瘤的分子生物学特征和PRCC有重叠之处,会出现7、17号染色体的获得和Y染色体的缺失。因此有研究者推测管状囊性肾癌与PRCC具有一定关系,前者可能是后者的一种变异型。但是一个大样本量的基因表达谱及比较基因组杂交(comparative genomic hybridization, CGH)分析显示其细胞遗传学谱不同于CCRCC、PRCC、CRCC和CDC。此外,最近有研究表明,形态学为纯管状囊性癌结构的病例不含有7、17号染色体的获得和Y染色体的缺失。

5. 获得性囊性肾病相关性肾细胞癌

获得性囊性肾病是指终末肾患者肾内有4个以上的囊腔形成,诊断时应排除遗传性家族性多囊性肾病病史,往往发生在终末期肾脏疾病和获得性囊性肾脏疾病。该疾病和终末期肾病血透密切相关。获得性囊性肾病本身不影响血透患者寿命,但其罹患肾癌的风险约为正常人群的100倍。随着肾透析时间延长,其发病率增加。目前认为获得性囊性肾病患者最常发生的肾细胞癌是近几年逐渐认识的一种独有的肾细胞癌类型——获得性囊性肾病相关性肾细胞癌,占所有终末期肾病继发性上皮肿瘤的36%。获得性囊性肾病相关性肾细胞癌具有相对较低的侵袭性,具肉瘤样或横纹肌样分化的病例和极少数经典形态的病例可发生转移。

肿瘤所在肾脏具有多囊性外观,多灶性病变和双侧肾脏病变均比较常见。肿块一般界限清楚,质地实性,灰黄色、淡黄色或棕色,部分肿瘤较大时可见出血、坏死。镜下可见肿瘤或紧邻囊腔生长,或直接由囊腔内壁长出,并填满囊腔。肿瘤组织可呈筛孔状、微囊、乳头、腺管、腺泡或实性片状结构,但主要的是筛状、微囊性结构最具特征。此外,乳头状结构也是该肿瘤的重要成分。肿瘤细胞较大,胞质丰富、嗜酸性,核大而圆或轻度不规则形,核仁明显。另一个特征性改变是在肿瘤间质中出现草酸盐结晶沉积,在苏木精-伊红染色(HE染色)切片上很易辨认,在偏振光显微镜下显示多彩状,但并非全部病例都能见到。

免疫组化分析发现,获得性囊性肾病相关性肾细胞癌表达AMACR、CD10、RCC和Vim,大部分肿瘤CK7表达阴性。分子遗传学通过比较基因组杂交

（comparative genomic hybridization,CGH）和FISH方法研究，发现获得性囊性肾病相关性肾细胞癌存在3、7、16、17号和Y染色体的获得。

6. 透明细胞乳头状肾细胞癌

透明细胞乳头状肾细胞癌是由乳头状结构伴透明细胞构成的一种肾细胞癌新类型。肿瘤可以为散发性也可以发生于终末期肾病或VHL综合征。患者为成年人，发病年龄18～88岁，没有明显性别倾向。目前报道的透明细胞乳头状肾细胞癌均未出现复发或转移，因此其ICD-O编码定为1（交界性或恶性潜能未定的肿瘤）。

肿瘤体积较小，呈局限性生长，绝大部分肿瘤为pT1病理分期。组织学可见以纤维血管间质为轴心的真性乳头状结构、管状腺泡状结构、微囊结构或实性区域等。在一个肿瘤中可以某一种结构为主或多种结构相混合，但以广泛的真性乳头伴囊性结构为典型特点。透明细胞乳头状肾细胞癌的肿瘤细胞均具有丰富的透明胞质，小到中等大小，立方形。核圆或椭圆形，核仁不明显，核分级低，大部分为WHO/ISUP1级或2级，肿瘤细胞核有极性地远离基膜或纤维血管轴心呈线状排列，核分裂象罕见。肿瘤少见坏死、血管淋巴管侵犯和肾周组织的侵犯。

透明细胞乳头状肾细胞癌具有独特的免疫表型，既不同于CCRCC，又有别于PRCC。免疫组化研究显示，肿瘤细胞CK7和CA IX弥漫强阳性，其中CA IX为特征性的"杯状"阳性方式。CD10和AMACR表达阴性。此外，易位性肾癌标记TFE3也呈阴性表达。

目前的研究还没有在透明细胞乳头状肾细胞癌中找到一致的遗传学改变，但是所有的研究都显示该肿瘤没有CCRCC所具有的3p缺失、VHL基因的突变，也没有肾乳头状癌的7号和17号染色体的获得和Y染色体的缺失。

第二节　肾癌ISUP分级与致癌基因

ISUP是泌尿病理的国际性权威参照组织。2012年3月，ISUP在加拿大温哥华召开了该机构的第四次共识会议，主要针对肾脏肿瘤4个方面的进展展开了广泛的问卷调查,分类讨论和共识达成。讨论的内容包括:① 成人肾肿瘤的分类;② 肾细胞癌的组织学分级及其他预后因子;③ 肾细胞癌的标本处理和肿瘤分期;④ 肾肿瘤的免疫组化诊断和分子预后标志物。本章节主要介绍共识会议中制定的肾癌ISUP分级系统以及诊断肾癌的免疫组化标志物。

一、肾癌ISUP分级系统

基于肾细胞癌的结构、细胞质和(或)细胞核特征,已提出多个分级系统,其中应用最广泛的肾癌分级系统是Fuhrman分级系统。Fuhrman分级是通过同时评价细胞核的大小、形态以及核仁突出情况来分级的系统。在实践应用中,该分级系统存在判断困难及可重复性较差等问题。在评价结果有争议的情况下,Fuhrman分级系统对分级的指标未提供客观的标准,而且Fuhrman分级与总生存率和无病生存率的相关性研究结果也不一致。另外,核的大小、核的多形性以及核仁突出情况这三个特征如何权重也是这一系统的局限性。

近年来研究表明,对于CCRCC和PRCC,单独评价核仁的大小从而把肿瘤分为1～4级,是更有力的预后因素。基于此,共识会议提出一套新的基于核仁突出情况的分级系统称为肾癌ISUP分级系统,以取代Fuhrman分级系统。肾癌ISUP分级系统的四个分级以及与Fuhrman分级的对比**见表3-2-1**。ISUP分级系统适用于CCRCC和PRCC。由于目前尚无证据表明该系统对CRCC分级具有预后意义,共识指出无需对CRCC进行ISUP分级。

表3-2-1　肾癌Fuhrman分级和ISUP分级的对比

分级	Fuhrman 分级	ISUP 分级
G1	直径10 μm圆形,一致核仁不明显或没有	400倍下瘤细胞无核仁或核仁不明显
G2	直径15 μm,不规则,有核仁;光镜×400倍	400倍下瘤细胞可见清晰的核仁,但在100倍下核仁不明显或不清晰
G3	直径20 μm,明显不规则,大核仁;光镜×100倍	100倍下可见清晰的核仁
G4	直径>20 μm,怪异或分叶,大核仁;染色质凝块,梭形细胞	瘤细胞显示明显多形性的核、瘤巨细胞、肉瘤样或横纹肌样分化

二、诊断肾癌的免疫组化标志物

尽管肾癌的组织学分型通常在HE染色后就可以判断,但对于一些难以诊断的病例还是需要通过标志物检测以确诊。肾癌的主要类型(CCRCC、PRCC、CRCC和CDC)均具有典型的免疫表型,因此对这些肿瘤进行免疫组化染色具有诊断价值。此外,免疫组化标记还可用于鉴别良、恶性肿瘤以及一些瘤样病变,或者转移性肾肿瘤。

共识会议上,87%的与会者表示他们偶尔或有时会结合免疫组化检测结果对肾肿瘤做出准确分型,大多数与会者表示往往联合应用2或3个标志物。免疫组化在鉴别诊断方面的用途体现在:① 肾嗜酸细胞腺瘤和CRCC;② CCRCC和CRCC;③ 上皮样血管平滑肌脂肪瘤和肾细胞癌;④ Ⅰ型PRCC和后肾腺瘤;⑤ TFE3和TFEB易位性肾细胞癌和CCRCC;⑥ CDC和高级别尿路上皮癌。针对调查问卷中的问题,共识会议上与会者提供了在各种诊断情况下所应用的免疫组化标志物,并由此产生了推荐应用的指南(见表3-2-2)。

表3-2-2　诊断肾肿瘤的免疫组化标志物

肿瘤类型	阳 性 表 达	阴 性 表 达
CCRCC	波形蛋白(vimentin)、角蛋白(keratin)、EMA、CD10、RCCm、Pax2、Pax8、CA Ⅸ	CK7、Ksp-钙黏着蛋白(cadherin)、微白蛋白(parvalbumin)
PRCC	keratin、CK7、AMACR、RCCm	CD117、Ksp-eadherin、parvalbumin、WT1
CRCC	E-cadherin、Ksp-cadherin、CD117、EMA、CK、CK7	vimentin、CA Ⅸ、AMACR
CDC	EMA、CK7、HMWCK、Pax2、Pax8	CD10、RCCm、CK20、p63
透明细胞(管状)乳头状肾细胞癌	CK7、Pax2、Pax8、CA Ⅸ	AMACR、RCCm、CD10
易位性肾细胞癌	TFE3、TFEB、CD10、RCCm	CK(常弱表达或阴性)
嗜酸细胞腺瘤	Ksp-cadherin、CD117、Parvalbumin、S100A1	CK7、MOC31、EpCam、EA-BA、CD82
后肾腺瘤	S-100、WT1、CD57	AMACR、RCCm

（续表）

肿瘤类型	阳 性 表 达	阴 性 表 达
具有肉瘤样特征的肾细胞癌	CK7、Pax2、Pax8、CD10、vimentin、AMACR	
血管平滑肌脂肪瘤	HMB45、Melan-A、SMA	CK、CD10、RCCm、Pax2、Pax8
尿路上皮癌	CK、CK7、CK20、p63、GATA3、血栓栓塞（thrombomodulin）、uroplakin Ⅲ	RCCm、CD10、Pax2、Pax8

第三节　基因指导下的穿刺活检在肾癌诊断中的应用

随着多排螺旋CT检查的普及，低级别低分期的早期局限性肾癌患者越来越多。从1993—2004年，美国检查出的新发早期肾癌比例从43%上升至57%，直径＜3 cm的肾癌比例从32.5%上升至43.4%。通常绝大多数肾脏小肿块为偶然发现，这些肾脏肿块大致归为三类，致命性肾癌、惰性肾癌和良性肿瘤。大约15%的肾脏小肿块会最终确诊为良性肿瘤，只有20%～30%会最终确诊为致命性肾癌。因此，肾脏小肿块已经成为精准医学时代的诊断及治疗重点。

近年来，虽然越来越多的肾癌患者得到早期诊断并接受积极的手术或其他干预治疗，然而肾癌的病死率却没有下降。因此，从中可以推测手术等积极干预治疗并没有减少致命性肾癌的绝对数量。然而大部分新发现的肾脏小肿块可能为良性或惰性的肾脏肿瘤，这部分患者接受了过度医疗。恶性肿瘤的过度医疗是一个在精准医学时代下的新概念。随着肿瘤早期发现、早期诊断、早期治疗的理念不断深入人心，越来越多的良性或者惰性肿瘤在接受积极的根治性治疗的同时却忽视了积极治疗所带来的痛苦和手术并发症。早期局限性肾癌被认为是可治愈的泌尿系统肿瘤之一，并且接受手术治疗的早期肾癌患者5年生存率接近95%，然而研究者还不得而知这样良好的预后是得益于手术治疗作用还是肿瘤本身的惰性特征。

一、肾脏小肿块的生物学特性

由于肾脏肿块一经发现，患者通常会立即接受手术等治疗，因此肾脏小肿块自然生长进程的数据非常有限。文献综述报道显示，肾脏小肿块中7%～33%的肿块最终确诊为良性肿瘤，恶性肿瘤中绝大多数（68.3%）为CCRCC。另有一篇综述汇总分析了密切观察随访的肾脏小肿块患者，并且得到了相同的结果。此外，该研究还发现最终病理诊断为恶性肿瘤绝大多数（81%）为低级别肿瘤。这些数据表明良性肿瘤在肾脏小肿块中所占比例不低（大约15%）。集合分析发现，未治疗的肾脏小肿块生长速度也比较缓慢。有6个符合条件的研究发现，239例患者肾脏小肿块平均最大直径为（2.4 ± 1.4）cm，观察结束时肾脏小肿块平均最大直径为（3.2 ± 1.7）cm，肿瘤平均生长速度为每年0.33 cm。在大约40个月的观察随访中，297例患者中仅有18例发生了远处转移。美国的监测、流行病学及预后（Surveillance, Epidemiology, and End Results, SEER）数据库分析结果也得到相似结果，直径＜3 cm的肾脏小肿块伴随转移的概率非常低（＜5%）。

二、肾脏小肿块穿刺与诊断

普通的影像学检查往往不能提供确定性的诊断证据，而现有的肾癌预测模型往往有着局限性。经皮肾脏肿块穿刺所提供的病理信息则是诊断的"金标准"，尽管经皮肾脏肿块穿刺可以作出更精确的诊断，但是肾脏小肿块穿刺并没有成为临床诊疗常规。其原因可能与医师的偏见有关，例如肾脏肿块多为恶性；肾脏肿块穿刺组织少，诊断敏感度低、特异性差；肾脏肿块穿刺并发症多；肾脏肿块穿刺容易针道转移。因此，过去肾脏肿块穿刺往往应用于不典型的肾脏占位（淋巴瘤或感染）以及可疑的转移性肾脏肿块。

前文已论述肾脏小肿块中大约有15%是良性肿块，仅有30%是致命性肾癌，传统的临床影像证据不能准确预测出致命性肿瘤。传统的肾脏肿块细针穿刺组织诊断准确率可以达到81%，然而使用大于18G的粗针穿刺结合免疫组化技术病理诊断诊断准确率大大提高。现代穿刺技术诊断恶性肾脏肿瘤的阳性预测值达到了95%。

三、经皮肾脏穿刺作用与分子标志物

过去，泌尿外科医师认为经皮肾脏穿刺对诊断和治疗作用有限，手术切除肾脏小肿块是标准治疗。然而，近几年的研究表明影像学指导下的穿刺活检对明确诊断小肾脏肿物的作用很大，不但诊断的敏感度和特异度均很高，并且能够为进一步治疗起到指导作用。

穿刺活检的并发症有肿瘤针道种植转移、动静脉瘘、感染、气胸、出血，甚至死亡。对16 000例腹部细针穿刺的调查研究发现，肾脏穿刺活检术后的病死率极低，仅为0.031%。总的来说，穿刺活检的并发症发生率是很低的(＜5%)，令广大患者担心的针道种植小于0.01%。临床上，穿刺术后大出血也不常见，且有自限性。目前，文献报道出血与穿刺针的粗细关系不大，但与穿刺针道的数目和非切割的活检针运用有关。

随着基因测序技术的革新，现代医学已经迈入"分子"时代，并旨在为患者提供个体化诊断和治疗措施。理想的分子标志物为经皮肾脏穿刺标本中得到的信息可以准确地区分致死性肾癌和惰性肾癌。目前，文献报道的有关肾癌细胞增殖和细胞凋亡的分子标志物有Ki-67(细胞增殖核抗原)、p53(细胞凋亡标志物)、HER-2(表皮生长因子)、VEGF、bcl-2(抑制细胞凋亡)、细胞周期蛋白(cyclin)-D1(细胞周期调节因子)、波形蛋白(vimentin，表皮细胞黏附因子)、C反应蛋白(C-reactive protein, CRP)、碳酸酐酶Ⅸ(细胞表面的跨膜蛋白调节缺氧诱导因子)等。遗憾的是这些分子标志物仅仅在研究阶段，还没有在大规模人群中进行验证。因此，不能帮助医师判断哪些小肾脏肿物需要立即治疗，哪些可以安全地随访观察。

有些小规模研究针对密切随访观察的肾脏小肿块患者，观测肿瘤分子标志物与肿瘤生长行为的关系。在局限性肾癌患者中发现核仁组成区嗜银蛋白(AgNORs)表达和增殖细胞核抗原(proliferating cell nuclear antigen, PCNA)活性与肿瘤倍增时间显著相关。对18位局限性肾脏小肿块患者观察并测量了分子标志物Ki-67，并利用末端脱氧核苷酰转移酶介导的生物素化CCTP缺口末端标记(TUNEL)技术检测细胞的凋亡状态。研究结果发现TUNEL比率和肿瘤生长速率相关，但是与Ki-67表达并无相关。有研究观测了16例偶发性肾癌患者，发现肿瘤生长速度差异很大，且临床和病理特征并不能预测肿瘤生长速度。作者还检测了细胞增殖指数(proliferation index, PI)、凋亡指数(apoptotic index, AI)和血管生成。结果显示PI和AI均与肿瘤生长速度无关,但是PI/AI比值与肿瘤生长速度显著相关。虽然这些小规模的研究发现了一些肿瘤标志物可以预测肿瘤生长,但是这些标志物远远无法满足临床应用的要求。

随着影像学检查技术的进步,越来越多的局限性小肾脏肿块被发现。在精准医学时代,更要避免无谓的过度治疗,精准地识别出有转移潜能的恶性肿瘤。针对肾脏小肿块,基因指导下的肾脏肿块穿刺在肾脏小肿块诊断中将成为发展趋势。现代的肾脏肿块穿刺技术识别良恶性准确率高,并发症少,针道转移罕见。虽然目前分子标志物与理想的肾癌分子标志物仍有一定距离,无法满足目前的临床需求。但是随着技术进步和研究的深入,能分辨肿瘤良恶性、预测肿瘤转移潜能和肿瘤预后的标志物将不断被发现,并助力于精准医学的发展。

第四节　荧光原位杂交在肾癌诊断中的应用价值

荧光原位杂交(FISH)是一种由细胞遗传学、分子生物学及免疫学技术有机结合起来的新技术,其通过使用特异性探针对基因组特定序列进行有效的定性、定量或相对定位分析。FISH具有快速、经济、灵敏度高、特异度强等优点,弥补了传统方法对间期细胞、复杂核型细胞及染色体微缺失无法诊断的缺陷。Zhong等早在2010年报道了FISH技术检测TFE3基因的断裂在诊断Xp11.2易位/TFE3基因融合相关性肾癌(Xp11.2易位肾癌)中的应用。

Xp11.2易位肾癌是一种罕见肿瘤,是2004年WHO肾癌病理组织学分类中新增加的一种肾癌亚型,好发于儿童及青少年,成人较少见。就性别而言,Xp11.2易位肾癌好发于女性。Xp11.2易位肾癌的命名来源于肿瘤中均含有TFE3(染色体定位:Xp11.2)与其他分子形成的融合基因。目前已有8种融合基因类型被确定,其中明确基因融合位点的有5种,分别是t(X;17)(p11.2;q25)导致的ASPL-TFE3融合基因,t(X;1)(P11.2;q21)导致的PRCC-TFE3融合基因,t(X;17)(p11.2;q23)导致的CLTC-TFE3融合基因,t(X;1)(p11.2;p34)导致的PSF-TFE3融合基因,以及inv(X)(p11;q12)导致的NoNo-TFE3融合基因。

由于Xp11.2易位肾癌中的融合基因均可导致TFE3蛋白的高表达，因此，利用免疫组化技术检测TFE3蛋白的表达是临床诊断Xp11.2易位肾癌的重要辅助手段。然而，近年来的研究显示，免疫组化检测TFE3的表达诊断Xp11.2易位肾癌存在一定的假阳性率和假阴性率。采用遗传学方法（如核型分析、RT-PCR、FISH等）检测到Xp11.2易位即可以确诊Xp11.2易位肾癌。核型分析和RT-PCR需要新鲜标本，费时费力，很难在临床工作中常规开展。根据Xp11.2易位肾癌特有的基因易位，使用商业化的TFE3 break apart探针、在石蜡标本中检测是否存在TFE3基因易位，为Xp11.2易位肾癌的诊断提供了一种准确、快捷简便、易行的方法。

使用TFE3 break apart探针检测的原理是：利用红绿双色分离探针分别标记TFE3基因上下两端的基因，如果TFE3基因发生断裂易位，则红绿双色探针就会随着基因的易位而分离，在荧光显微镜下即可观察到红绿信号分离的现象，由此来诊断Xp11.2易位肾癌。复旦大学附属肿瘤医院泌尿外科叶定伟教授团队使用TFE3 break apart探针FISH技术检测了76例可疑的Xp11.2易位肾癌标本中TFE3基因的易位情况，并将FISH结果与TFE3免疫组化结果对比。结果显示，30例FISH确诊的Xp11.2患者中，28例患者TFE3免疫组化呈阳性表达，而另2例患者TFE3免疫组化呈阴性表达。也就是说，TFE3免疫组化检测诊断Xp11.2易位肾癌的假阳性率和假阴性率分别为6.7%（2/30）和4.3%（2/46）。因此，利用TFE3 break apart探针对可疑Xp11.2易位肾癌进行FISH监测，是一种准确有效的辅助诊断方法。

参 考 文 献

[1] Armah HB, Parwani AV, Surti U, et al. Xp11.2 translocation renal cell carcinoma occurring during pregnancy with a novel translocation involving chromosome 19: a case report with review of the literature[J]. Diagn Pathol, 2009, 4: 15.

[2] Delahunt B, Cheville JC, Martignoni G, et al. The International Society of Urological Pathology (ISUP) grading system for renal cell carcinoma and other prognostic parameters[J]. Am J Surg Pathol, 2013, 37(10): 1490-1504.

[3] Klatte T, Pantuck AJ, Said JW, et al. Cytogenetic and molecular tumor profiling for

type 1 and type 2 papillary renal cell carcinoma[J]. Clin Cancer Res, 2009, 15(4): 1162-1169.

[4] Komai Y, Fujiwara M, Fujii Y, et al. Adult Xp11 translocation renal cell carcinoma diagnosed by cytogenetics and immunohistochemistry[J]. Clin Cancer Res, 2009, 15(4): 1170-1176.

[5] Kuiper RP, Schepens M, Thijssen J, et al. Upregulation of the transcription factor TFEB in t(6; 11)(p21; q13)-positive renal cell carcinomas due to promoter substitution [J]. Hum Mol Genet, 2003, 12(14): 1661-1669.

[6] Nickerson ML, Jaeger E, Shi Y, et al. Improved identification of von Hippel-Lindau gene alterations in clear cell renal tumors[J]. Clin Cancer Res, 2008, 14(15): 4726-4734.

[7] Reuter VE, Tickoo SK. Differential diagnosis of renal tumours with clear cell histology[J]. Pathology, 2010, 42(4): 374-383.

[8] Tran T, Jones CL, Williamson SR, et al. Tubulocystic renal cell carcinoma is an entity that is immunohistochemically and genetically distinct from papillary renal cell carcinoma[J]. Histopathology, 2016, 68(6): 850-857.

[9] Williamson SR, Eble JN, Amin MB, et al. Succinate dehydrogenase-deficient renal cell carcinoma: detailed characterization of 11 tumors defining a unique subtype of renal cell carcinoma[J]. Mod Pathol, 2015, 28(1): 80-94.

[10] Zhong M, De Angelo P, Osborne L, et al. Dual-color, break-apart FISH assay on paraffin-embedded tissues as an adjunct to diagnosis of Xp11 translocation renal cell carcinoma and alveolar soft part sarcoma[J]. Am J Surg Pathol, 2010, 34(6): 757-766.

第四章

局限性肾癌的治疗和预后模型

朱　煜　张海梁　肖文军　施国海

随着影像学检测手段的进步和体检的普及,局限性肾癌的检出率越来越高,如何针对性地治疗及预测疗效至关重要。本章主要介绍局限性肾癌的治疗方法。例如,根治手术或者保肾手术的疗效及其区别,介入疗法及微创治疗的适应证及优劣。然后从靶向治疗的角度,介绍辅助治疗在肾癌中的地位以及新辅助治疗的疗效及适应证。此外,还从预后角度介绍局限性肾癌的总体疗效、主要预后因素,以及临床上常用的预后模型。

[通信作者]　施国海,Email: guohaishi@126.com

第一节　局限性肾癌个体化治疗

由于影像学检测手段的日益进步和普及，局限性肾癌（localized renal cell carcinoma）的检出率越来越高，这种偶发的肿瘤体积较小，病变较局限，恶性程度也较低。所谓局限性肾癌，根据2010版美国癌症联合委员会（American Joint Committeeon Cancer，AJCC）的TNM分期是指T1～T2N0M0期的肾癌，临床分期为Ⅰ、Ⅱ期，即病变局限于肾脏的肾包膜内，Ⅰ期与Ⅱ期的区别仅仅在于肿瘤的大小。Ⅰ期肾癌又分为Ⅰa期（肿瘤最大直径≤4 cm）和Ⅰb期（肿瘤直径4～7 cm）；Ⅱ期肾癌又分为Ⅱa期（肿瘤直径7～10 cm）和Ⅱb期（肿瘤直径＞10 cm），这部分患者约占50%。局部进展性肾癌（locally advanced renal cell carcinoma）是指（T1N1M0、T2N1M0、T3N0～T3N1M0）伴有区域淋巴结转移，累及肾周脂肪或肾窦脂肪，累及肾静脉、下腔静脉，无远处转移的肾癌，临床分期Ⅲ期。mRCC是指肿瘤出现肾外转移，临床Ⅳ期，常见转移部位肺、骨、肝脏和脑；少见胰腺、甲状腺、脾脏和皮肤。

肾癌早期无明显症状，约30%的患者就诊时已是mRCC。对于局限性肾癌，根治性肾切除术（radical nephrectomy，RN）或肾部分切除术（partial nephrectomy，PN）是最佳的治疗选择，但是20%～40%的局限性肾癌患者会在术后复发或转移，复发率主要取决于肿瘤的分期，pT1、pT2和pT3肿瘤复发率分别为7%、26%和39%。局部进展期肾癌首选治疗方案为RN，而转移的淋巴结和血管癌栓根据病变程度及患者的身体情况等因素选择是否切除。mRCC的预后很差，患者5年生存率仅为10%～20%。而且mRCC对放疗和化疗均不敏感。由于肾癌是一种具有免疫原性的肿瘤，所以临床上对于mRCC往往采用免疫治疗，即注射细胞因子以增强机体的抗肿瘤免疫反应。到目前为止，应用包括IL-2和干扰素-α（IFN-α）在内的免疫治疗是mRCC的标准治疗手段。这两种药物应用已经超过20年，疗效仍然存在很大争议。

局限性肾癌的标准治疗是手术，包括开放性、腹腔镜下和机器人辅助的RN和PN，术式和入路的选择取决于诸多因素，包括年龄、全身状况、麻醉风险，以及肿瘤大小、位置和浸润深度等。随着肾癌治疗领域涌现出许多新技术、新理念,有必要对局限性肾癌治疗策略进行重新评估。

一、动态观察

约20%的肾脏小肿块活检或术后病理是良性,20%～25%肾脏小肿块具有潜在侵袭性;两项前瞻性研究(84例和209例肾脏小肿块)证实大多数肾脏小肿块生长缓慢、低转移潜能(各为1.2%和1.1%);研究表明年轻患者(年龄≤60岁)的肿瘤生长速度更快(每年0.77 cm和0.26 cm)。因此,动态观察目前不建议用于年轻患者(年龄≤60岁);穿刺活检能更精确地进行术前诊断,可以帮助筛选动态观察适合患者,但缺乏足够的文献支持。动态观察缺乏可靠的预后监测指标,需要患者有良好的依从性,发现快速增长或进展转移风险时及时干预。

二、根治性肾切除术

根治性肾切除术(RN)是对侧肾正常的局限性肾癌患者传统的治疗方式。对于临床分期Ⅰ期不适合行PN的肾癌患者、临床分期Ⅱ期的肾癌患者,RN是首选治疗方案。传统手术范围包括肾周筋膜、肾周脂肪、患肾、同侧肾上腺、区域淋巴结及髂血管分叉以上的输尿管。目前观点不推荐术中常规行肾上腺切除和区域淋巴结清扫。手术入路包括经腰和经腹两种。手术方式包括开放性手术、腹腔镜手术、机器人腹腔镜手术、单孔腹腔镜手术及小切口腹腔镜辅助手术等,研究表明开放性和腹腔镜RN治疗效果并无显著差异。

过去十年RN地位受到质疑:因为研究表明RN对直径<4 cm及4～7 cm肿瘤的疗效与PN相等;肿瘤直径<4 cm良性率>20%;肿瘤在对侧肾复发;术后慢性肾脏病(chronic kidney disease,CKD)及CKD相关心血管事件发生率增加。那么,哪些局限性肾癌患者应该选择RN?局部进展的晚期肿瘤患者,其肾肿瘤处于特殊位置,PN在技术上不可行;一般健康状况较差的患者,无法耐受PN手术。

肾上腺切除术(adrenalectomy)适用于术前CT检查和术中判断同侧肾上腺受累。前瞻性对照研究显示:肿瘤位于肾上极不能预测是否累及肾上腺,但肿瘤大小具有预测作用。行淋巴结清扫术（lymph node dissection，LND）结果显示：不到20%的临床阳性淋巴结（cN⁺）被证实病理为转移性病变（pN⁺）。欧洲癌症治疗研究组织（European Organization for Research on Treatment of Cancer，EORTC）对772例局限性肾癌随机对照研究（RN *vs.* RN+LND）的结果表明，4%的cN0期病理为阳性，提示大多数情况下LND是过度治疗；两者并发症发生率、总生存（overall survival，OS）、无进展生存（progress-free survival，PFS）、无复发生存（recurrence-free survival，RFS）等指标均无明显差别。因此，不推荐局限性肾癌常规行LND，术前CT或术中发现异常推荐行LND可获得正确分期。

三、保留肾单位手术

保留肾单位手术（nephron sparing surgery，NSS）是指切除肿瘤及其周围部分正常的肾组织，而保留大部分正常的肾脏。NSS可以在切除肿瘤的基础上最大限度地保留肾功能，同时可以降低慢性肾功能不全的发生风险。

NSS手术有绝对适应证、相对适应证和可选择适应证。绝对适应证：发生于解剖性或者功能性的孤立肾，RN后会导致患者罹患肾功能不全或尿毒症，因此必须选择NSS，否则RN后需要血液透析或肾移植替代治疗，如先天性孤立肾、对侧肾功能不全或无功能肾、遗传性肾癌患者及双肾癌。相对适应证：全身或对侧肾脏存在某些可能影响肾功能的良性疾病，包括肾结石、糖尿病、高血压、慢性肾盂肾炎、肾动脉狭窄等，这些患者RN后可能会出现肾功能减退甚至需要间歇性透析治疗。可选择适应证：对侧肾功能正常、临床分期T1a、肿瘤位于肾脏周边、单发的无症状肾癌患者。此外，临床分期T1b的患者也可选择性实施NSS。

肿瘤大小、位置、患者情况及手术医师的经验判断决定患者是否适合行NSS手术。研究表明，NSS手术只要能完整切除肿瘤，边缘厚度不影响肿瘤复发率。对手术中肉眼观察切缘有完整正常肾组织包绕的病例，术中不必常规进行切缘冰冻。手术方式：开放手术仍然是NSS首选，腹腔镜和机器人辅助手术是可选方案。指导NSS手术的RENAL评分系统，根据R（肿瘤最大径）、E（外生/内生性）、N（肿瘤与集合系统距离）、A（腹侧/背侧）、L（肿瘤是否位于肾脏两极）进行评分，4～6分为低度复杂病灶，选择腹腔镜NSS；7～9分为中度复杂病灶,选择开放性NSS;10～12分为高度复杂病灶,不适合NSS。C-index系统:肿瘤中心点与肾中心点的直线距离/肿瘤的最大径=C-index。C-index越大,说明肿瘤边缘距肾脏中央越远,能够更好地保留肾单位。

36项研究RN和NSS荟萃分析(meta-analysis)显示:有21项研究表明NSS使总体死亡风险下降19%,使癌症相关死亡风险下降29%。NSS术后局部复发率0～10%,T1a期局部复发率为0～3%,病死率仅为1%～2%。EORTC 30904(RN vs. NSS,临床随机试验)结果表明:NSS显著降低中度肾功能不全发生率[(估算肾小球滤过率(estimated glomerular filtration rate, eGFR)< 60 ml·min^{-1}·1.73 m^{-2})]和严重肾脏疾病的发病率(eGFR < 30 ml·min^{-1}·1.73 m^{-2}),中位随访时间6.7年和9.3年,肾癌人群中RN对比NSS生存优势不具有统计学意义。手术切缘阳性(positive surgical margin, PSM)相对罕见,开放性肾部分切除术(open partial nephrectomy, OPN)为0～7%,腹腔镜肾部分切除术(laparoscopic partial nephrectomy, LPN)为0.7%～4%,机器人辅助腹腔镜下肾部分切除术(robot assisted partial nephrectomy, RAPN)为3.9%～5.7%。绝大多数PSM患者不会有局部或远处复发,随访比手术干预更合适。对23项研究的荟萃分析显示,与LPN相比,RAPN行中转开放手术或根治术比例更低、热缺血时间更短、肾小球滤过率影响更小以及住院时间更短(均$P < 0.05$)。

四、肾动脉介入栓塞

对于不能耐受手术治疗但伴有严重血尿、腰痛的患者,肾动脉栓塞术可以作为缓解症状的一种姑息性治疗。目前的研究结果显示:术前肾动脉栓塞对延长患者生存期、减少术中出血和降低手术后并发症发生率方面并无明显益处。

五、能量消融治疗

能量消融治疗方式包括射频消融(radio-frequency ablation, RFA)、冷冻消融(cryoablation, CA)、高能聚焦超声(high-intensity focused ultrasound, HIFU)和粒子腔内照射(intracavitary photon radiation, IPR)。适应证:不适于开放性

外科手术者；需尽可能保留肾单位功能者；有全身麻醉禁忌证者；肾功能不全者；遗传性肾癌、双肾肾癌，肿瘤直径＜4 cm（特别适合直径≤3 cm）且位于肾周边的肾癌患者。在能量消融治疗前应常规行肿瘤穿刺活检明确病理。能量消融治疗优势：并发症发生少、住院时间短、保存肾功能、成本降低和能治疗手术风险高的患者。

1. RFA

射频波加热产生热组织损伤导致肿瘤凝固。一项比较 RFA 和 NSS 治疗 T1a 患者 5 年随访结果的研究显示，OS 为 97.2% 和 100%（$P = 0.31$），肿瘤特异性生存率为 97.2% 和 100%（$P = 0.31$），无病生存（disease-free survival, DFS）为 89.2% 和 89.2%（$P = 0.78$），RFS 为 91.7% 和 94.6%（$P = 0.96$），无转移生存（metastasis-free survival, MFS）为 97.2% 和 91.8%（$P = 0.35$）。

2. CA

周期性快速冷冻、缓慢解冻和冻融循环重复致肿瘤破坏。有一项研究回顾性评价了 267 例 CA 和 233 例接受 RAPN 治疗的结果，发现 CA 的围手术期并发症发生率为 8.6%，RAPN 为 9.4%（$P = 0.75$）；CA 的 eGFR 为 6%，RAPN 为 13%（$P < 0.01$）；CA 的 DFS 为 83.1%，RAPN 为 100%（$P < 0.01$）；CA 的肿瘤特异性生存率为 96.4%，RAPN 为 100%（$P < 0.41$）；CA 的 OS 为 77.1%，RAPN 为 91.7%（$P < 0.01$）。还有一项研究回顾分析了梅奥诊所登记的 1 803 例分别接受 NSS、RFA、CA 治疗的 cT1N0M0 肾癌患者资料，结果显示 PN 和 CA 的 MFS 优于 RFA；PN 的 OS 优于 CA 和 RFA。

3. HIFU

高频率超声通过反射镜聚焦病变部位致组织热损毁，最初用于良性前列腺增生（BPH）、前列腺癌（Pca）治疗。腹腔镜下 HIFU 的可行性研究报告显示：平均治疗时间为 19 min，平均靶体积为 10.2 cm^3。对 7 个肿瘤行 HIFU 治疗后切除，术后分析显示：4 例完全消融，2 例 1～3 mm 边缘活组织紧邻在 HIFU 探头，1 例中央约有 20% 的活组织，未发生 HIFU 相关并发症。另一项腹腔镜下 HIFU 的可行性研究报告显示，5 例患者肿瘤未消融；7 例患者有明确消融组织学证据（3 例未完全消融中 2 例镜下见存活的肿瘤细胞，4 例完全消融中 1 例未接受手术切除活检提示无肿瘤细胞存活）；未发生 HIFU 相关并发症，中位随访 15 个月，均无转移证据。

六、局限性肾癌治疗总结

根治性肾切除术（RN）是目前唯一得到公认可能治愈肾癌的方法；推荐按各种适应证选择实施NSS，其疗效同RN；肾动脉栓塞可作为缓解症状的一种姑息性治疗方法，不推荐术前常规应用；不推荐微创治疗作为外科手术治疗的首选方案；pT1a肾癌手术治疗5年生存率高达90%以上，不推荐术后选用辅助治疗。

第二节　肾癌的辅助治疗和新辅助治疗研究

长期以来，RN是局限性肾癌患者的标准治疗方案，近年来，NSS已经成为T1a期（甚至部分T1b期）肾癌患者的推荐治疗方案。在手术完整切除肾脏肿瘤后，大部分患者可以获得治愈的机会，但仍有接近1/3的患者在术后会出现复发和（或）转移，进展为晚期肾癌，并最终因肾癌广泛转移影响重要脏器而死亡。如何降低此类患者的复发转移率，提高治愈率，改善这些患者的生存，一直是肿瘤临床和科研工作者的研究重点，其中肾癌的辅助治疗和新辅助治疗更是重中之重。

一、肾癌的辅助治疗

辅助治疗之前首先要提出的问题是，哪些患者需要辅助治疗。由于早期肾癌，尤其是T1a期的肾癌预后非常好，5年无复发生存率达95%。很明显，这些患者的预后已经足够好，因此不需要辅助治疗。如何判断患者的预后，选择合适的需要术后辅助治疗的高危患者？

目前，国际上有多个肾癌术后预后分级系统可供参考。临床上，运用最广泛的有UISS评分系统和SSIGN评分系统。UISS评分系统是由美国加利福尼亚大学制定，根据肾癌的TNM分期、Furhman分级以及美国东部肿瘤协作组（Eastern Cooperative Oncology Group，ECOG）评分将肾癌患者分为低危、中危和高危组，其中高危组患者包括T3+G2-4+ECOG＞0或T4+G1-4+ECOG＞0的患者，这些患者的5年无复发生存率仅为41.9%～44.0%。SSIGN评分系统则是由美国梅奥临床中心制定，包含了T分期、肿瘤最大径、Furhman分级以及肿瘤坏死4项指标，评分＞6分定义为高危患者，5年无复发生存率仅38%。这些高危复发转移的患者是否能通过术后辅助治疗降低复发率，目前临床证据尚不充分。

已有多种药物通过临床试验的形式尝试用于局部进展性肾癌术后辅助治疗，包括细胞因子（IFN-α、IL-2）、肾癌肿瘤疫苗、分子靶向药物（索拉非尼、舒尼替尼、girentuximab）等。

以细胞因子作为肾癌辅助治疗的临床试验均未能使肾癌患者获得生存获益。有研究报道了对247例Robson分期为Ⅱ～Ⅲ期的肾癌患者术后使用IFN-2b治疗的生存结果。治疗组（123例）接受IFNα-2b 600万单位每周3次皮下注射连续6个月，观察组（124例）未接受术后辅助治疗，中位随访时间62个月，两组无论是在无进展生存还是总生存上都未见统计学差异（$P=0.107$，$P=0.861$），因此该研究结果不支持对Robson分期为Ⅱ～Ⅲ期的肾癌患者进行术后辅助IFNα-2b治疗。随后，ECOG协作组也开展了另一项使用IFN-α作为术后辅助治疗的Ⅲ期临床试验，共入组283例患者，随机分为IFN-α治疗组和观察组，中位随访时间10.4年，两组的总生存期分别为治疗组5.1年和观察组5.7年（$P=0.09$），似乎IFN-α辅助治疗反而缩短了患者的生存。而最近的一项多中心、随机对照的Ⅲ期临床研究中运用IFN-α联合IL-2辅助治疗高危肾癌。12个临床中心共入组303例患者（治疗组151例，观察组152例），两组的5年无复发生存率均为73%（$P=0.441$），5年总生存率分别为80%和85%（$P=0.79$），均无统计学差异。因此，综合以上3项Ⅲ期临床试验结果，无论是IFN-α单药还是IFN-α联合IL-2，都无法改善局限性肾癌患者的预后，而有荟萃分析结果显示，细胞因子作为术后辅助治疗无法提高肾癌患者的无进展生存期和总生存期，还在一定程度上增加了治疗相关的不良反应。

近十年来，多种分子靶向药物（包括索拉非尼、舒尼替尼、培唑帕尼、阿昔替尼、贝伐珠单抗联合IFN、依维莫司、替西罗莫司、卡博替尼）先后获批应用于晚期mRCC的治疗，延长了晚期肾癌患者的无进展生存期，并改善了患者的生活质量。然而，分子靶向药物在术后辅助治疗中的价值还尚未获得肯定。2015

年，有学者在ASCO年会上报道了首项分子靶向药物作为术后辅助治疗局限高危肾癌的Ⅲ期临床试验（ASSURE研究）结果。该研究共入组1 943例UISS评分为中-高危的局限性肾癌患者，随机分为索拉非尼治疗组（649例）、舒尼替尼治疗组（647例）和安慰剂组（647例），持续治疗1年，中位随访时间5.2年，结果显示3组的5年无病生存率分别为52.8%、53.8%和55.8%，5年总生存率分别为80.7%、76.9%和78.7%，差异均无统计学意义。然而，短短1年以后的2016年ESMO年会上，有学者报道了另一个使用舒尼替尼术后辅助治疗高危CCRCC的S-TRAC研究。结果显示，经舒尼替尼治疗1年的受试者至术后复发的中位时间为6.8年，而安慰剂组为5.6年，总体风险降低了24%。舒尼替尼治疗组最常见的不良反应（＞20%）为疲乏、衰弱和发热，3级及以上不良事件的发生率为62.1%，高于安慰剂组的21.1%。为何两个相似的Ⅲ期临床试验（相似的肿瘤患者、相似的药物和相似的治疗时间）结果却截然不同？通过比较这两个临床试验的入组标准，不难发现，S-TRAC研究入组的所有病例为组织学确诊的CCRCC，并且是UISS明确为高危的患者；而ASSURE研究还包含有其他病理类型的肾癌，以及危险分层为中危的患者。S-TRAC研究在一定程度上依靠更严格的入组标准获得了无疾病生存率上的阳性结果。该结果是现有唯一支持局限性高危肾癌术后辅助靶向治疗的循证学依据。

另一项关于靶向肾癌细胞表面抗原CA-Ⅸ的单克隆抗体girentuximab术后辅助治疗高危肾癌的RENCAREX临床试验，入组的864例患者随机分为girentuximab治疗组和安慰剂组，两组间无进展生存期和总生存期比较差异无统计学意义；但亚组分析显示，高表达CA-Ⅸ的患者在接受girentuximab治疗后获得更长的无进展生存期（$HR = 0.55$，$P = 0.01$），因此，后续需要在高表达CA-Ⅸ的患者中进一步开展大样本的随机对照研究以证实girentuximab的辅助治疗价值。

目前，还有多项与靶向药物相关的肾癌术后辅助治疗临床试验正在进行中，包括阿昔替尼的ATLAS研究（NCT01599754）、培唑帕尼的PROTECT研究（NCT01235962）、依维莫司的EVEREST研究（NCT01120249）。这些研究的结果将进一步明确靶向药物在临床高危肾癌术后辅助治疗中的价值。

目前，仅有舒尼替尼被证实可以延长高危肾癌患者的术后无进展生存期，其他药物，包括细胞因子和肿瘤疫苗，都未能降低患者的术后复发率或延长生存时间。然而，随着肾癌治疗领域出现越来越多的新药，相信不久的将来就会出现真正能够提高高危肾癌患者治愈率和延长总生存期的术后辅助治疗方案。

二、肾癌新辅助治疗

新辅助治疗通常被用于局部晚期肿瘤，希望在术前通过药物治疗缩小肿瘤体积，使肿瘤降期，以提高肿瘤切除率，更好地保留肿瘤周围的正常组织器官。对于那些瘤体巨大、与周围脏器关系密切、伴有下腔静脉瘤栓或者孤立肾肾癌的患者，如果在术前通过新辅助治疗缩小肾脏肿瘤负荷，就有希望获得更高的手术切除率。长期以来，基于肾癌对放化疗耐药的特性，肾癌的新辅助治疗领域几乎是一个空白。近年来，肾癌分子靶向药物的应用可以使部分肾癌的肿瘤体积缩小，具有一定的客观反应率（11%～47%）。因此，这些药物是术前新辅助治疗的可选药物。靶向药物作为肾癌术前新辅助治疗的可能获益主要有以下几点：① 提高根治性肾切除手术的切除率和安全性；② 降低下腔静脉瘤栓分级，减少手术难度；③ 更好地保留周围的正常组织和器官；④ 提高NSS的可行性。

截至目前，肾癌新辅助靶向治疗仅有一些小样本、单中心的Ⅱ期临床研究结果，提示肾癌术前新辅助应用靶向药物具有良好的安全性，且有一定缩小肾脏肿瘤或降低下腔静脉瘤栓的作用，为临床应用新辅助靶向治疗提供了初步的循证学依据。

国内的一项回顾性研究分析了18例高危局部进展性肾癌使用索拉非尼治疗的疗效，平均术前治疗时间96 d，肿瘤直径从治疗前的7.8 cm缩小到6.2 cm，所有患者都成功进行了RN手术，术中平均出血量380 ml，并发症方面除1例术后出血外，其他患者未出现手术相关并发症，也无切口不愈合的情况。

另一项使用阿昔替尼作为新辅助药物治疗局限性肾癌的Ⅱ期临床研究显示：24例患者在术前（中位时间12周）使用阿昔替尼5 mg每日2次，术前36 h停药；所有患者的肿瘤直径在术前均缩小，从10 cm缩小到6.9 cm，客观反应率达到45.8%。主要的药物治疗不良反应有高血压、乏力、口腔溃疡和手足皮肤反应。所有患者接受了手术治疗（RN或NSS），术后仅1例并发出血。

以上两项研究结果均显示，使用靶向药物作为术前新辅助治疗可以使肾脏肿瘤直径缩小,有较好的缩瘤效果。

伴有下腔静脉瘤栓的肾癌一直是外科手术治疗的难点,该手术过程中存在很高的并发症发生率(35%～70%)和手术相关死亡风险(5%～15%),因为需要在根治性肾切除时联合下腔静脉切开甚至心包切开进行瘤栓取出。通过术前靶向药物是否能降低癌栓分级也是目前泌尿外科的研究热点。一项回顾性研究纳入14例肾癌伴下腔静脉瘤栓的患者,术前进行舒尼替尼或索拉非尼治疗,治疗后6例瘤栓长度缩短,中位缩短2 cm,1例瘤栓分级从药物治疗前的Ⅱ级下降至Ⅰ级;6例瘤栓长度无变化;另2例出现瘤栓长度增加。该14例患者的既定手术方案均未因术前靶向治疗而改变,提示靶向药物对瘤栓降级的效果有限,可能只有少数患者可以从治疗中真正获益。

在NSS方面,一项前瞻性Ⅱ期临床试验共入组25例RENAL评分≥10分的局限性肾癌患者,其中13例经评定无法进行NSS。所有患者在术前接受800 mg培唑帕尼治疗8周,结果发现治疗后肿瘤直径从7.3 cm缩小至5.5 cm,13例无法行NSS的患者经新辅助治疗后有6例(46%)最终成功接受了NSS。该研究提示术前新辅助靶向治疗可提高RENAL高评分患者NSS的可能性,在临床实践中尤其适用于孤立肾肾癌患者的治疗。

由于缺乏随机对照的大样本临床试验数据,新辅助靶向药物治疗是否能够延长患者的无疾病生存期或总生存期,目前尚不得而知;新辅助靶向治疗的用药剂量、疗程、手术时机等重要问题都需要进一步的临床研究来明确。

第三节 局限性肾癌预后模型的建立

一、肾癌预后研究的方法学概况

随着科技的不断进步,国内外学者已经发现了很多影响肾癌预后的因素,有协同作用的因素,也有独立的影响因素。对于不同患者,各因素影响预后的程度也不完全相同。随着发现的影响因素越来越多,单独应用某一因素已经不足以完全评定预后,因此有必要建立多因素的预后模型进行综合分析。

预后模型是利用统计学方法建立的数学模型，所应用的统计学方法主要是生存分析及 Cox 回归分析。它根据不同因素在预后过程中产生影响的大小判断疾病风险及生存率，并将结果转化为直观的公式或图表。一个良好的预后模型应该易于使用，包含有患者及疾病的最主要的特征，能够区分不同危险度患者的预后。其呈现方法包括公式法、评分法以及诺摩图法（nomogram）。评分法可将患者按其评分标准确定为特定的风险组，常被用于术后随访方案的制订以及临床随机对照试验的设计；而诺摩图法由于可以提供特定患者的生存可能性，因此常用来进行患者咨询及术后治疗的选择。nomogram 一词来源于希腊语，nomos 指"法律"，而 gramma 意思是"书写"。制作诺摩图旨在以图形化的方法来阐述不同变量之间的关系。目前为止，诺摩图法被认为是判断患者预后最准确的统计学方法，由于其可以无偏倚地预测每个患者生存或复发的可能性，因此被作为术后临床咨询以及随访方案设计的重要辅助工具。此外，随着计算机和网络技术的进步，诺摩图的制作和传播更加方便，也推动了其广泛应用。

局限性肾癌的终点事件包括疾病复发及死亡等，在目前的医疗技术条件下，主要的研究目的是考察手术等原发灶的局部治疗的疗效及患者预后。相应的时间变量有总生存期，是以确诊或术后第 1 天为随访起点，出现各种原因引起的死亡为随访终点，在研究结束时未死亡者为删失数据。肿瘤特异性生存时间是以确诊或术后第 1 天为随访起点，出现肿瘤特异性原因引起的死亡为随访终点，在研究结束时未死亡或死于其他原因者为删失数据。无病生存期是以确诊或术后第 1 天为随访起点，出现肿瘤复发为随访终点，在研究结束时未复发或死于其他原因者为删失数据。

预后模型的比较可以采用一致性指数（或称和谐指数；concordance index，C-index）。一致性指数是指预测结果和实际结果一致的观察单位的对子数占总有用对子数的比例。所谓有用观察单位对子数是指可以区分危险度大小的两个个体，如两个个体都达到观察终点，或一个个体达到观察终点，而另一个个体为删失观察单位，并且删失个体的观察时间大于非删失个体的观察时间，这两种情况都可以确定危险程度的大小关系，为有用观察对子。若两个观察个体都为删失数据，或一个删失，另一个非删失，且删失个体的观察时间小于非删失个体，这两种情况下无法比较两者危险度的大小关系，为无用观察对子。一致性指数的计算步骤为：产生所有的病例配对，若有 n 个观察个体，则所有的对子数应为组合数 C_n^2；排除对子中具有较小观察时间的个体没有达到观察终点及对子中两个个体都没达到观察终点的对子，剩余的为有用对子；计算有用对子中预测结果和实际相一致的对子数，即具有较坏预测结果个体的实际观察时间较短；计算一致性指数，一致对子数与有用对子数之商。一致性指数在 0.5～1 之间。0.5 为完全不一致，说明该模型没有预测作用；1 为完全一致，说明该模型预测结果与实际完全一致。在实际应用中，很难找到完全一致的预测模型。既往研究认为，一致性指数在 0.50～0.70 为较低准确性；在 0.71～0.90 为中等准确性；而高于 0.90 则为高准确性。

二、局限性肾癌的预后因素

局限性肾癌的临床预后因素包括性别、年龄、生活质量评分、饮食习惯、吸烟与否、基础疾病及临床症状等。

解剖及病理学因素包括肿瘤大小、静脉瘤栓、淋巴结浸润、组织学类型、病理分级、病理分期、病理学特点如肿瘤浸润程度、集合系统受侵、微血管受侵、组织学肿瘤坏死等。这些因素无疑与预后有很大关系，但不是所有因素都适合纳入预后模型。病理分级及分期存在不同版本，这给不同时期数据的比较带来困难。组织学类型与预后密切相关，但这也反映出肾癌的复杂性，是否应该对每一种病理类型分别构建预后模型。当然大部分的病理学变量需要在术后取得。

治疗因素包括开放或腹腔镜手术、NSS 或 RN、是否进行淋巴结清扫，以及术后辅助治疗方法等。

循环预后因素有临床上普遍应用的血小板计数、碱性磷酸酶（alkaline phosphatase，ALP）、中性粒细胞/淋巴细胞比（neutrophil-to-lymphocyte ratio，NLR）、淋巴细胞计数绝对值减少、CRP 等，不过这些指标并不是肾癌特异的。

组织分子学因素主要涉及与肾细胞癌密切相关的细胞氧感应通路（VHL 和 HIF）、染色质重塑/组蛋白甲基化通路（PBRM1、SETD2 和 BAP1），以及 PI3K/AKT 通路。这些前述章节已有论述，目前所有的这些标志物中还没有一种可以常规在临床实践使用。

三、局限性肾癌的预后模型

确定性的局部治疗可以使肾癌获得较好的疗效，但仍存在转移及复发的风险。这也是转化医学研究的重要方面，通过不同的算法可以对这一风险进行评估。

1. 基于术前临床指标的预后模型

（1）Yaycioglu模型：基于临床症状和肿瘤大小两项指标，主要用来预测肾细胞癌患者复发风险。复发风险值（R_{rec}）=1.55×症状评分（无＝0；有＝1）+0.19×肿瘤最长径。研究发现，5年肿瘤特异性生存率在低风险组（$R_{rec} \leqslant 3.0$）和高风险组（$R_{rec} > 3.0$）分别为92%和57%，差异有统计学意义。

（2）Cindolo模型：同样基于肿瘤大小和临床症状两项指标，2003年用于预测肿瘤复发。复发风险值（R_{rec}）=1.28×症状评分（无＝0；有＝1）+0.13×肿瘤最长径。研究发现，肿瘤5年复发率在低风险组（$R_{rec} \leqslant 1.2$）和高风险组（$R_{rec} > 1.2$）分别为32%和7%，差异有统计学意义。这两种预测模型虽然在临床上应用方便，但由于指标少，预测准确性较其他模型偏低。

2. 联合术前临床指标和术后病理指标的评分系统

（1）肾癌风险分级系统：加利福尼亚大学洛杉矶分校的科研人员开发了肾癌风险分级系统，即UISS（the University of Califomia Los Angeles Integrated Staging System），该系统是根据加利福尼亚大学洛杉矶分校的病例数据建立的。预后因素包括肿瘤TNM分期（1997）、Fuhrman分级及ECOG评分。这一系统有外部验证。UISS将肾细胞癌分成5组，5年总生存率分别为95%、67%、39%、23%和0，预后差异有统计学意义。之后改良的UISS分期系统对这些患者进行分层，将肾细胞癌术后患者分为低、中、高3个风险组；在局限性肾细胞癌患者中，低、中、高3个风险组的5年生存率分别91%、67%和44%；而mRCC患者中，低、中、高3个风险组的3年生存率分别37%、23%和12%。该模型可以较为准确地预测无转移RCC患者的生存率，但对于mRCC患者的预测准确度欠佳。以往UISS模型被广泛验证的C-index为0.58～0.86。该系统的不足之处是其仅能将不同患者进行低、中、高风险分组，而不能预测某一特定患者的生存可能性。鉴于此，UISS整合分级系统主要用于设计随机对照试验、制订患者随访计划及指导术后辅助治疗。

（2）SSIGN评分系统：2002年，美国梅奥临床中心的Frank等通过回顾了超过1 800例单侧CCRCC根治术后患者资料建立SSIGN评分系统。该系统主要包括肿瘤分期、大小、分级及坏死4项，通过计算每位患者的SSIGN评分可以估计其术后10年以内的生存情况，并根据得分情况分为低危风险组（0～2）、中危风险组（3～5）和高危风险组（6～10）。SSIGN评分系统与UISS预测模型相比，其只针对CCRCC一种亚型，预测准确性相对较高。这一系统后来引入局部淋巴结转移与否这一指标。肿瘤病理分期T1a为0分、T1b为2分、T2为3分、T3和T4级为4分；区域淋巴结阴性或未知为0分，阳性为2分；肿瘤直径≥10 cm为1分，＜10 cm为0分；肿瘤核分级1～2级为0分，3级为1分，4级为3分；有组织坏死为1分，无组织坏死为0分。5项指标的总评分相加即为患者的Leibovich预后评分，≤2为低危组，≥6为高危组，其余为中危组。

3. 联合术前临床指标和术后病理指标的诺摩图

Kattan等随访了纪念斯隆-凯特琳癌症中心（Memorial Sloan-Kettering Cancer Center, MSKCC）的601例肾癌术后患者，以此资料开发了评估肾癌术后预后的诺摩图，即Kattan nomogram。应用组织学类型、肿瘤大小、TNM分期以及临床症状预测新诊断的肾癌患者5年无病生存的可能性。在预测总生存率以及肿瘤特异性生存率方面，可能存在一定不足。

Sothellini nomogam是2005年MSKCC在Kattan nomogram的基础上，重新分析制作的针对CCRCC复发的诺摩图。该图应用分期、分级、肿瘤大小、坏死、血管侵犯以及临床症状预测CCRCC患者5年无瘤生存率，由于针对CCRCC单一病理类型，准确性相对较高。

Karakiewicz nomogam综合欧洲多中心病例数据，应用TNM分期、Fuhiman分级、肿瘤大小以及临床症状作为预测指标开发出的预后诺摩图，可计算患者1、3、5、10年的肿瘤特异性生存率。

4. 联合分子标志物的预后诺摩图

肾肿瘤分子生物学研究进展迅速，为判断预后提供了一些更好的方法。虽然目前尚有许多研究结果不尽相同，但是开发使用分子标志物的预后分析系统将会是肾癌预后分析的发展趋势。UCLA的研究小组开发了局限性肾癌的分子预后诺摩图，其指标包括ECOG、T分期、Ki67、p53、vEGFR-1以及VEGF-D。

------------------------- **参 考 文 献** -------------------------

[1] Cancer Genome Atlas Research Network.Comprehensive molecular characterization of clear cell renal cell carcinoma[J]. Nature, 2013, 499(7456): 43−49.

[2] Frank I, Blute ML, Cheville JC, et al. An outcome prediction model for patients with clear cell renal cell carcinoma treated with radical nephrectomy based on tumor stage, size, grade and necrosis: the SSIGN score[J]. J Urol, 2002, 168(6): 2395−2400.

[3] Karakiewicz PI, Briganti A, Chun FK, et al. Multi-institutional validation of a new renal cancer-specific survival nomogram[J]. J Clin Oncol, 2007, 25(11): 1316−1322.

[4] Kattan MW, Reuter V, Motzer RJ, et al. A postoperative prognostic nomogram for renal cell carcinoma[J]. J Urol, 2001, 166(1): 63−67.

[5] Klatte T, Seligson DB, LaRochelle J, et al. Molecular signatures of localized clear cell renal cell carcinoma to predict disease-free survival after nephrectomy[J]. Cancer Epidemiol Biomarkers Prev, 2009, 18(3): 894−900.

[6] Leibovich BC, Blute ML, Cheville JC, et al. Prediction of progression after radical nephrectomy for patients with clear cell renal cell carcinoma: a stratification tool for prospective clinical trials[J]. Cancer, 2003, 97(7): 1663−1671.

[7] Patard JJ, Leray E, Rioux-Leclercq N, et al. Prognostic value of histologic subtypes in renal cell carcinoma: a multicenter experience[J]. J Clin Oncol, 2005, 23 (12): 2763−2771.

[8] Pencina MJ, D'Agostino RB. Overall C as a measure of discrimination in survival analysis: model specific population value and confidence interval estimation[J]. STAT MED, 2004, 23(13): 2109−2123.

[9] Sorbellini M, Kattan MW, Snyder ME, et al. A postoperative prognostic nomogram predicting recurrence for patients with conventional clear cell renal cell carcinoma [J]. J Urol, 2005, 173(1): 48−51.

[10] Zisman A, Pantuck AJ, Dorey F, et al. Improved prognostication of renal cell carcinoma using an integrated staging system[J]. J Clin Oncol, 2001, 19 (6): 1649−1657.

第五章

进展期肾癌和预后模型

肖文军　张海梁　朱　煜　施国海

近1/3的肾癌患者在术后会出现复发或转移，进展为晚期肾癌，并最终因肾癌广泛转移影响重要脏器而死亡。本章首先介绍肾癌的转移机制及相关转化研究，从手术治疗的角度论述晚期肾癌局部治疗的价值；之后阐释各类靶向药物在肾癌中的应用及理论基础，特别是免疫治疗中免疫检查点阻断药物的应用及细胞免疫治疗的现状；最后介绍了晚期肾癌的常用预后模型。

［通信作者］　施国海，Email: guohaishi@126.com

第一节　肾癌的转移机制及转化研究

恶性肿瘤的最大特征就是侵袭和转移。肾细胞癌作为一种实体肿瘤，其转移机制也具有实体瘤的共同特点。即肿瘤在进展过程中发生上皮间质转化（epithelial-mesenchymal transition，EMT），包括细胞黏附分子［如上皮钙黏着蛋白（E-cadherin）、整合素（integrin）］表达的减少、癌细胞具有间充质细胞特征等。结果肿瘤胞失去了细胞极性、细胞外基质发生降解、基膜连接变得松弛、迁移与侵袭能力增加，从而发生转移。

在肾癌等恶性肿瘤形成后，由于肿瘤内部尚无新生血管生成，生长非常缓慢。这一过程维持很长一段时间后，随着肿瘤分泌促血管生长因子，新生血管形成，为肿瘤快速生长提供了营养及氧气，肿瘤进入快速生长期。而新生血管的管壁是有缺陷的，基底细胞缺少完整的基膜，肿瘤细胞发生EMT之后通过穿透作用穿过这些间隙进入血液循环。随着血流的减慢以及肿瘤生存环境的适应，肿瘤细胞于转移部位黏附、生长，最终形成转移灶。当然不是所有进入血液循环及转移部位的肿瘤细胞都能够存活，存活的肿瘤细胞须逃逸机体免疫细胞的攻击，还须适应转移部位的微环境，具体的机制仍有待研究。

除了血行转移外，淋巴结转移亦是常见的方式。淋巴管作为血管系统的补充，形成了一个与血管伴行的循环网络系统。淋巴管由树样结构的脉管构成，毛细血管漏液、炎性渗出液及组织间液可经淋巴循环回血液循环中，维持体液平衡及对抗炎症反应。淋巴管亦为包括肾癌在内的恶性肿瘤提供了转移的通道。

深入到分子生物学层面，对于肾癌转移相关的因子主要包括一些多肽类生长因子及细胞黏附因子。对于肾癌而言，血管新生机制目前在指导治疗方面具有重要意义。其中最主要的是血管生长因子家族。这些因子结合新生内皮细胞上相应的受体后，激活酪氨酸激酶，通过下游信号转导蛋白分子，最终激活下游信号通路Raf/MEK/ERK及PI3K/Akt/mTOR，促进血管或淋巴管新生及肿瘤转移。舒尼替尼等药物就是酪氨酸激酶受体抑制剂，作用于这一通路。本书会有专门章节详细阐述。

细胞黏附分子是参与细胞与细胞之间及细胞与细胞外基质之间相互作用的分子,大致可分为5类:钙黏素、选择素、免疫球蛋白超家族、整合素及透明质酸黏素。多数细胞黏附分子的作用依赖于二价阳离子,如Ca^{2+}、Mg^{2+}。上皮钙黏着蛋白就是保持上皮细胞相互黏合的主要黏附分子,其作用依赖于Ca^{2+}。它通过α-、β-、γ-联蛋白(catenin)以黏着斑蛋白(vinculin)、锚蛋白、α辅肌动蛋白等与肌动蛋白纤维相连。很多种癌组织中细胞表面的E-钙黏着蛋白减少或消失,以致癌细胞易从瘤块脱落,成为侵袭与转移的前提,因而上皮钙黏着蛋白可被视为转移抑制分子。

随着分子靶向药物及免疫治疗药物的出现,晚期肾癌的诊治目前已经取得很大的进展,临床治疗已与以前有了很大改变,但总体而言疗效仍难以令人满意。有关肾癌转移的机制仍有待进一步阐明,众多的分子靶点仍需进一步筛选。

第二节　手术在进展期肾癌治疗中的价值

流行病学数据显示,肾细胞癌导致同时性和异时性远处转移的概率分别为17%和30%。现有的靶向治疗药物对进展期肾癌的原发肿瘤和转移灶的客观反应率为20%~30%,同时可改善患者的疾病无进展生存期和总生存期。但是,单纯依靠药物治疗仍然很难实现疾病的完全解决方案。因此,手术切除肾癌原发肿瘤和转移病灶对保持患者处于无瘤状态并长期生存仍具有非常重大的意义。

减瘤性肾切除术(cytoreductive nephrectomy, CN)可用于初发即有转移的晚期肾细胞癌患者。两个前瞻性随机研究显示,接受CN治疗后再接受免疫治疗的患者比单纯接受免疫治疗的患者有更长的疾病无进展生存期和总生存期。综合两项研究的荟萃分析结果显示,同时接受CN和免疫治疗患者的中位生存时间为13.6个月,而仅接受单纯免疫治疗的患者中位生存时间为7.8个月。这是CN在mRCC患者中被广泛应用的原因之一,主要用于具有良好的体能状态评分,可以耐受手术的患者。脑转移患者预后不良,通常被排除在外。CN需要仔细选择适合进行手术的患者，研究发现其住院病死率可达5%，比标准RN的并发症更多、更复杂。靶向治疗时代，进行CN的好处再次受到质疑。美国SEER数据库的数据显示，2004—2010年，mRCC患者接受CN的比例在2005年达到高峰，为31.3%；而到5年后的2010年，接受CN的比例下降一半以上，只有14.8%（$P=0.045$）。这些数据表明，更多的mRCC患者带着原发肿瘤接受靶向治疗。迄今为止，还没有前瞻性随机对照研究能回答这个问题，其他证据也非常有限。最近的大样本回顾性研究发现，与单纯靶向治疗相比，接受过CN治疗的患者整体疗效似乎更好。回顾性资料表明，IMDC和MSKCC评分差的患者不太可能从CN中获益。2014年，IMDC报道了最大样本量的回顾性数据，1 658例具有同期远处转移的mRCC患者，接受CN治疗患者的中位总生存期为20.6个月，未接受CN治疗的患者则为9.5个月（$P<0.01$）。接受CN治疗患者有较好的预后及较低的风险；然而，在调整中风险组，死亡的危险比是0.60（$95\%CI$：$0.52\sim0.69$；$P<0.01$），研究结果支持接受CN。虽然大型回顾性研究一致表明生存获益，患者的预期寿命较短或IMDC/MSKCC高危患者不太可能受益于CN。虽然前瞻性数据悬而未决，预后模型和预期寿命估计有助于定义个体化CN的作用。目前，尚有另外两项前瞻性随机对照研究（SURTIME和CARMENA）或许能够提供一些循证学依据，研究结果不久将公布，它通过分析不同患者的特点指导临床医师如何正确选择最合适的患者进行CN治疗。

肾癌的转移灶切除也可使患者获益。回顾性研究提示，完整的肿瘤细胞减灭术联合同步转移灶切除具有良好的总生存期和疾病无进展生存期。欧洲泌尿外科学会（European Association of Urology，EAU）肾细胞癌指导小组系统回顾证明，完整的转移灶切除相比不完整切除或不切除具有更好的生存和肿瘤相关症状控制。完全切除术后的无病间隔期（disease-free interval，DFI），确实可以使患者避免靶向治疗的药物不良反应。决定转移灶切除的因素取决于患者的体能状态评分、预后危险因素、无病间隔期以及转移性疾病的数量和部位、肿瘤负荷。长无病间隔期后出现的孤立性转移或局部复发灶的完全切除可获得最好的治疗效果。而无病间隔期短，侵袭性的肿瘤分级或肉瘤样分化是生存的不良预后因素。即使已经出现远处转移，尤其是孤立性肺转移病灶，如果能够完整切除肺部病灶，患者的5年肿瘤特异性生存率为73%，不能完整切除病灶患者的5年肿瘤特异性生存率仅19%。然而，即便无法完整切除转移灶，似乎也可有生存获益。最近一项 mRCC 靶向治疗回顾性研究结果显示，接受不完整转移灶切除＋靶向治疗（47例）或单独靶向治疗（100例）患者的中位总生存期分别为46和31个月（$P=0.09$）；并且，不完全转移灶切除明显延长了一线靶向治疗的疾病无进展生存期（$P=0.018$）。具有良好的体能状态评分的患者，复发间期长的患者，单侧复发和寡转移的患者更有可能受益于转移灶切除治疗，获得生存期延长，甚至治愈。其他部位，包括肾上腺转移、骨转移、肝转移、脑转移、胰腺转移和甲状腺转移灶在接受手术切除后的5年总生存率分别为40%、60%、15%、12%、72%和46%，均优于不进行转移灶切除。

第三节　靶向治疗进展

依据已知的肿瘤遗传学缺陷所致肿瘤细胞生物学特性，选择特异性针对肿瘤形成过程中异常的分子信号通路的靶向药物——个体化治疗，一直是目前提高肿瘤治疗效果、减少不良反应的最成功途径。例如，乳腺癌治疗中靶向 HER2/NEU 的曲妥珠单抗（trastuzumab 或 herceptin），慢性粒细胞白血病治疗中靶向 BCR-ABL 的伊马替尼［imatinib 或商品名格列卫（Glivec）］。肾癌可能成为该治疗模式另一个典型。VHL 基因突变是 CCRCC 的分子生物学特性。目前大部分已开发靶向药物都是针对 HIF 信号下游的靶分子。这种治疗模式在直观上是非常具有吸引力的，但也存在一系列问题。对这些药物存在客观反应应该是存在 VHL 基因突变的患者，但并不能排除缺乏 VHL 突变的肿瘤标本对 VEGF 靶向治疗的反应。最重要的是这些靶向药物并不能治愈大多数接受治疗的肾癌患者。下面对目前美国食品和药品管理局（Food and Drug Administration，FDA）2005年以来先后批准应用于肾癌的靶向治疗药物进行概述。

一、索拉非尼［sorafenib 或商品名多吉美片剂（Nexavar Tab），2005］

索拉非尼是一种双芳基脲，小分子多靶点受体酪氨酸酶抑制剂，最初开发的目的是作为野生型和突变型（V599E）B-Raf 和 C-Raf 蛋白的有效抑制剂。随后的研究发现索拉非尼对血管内皮生长因子受体（vascular endothelial growth factor receptor，VEGFR）、血小板衍生生长因子受体（platelet derived growth factor receptor，PDGFR）、胶质细胞源性神经营养因子受体RET等同样具有抑制活性。因此，索拉非尼具有双重抗肿瘤的作用：一方面通过抑制Raf蛋白，阻断Ras/Raf/Mek/Eek信号通路抑制肿瘤细胞增殖；另一方面通过抑制促血管生长因子的受体活性阻断肿瘤血管生成。一项Ⅱ期随机临床研究中，202例mRCC患者先接受了12周的索拉非尼（400 mg，bid）治疗，79例肿瘤体积减小≥25%的患者继续服用，58例肿瘤体积增大≥25%的患者退出研究。65例患者病情稳定（肿瘤体积缩小或增大均未超过25%）随机分为两组，一组32例继续给予索拉非尼治疗，另一组33例给予安慰剂。结果提示治疗组的疾病无进展生存期约24周，而安慰剂对照组约6周（$P < 0.01$）。随后进行的大规模Ⅲ期临床试验中，903例常规治疗失败的mRCC患者随机分配到索拉非尼（400 mg，bid）组或安慰剂组。结果表明，索拉非尼治疗后，70%的患者存在不同程度的肿瘤缩小，但客观反应率仅为10%；与安慰剂组比较，治疗组患者的疾病无进展生存期（24周 $vs.$ 12周，$P < 0.01$）和总生存期（17.8个月 $vs.$ 14.3个月，$P = 0.028\ 7$）显著延长。Ⅱ期随机临床试验一线应用索拉非尼对比IFN治疗mRCC，结果显示索拉非尼对比干扰素（IFN）在延长患者的疾病无进展生存期上无明显差异（5.7个月 $vs.$ 5.6个月），总反应率为5%和9%。索拉非尼新辅助治疗高级别肾癌可以显著缩小肿瘤体积和密度，提高手术切除率。索拉非尼最常见的不良反应为手足皮肤反应、腹泻、高血压和感觉神经性变化。

二、舒尼替尼（sunitinib maleate 或商品名 Sutent，2006）

舒尼替尼也是一种小分子多靶点RTK抑制剂，目前已被FDA批准治疗进展期肾癌和胃间质瘤（gastrointestinal stromal tumors，GIST）。另外，目前正在深入研究其对其他肿瘤的疗效，如乳腺癌、结直肠癌、非小细胞肺癌、急性非淋巴性白血病、家族性甲状腺髓样瘤和多发性内分泌腺瘤综合征2A型及2B型。舒尼替尼已被证实可以抑制Ⅲ／Ⅴ型跨膜蛋白激酶结构域的受体酪氨酰酶（RTKs）家族，包括VEGFR、PDGFR、KIT、FLT3、集落刺激因子1受体（colony-stimulating factor-1 receptor，CSF-1R）和RET等。两项Ⅱ期临床试验针对细胞因子难治型mRCC患者已经开展。第一项包括63例患者，其中大部分病理为CCRCC且已行手术切除，舒尼替尼（50 mg, qd）治疗4周，停2周，6周为一个周期。结果提示总反应率为40%，无完全缓解，疾病稳定超过3个月占27%，疾病无进展生存期为8.1个月。随后进行的106例患者的研究中，105例明确为CCRCC（1例为肾盂肿瘤排除）均接受过手术治疗，细胞因子治疗失败。结果显示患者中34%部分缓解，29%稳定超过3个月，疾病无进展生存期为8.3个月，疲劳（28%）和腹泻（20%）是最常见的不良反应，中性粒细胞减少症（42%）、脂肪酶增加（28%）和贫血（26%）是最常见的实验室检查异常。2007年的一项Ⅲ期随机临床对照试验，比较舒尼替尼和IFN在肾癌一线治疗中的有效性和安全性，囊括了750例患者，其中90%是为术后患者，舒尼替尼组（$n=375$，50 mg qd）治疗4周，停2周，6周为一个周期，IFN组（$n=375$，9 MU，3次/周）。客观反应率分别为31%和6%（$P<0.001$），疾病无进展生存期为11和5个月（$P<0.01$）。部分分级为3～4级患者的治疗相关的疲劳发生率，IFN组显著高于舒尼替尼组；舒尼替尼组腹泻发生更为频繁（$P<0.05$）。舒尼替尼组患者生活质量显著高于IFN组（$P<0.01$）。在转移性CCRCC患者中，舒尼替尼对初治患者和细胞因子治疗抵抗患者均有着高达30%～45%的总反应率，分别有11个月和8.4个月的疾病无进展生存期。

三、坦罗莫司（temsirolimus或商品名Torisel，2007）

哺乳动物雷帕霉素靶蛋白（mammalian target of rapamycin, mTOR）是PI3K/Akt信号通路下游重要的丝-苏氨酸蛋白激酶，通过激活核糖体激酶调节肿瘤细胞的增殖、存活和侵袭转移。磷脂酰肌醇3-激酶（phosphoinositide 3-kinase, PI3K）/蛋白激酶B（protein kinase B, PKB或Akt）信号通路与CCRCC发生发展密切相关。此外，PI3K/Akt/mTOR信号通路与细胞内多个信号通路共同参与肿瘤细胞生存和肿瘤血管生成，如通过维持缺氧诱导因子（HIF）的稳定性参与调节下游靶基因。因此，mTOR抑制剂具有很好的临床应用前景。坦罗莫司脂化物是雷帕霉素的衍生物，通过抑制mTOR激酶活性从而阻断PI3K/Akt/mTOR信号通路。Ⅰ期临床研究表明，痤疮、黏膜炎、高血脂、无力、腹泻和恶心是其主要的不良反应，停药后可恢复。一项随机、双盲、Ⅱ期临床试验研究每周静脉注射

25、75或250 mg坦罗莫司治疗细胞因子难治性mRCC患者，结果显示客观反应率7%，29例（26%）患者部分缓解或存在轻微治疗反应，疾病无进展生存期为6个月，总生存期为15个月，未见到明显的剂量–反应曲线。最常发生的不良反应为斑丘疹（76%）、黏膜炎（70%）、乏力（50%）、恶心（43%）。最常发生的3级或4级不良反应是高血糖（17%）、低磷血症（13%）、贫血（10%）和高甘油三酯血症（6%）。再次分析试验结果表明，预后不良患者接受坦罗莫司治疗效果要明显好于类似患者接受细胞因子治疗。随后的多中心Ⅲ期临床研究将626例初治的mRCC患者随机分3组，坦罗莫司（25 mg，1次/周）组、IFN（3 MU/次，逐渐增加至18 MU/次，3次/周）组和联合治疗组（坦罗莫司15 mg，IFN6 MU/次）。结果显示，3组的疾病无进展生存期为3.8、1.9和3.7个月，总生存期为10.9、7.3和8.4个月，客观反应率分别为8.6%、4.8%和8.1%。坦罗莫司单药治疗优于其他两组（$P = 0.008$）。基于这些研究结果，坦罗莫司在2007年被FDA批准用于mRCC的一线治疗。

四、贝伐珠单抗［bevacizumab或商品名阿瓦斯丁（Avastin），2009］

贝伐珠单抗是一种重组人源化抗VEGF单克隆抗体，可结合并中和所有主要的VEGF蛋白亚型，Ⅰ期临床试验使用贝伐珠单抗显示了对mRCC具有良好的治疗效果，且具有较轻的不良反应，主要是高血压和无症状性蛋白尿。随后2003年进行的Ⅱ期随机双盲对照试验中，将116例患者随机分为3 mg/kg组（$n = 37$）、10 mg/kg组（$n = 39$）、安慰剂组（$n = 40$），其中安慰剂组患者疾病进展后可以进入3 mg/kg组，结果显示三组中位疾病无进展生存期分别为2.5、3.0、4.8个月（安慰剂 $vs.$ 10 mg/kg组，$P \leqslant 0.001$）。10 mg/kg组有4例部分缓解，中期分析揭示高剂量贝伐珠单抗与血栓性血小板减少性紫癜（thrombotic thrombocytopenic purpura，TTP）有关，研究因此提前终止。从结果看，低剂量贝伐珠单抗在延长疾病无进展生存期上并未显示出明显优势。罗氏公司赞助的AVOREN研究（Ⅲ期临床试验）将初治的mRCC患者649例随机分为治疗组贝伐珠单抗联合IFN（IFN 9 MU/次，3次/周；贝伐珠单抗10 mg/kg，2次/周；$n = 327$），对照组为安慰剂联合IFN（$n = 322$）。治疗组和对照组中位疾病无进展生存期分别为10.2个月和5.4个月（$P < 0.01$），总反应率分别为30.6%和12.4%

（$P < 0.01$），因此贝伐珠单抗与IFN联合用药对比IFN单独用药可显著延长患者的疾病无进展生存期。厄洛替尼联合贝伐珠单抗治疗的临床究已经完成，但最终结果并未显示优于单独应用贝伐珠单抗的疗效。

五、盐酸帕唑帕尼（pazopanib hydrochloride 或 votrient, 2009）

盐酸帕唑帕尼是多靶点受体酪氨酸酶抑制剂，靶向 VEGFR、PDGFR、成纤维细胞生长因子受体（fibroblast growth factor receptor, FGFR）、IL-2受体，可诱导T细胞激酶（interleukin-2 inducible T-cell kinase, Itk）、淋巴细胞特异性蛋白酪氨酸激酶（lymphocyte-specific protein tyrosine kinase, Lck）等。一项Ⅰ、Ⅱ期随机停药试验中期结果显示，盐酸帕唑帕尼对初治或细胞因子/贝伐珠单抗治疗失败的肾癌患者均有良好的治疗效果。在此基础上，Ⅲ期随机双盲安慰剂对照临床研究将初治或细胞因子治疗的435例mRCC患者，以2∶1的比例随机分入盐酸帕唑帕尼治疗组（800 mg/d）和安慰剂组，以疾病进展或出现不可耐受的不良反应为观察终点。结果表明，盐酸帕唑帕尼治疗组与安慰剂组的总有效率分别为30%与3%，疾病无进展生存期分别为9.2个月和4.2个月（$P < 0.01$）。应用盐酸帕唑帕尼一线治疗患者中，两组的疾病无进展生存期为11.1个月和2.8个月（$P < 0.01$）。先前引用细胞因子治疗的患者，两组的疾病无进展生存期仅为7.4个月和4.2个月（$P < 0.01$），常见不良反应与其他受体酪氨酸酶抑制剂相似，包括高血压（46%）、腹泻（38%）、食欲减退（24%）和恶心（24%）。基于上述研究结果，2009年FDA批准其用于mRCC的一线治疗。

六、依维莫司（everolimus 或 votubia, 2009）

依维莫司是西罗莫司的衍生物，又称为40-O-（2-羟乙基）-雷帕霉素，是一种新型的口服mTOR激酶抑制剂。依维莫司可抑制mTOR激酶活性并阻断PI3K/Akt/mTOR信号通路，从而直接抑制肿瘤细胞的多种生物学行为。Ⅱ期临床试验显示了依维莫司对肾癌的有效性，患者（之前接受过治疗方法≤1种）接受依维莫司10 mg/d，结果提示12例（23%）患者部分缓解，14例（38%）病情稳定，无病生存期为11.2个月。随后进行的Ⅲ期随机双盲、安慰剂对照的临床研究将410例索拉非尼或舒尼替尼治疗失败的mRCC患者，以2∶1的比例随机入依维莫司（10 mg/d，$n=272$）或安慰剂（$n=138$）治疗（对照组），结果显示治疗组与对照组发生转移事件（37% *vs.* 65%）和疾病无进展生存期（4.0个月 *vs.* 1.9个月）比较，均有显著优势（$P<0.01$）；但治疗组的不良反应发生率均高于对照组，口腔炎（40% *vs.* 8%）、皮疹（25% *vs.* 4%）和疲劳（20% *vs.* 16%）。因此，依维莫司可用于索拉非尼或舒尼替尼治疗失败的mRCC患者的序贯治疗。

七、阿昔替尼（axitinib或inlyta，2012）

阿昔替尼是一种第二代、强效选择性VEGFR1、2、3抑制剂。Ⅰ期临床研究表明阿昔替尼治疗肾癌治疗效果较为持续。Ⅱ期临床研究囊括了对细胞因子治疗失败的52例mRCC患者，应用阿昔替尼治疗（初始剂量5 mg，bid）。结果表明，2例完全缓解，21例部分缓解，客观反应率44.2%，响应时间20.3个月，疾病无进展生存期15.7个月，中位总生存期为29.9个月。与治疗相关的不良反应包括腹泻、高血压、疲劳、恶心和声音嘶哑。在针对723例经前期系统治疗但在治疗期或治疗后疾病进展的mRCC患者进行的Ⅲ期随机、双盲、多中心临床试验中，应用阿昔替尼与索拉非尼进行疗效对比，结果显示阿昔替尼剂量超过10 mg（剂量调整组，$n=132$）患者的疾病无进展生存期为6.6个月，未调整组（$n=227$）为8.3个月。在阿昔替尼组中，前期舒尼替尼应用≥6个月及<6个月、≥9个月及<9个月的患者，疾病无进展生存期分别为4.8和4.6个月、6.3和4.5个月；在索拉非尼组，患者的疾病无进展生存期分别对应为4.6和2.9个月、4.6和2.9个月。提示阿昔替尼无论在应用时是剂量递增抑或非递增，其较索拉非尼均具有更长的无病生存期。最常见（>20%的患者）不良反应为腹泻、高血压、疲劳、食欲减退、恶心、手-足综合征、呕吐、虚弱。阿昔替尼已于2012年被FDA批准用于治疗其他药物治疗无效的mRCC。

八、卡博替尼（cabozantinib或cabometyx，2016）

卡博替尼是酪氨酸激酶c-Met和VEGFR-2双重小分子抑制剂。c-Met原癌基因编码的c-Met蛋白是肝细胞生长因子（hepatocyte growth factor，HGF）的高亲和性受体。HGF/c-Met信号通路与肿瘤血管新生密切相关。2011年10月，卡博替尼Ⅲ期临床实验治疗甲状腺髓样癌可以显著提高患者的疾病无进展生存期。2012年11月，卡博替尼被FDA批准用于甲状腺髓样癌的治疗。一项Ⅲ期临床实验应用卡博替尼或依维莫斯治疗VEGFR靶向治疗失败的肾癌患者，结果发现卡博替尼可以使生存获益。2015年11月，美国国家综合癌症网络（National Comprehensive Cancer Network，NCCN）授予卡博替尼Ⅰ类证据治疗先前接受过VEGFR靶向抑制剂的患者。2016年4月，FDA批准卡博替尼作为晚期肾癌的二线治疗药物。

　　然而，随着分子靶向治疗广泛用于进展期CCRCC的治疗，很多问题也逐渐显现。大部分对靶向治疗有效的肾癌患者在用药后半年到一年的时间内会出现药物抵抗。临床表现为靶向药物治疗后可抑制肿瘤生长使瘤体缩小，产生耐药后肿瘤在治疗情况下仍然继续生长、远处转移和疾病进展。先天性基因突变是一部分患者对舒尼替尼治疗抵抗的原因，而获得性突变致使部分有效的患者最终也会发生抵抗。此外，抗血管生成的靶向药物应用后，肿瘤会启动其他的途径使肿瘤非依赖VHL信号的其他促血管生成的信号通路，从而重新获得血管生成的能力，肿瘤可继续生长，并且获得更强的侵袭和转移的能力。为了更好地对肾癌进行针对性的靶向治疗，在治疗前需要仔细评估肾癌基因和蛋白组学水平，以更好地了解治疗反应和治疗抵抗的决定因素，选择对患者最有利的靶向治疗方案。随着人们对肾癌发生和发展的分子生物学机制理解的不断加深，越来越多的针对不同信号通路的靶向药物相继开发并应用于临床治疗，取得治疗进展的机会在不断加大。以大量组织学为基础的临床研究和验证的临床前模型是成功的基础，加快向前探索的步伐，分子靶向治疗将越来越完善，并为广大患者带来福音。

第四节　免疫治疗进展

　　免疫治疗是目前进展期肾癌重要的治疗手段之一。新的研究结果日新月异，尤其是与以往靶向治疗不同的免疫检查点阻断药物，显示出显著的生存获益。

一、T细胞调节

1. 细胞因子治疗

IFN-α和IL-2都可以有效治疗mRCC，前者抗新生血管，抗原呈递参与树突状细胞活化；后者刺激T细胞的增殖和分化。尽管研究表明，IL-2有15%的客观反应率，完全缓解率达到7%，但是有3%～4%的致死率。这些不良反应限制了细胞因子的使用。

2. 免疫检查点阻断药物

（1）PD-1抗体类抑制剂：非初治mRCC患者nivolumab（PD-1的IgG4单克隆抗体）采用0.3、2、10 mg/kg三个剂量水平，初治患者采用每3周10 mg/kg剂量。基线和第2周期第8天进行肿瘤活检。56例患者进行了活检，其中32%PD-L1阳性（膜表达≥5%定义为阳性）。有效患者（肿瘤缩小≥20%）中，免疫活性可以见到以下的改变：IFN-γ激活的血清标志物升高，其中CXCL-9与总生存的改善显著相关（$HR=0.7$；$95\%CI$：$0.5\sim1.1$）；提示淋巴及髓系细胞浸润并活化免疫检测点的基因表达上调；血清TCR克隆下降；肿瘤组织中T细胞浸润增加。在nivolumab治疗的mRCC患者中，CTLA-4（$P=0.002$）和PD-L2（$P=0.002$）显著上调。研究再次证实了PD-1单抗带来的生存获益，更为重要的是，研究发现了T细胞受体（TCR）基因表达、IFN-γ相关细胞因子等有意义的相关生物学指标，将来有可能被作为生物标志物。

KEYNOTE-012研究公布了nivolumab在进展期肾癌中的疗效。研究随机入组了168例既往VEGFR-TKI耐药的进展期肾癌患者，随机进入nivolumab 0.3 mg/kg、2 mg/kg、10 mg/kg组，研究中64%的患者测定了PD-L1表达，27%的患者阳性（膜表达≥5%）。三组患者的中位疾病无进展生存期为2.7、4.0、4.2个月，客观有效率20%～22%，证实了其在进展期肾癌治疗中的疗效及安全性。2015年ASCO更新了研究总生存的数据，随访至2015年1月，三组的1年生存率分别为63%、72%和70%，2年生存率分别为42%、53%和52%，3年生存率分别为33%、40%和32%。亚组分析表明，PD-L1阳性患者的中位总生存期为29.9个月，PD-L1阴性患者为18.2个月。对于进展期肾癌患者，包括PD-L1阳性和阴性，均可从不同剂量的nivolumab治疗中获益。

（2）CTLA-4抗体：伊匹单抗（ipilimumab）是一种单克隆抗体，能有效阻滞一种细胞毒性T淋巴细胞相关抗原4（cytotoxic T lymphocyte associated antigen-4，CTLA-4）的分子。CTLA-4会影响人体的免疫系统，削弱其杀死癌细胞的能力。Yervoy（ipilimumab的商品名）的作用机制可能是帮助人体免疫系统识别、瞄准并攻击癌细胞。

而抗PD-1和CTLA-4单抗ipilimumab联合治疗晚期肾癌的Ⅰ期临床研究，研究入组了初治或先前治疗过的晚期肾癌患者44例，治疗分为诱导期与维持期治疗，入组初期随机接受nivolumab 3 mg/kg+ipilimumab 1 mg/kg与nivolumab 1 mg/kg+ipilimumab 3 mg/kg两组不同剂量组合治疗，每3周给药1次，共4次，其后接受每2周1次的nivolumab 3 mg/kg的单药维持治疗，结果显示两组的客观有效率分别为43%和48%，疾病控制率分别为76%和87%，24周的疾病无进展生存率分别为65%和64%，中位疾病无进展生存期分别为36.6和38.3周。总体来说，联合给药的疗效要优于既往文献报道的单药nivolumab或ipilimumab治疗效果，并且其客观有效率高于现有的靶向药物，期待晚期肾癌治疗的Ⅲ期临床研究。

二、过继免疫疗法

过继免疫治疗是指将具有抗肿瘤性能的淋巴细胞在体外培养增殖以扩大其细胞数后，与一些生物反应调节剂共同输入患者体内，为其提供现成的免疫力以增强机体抗癌能力的治疗方法。

淋巴因子激活的杀伤细胞和外周血淋巴细胞经体外高浓度IL-2培养液培育扩增后即获淋巴因子激活杀伤细胞（LAK）。目前认为其前体细主要是NK细胞和少量T淋巴细胞。肿瘤浸润淋巴细胞是存在于肿瘤间质内的淋巴细胞群，是被激活的细胞毒T细胞，杀伤肿瘤细胞具有高度特异性。有研究报道，应用肿瘤浸润性淋巴细胞（TIL）治疗晚期RCC（114例）临床试验的总缓解率为23%。进一步的临床Ⅲ期随机对照试验研究表明，TIL+IL-2与单独应用IL-2患者的缓解率、平均存活时间、1年生存率均无明显差异。尚无确凿证据证明TIL+IL-2的治疗效果优于单用IL-2。

同种异体干细胞移植非骨髓抑制的同种异体外周血干细胞移植能诱导移植物抗癌反应，机制类似血液病患者身上的移植物抗白血病作用。

三、树突状细胞疫苗

树突状细胞(dendritic cell,DC)是目前认为在肿瘤免疫中最为重要的一种抗原呈递细胞。树突状细胞表面的重要组织相容性复合体分子能与肿瘤抗原相结合,从而使T细胞能识别这种抗原;另外,树突状细胞表面B7分子能给T细胞提供一个协同刺激信号。这两种功能共同作用,激活T细胞产生抗肿瘤免疫作用,称为树突状细胞疫苗。

自身或同源的肾癌细胞是最早被运用于治疗肾癌的一种疫苗,又称自身肿细胞免疫,但缺点是抗肿瘤免疫反应不明显。研究人员后来发现同源性肾癌细胞比自身肾癌细胞有明显优势。由于不同的肾癌患者具有相同的肾癌细胞抗原,所以同源性肾癌疫苗同样可以不用知道肾癌细胞抗原而直接用作疫苗。体外和临床前试验证明基因修饰后的肾癌细胞制成的疫苗也可以提高机体的抗肿瘤免疫反应。

2016年,《欧洲泌尿外科指南》和《美国NCCN指南》都推荐nivolumab作为一线酪氨酸激酶抑制剂(TKI)治疗mRCC失败的二线治疗方案。

检测点抑制剂用于二线治疗晚期肾癌的Ⅲ期研究数据表明,nivolumab使患者的总生存期延长了5.4个月,延长总生存期也正是治疗追求的终极目标。这预示检测点抑制剂在晚期肾癌治疗领域将会发挥重要作用,期待免疫治疗能在晚期肾癌的一线治疗中也有优异表现。

第五节　进展期肾癌预后模型的建立

一、mRCC预后模型的方法学概况

建立mRCC预后模型的统计学方法与局限性肾癌基本相同。其终点事件除了死亡,还有疾病进展。特别是目前mRCC的治疗已进入分子靶向治疗时代,服用靶向治疗药物后出现疾病进展是重要的重点事件。由于肾癌是实体肿瘤,故评价肿瘤的治疗反应采用著名的实体肿瘤疗效评价标准(response evaluation criteria in solidtumors, RECIST)。当然RECIST也有一定的局限,比如抗血管生成药物主要作用是抑制新生血管的生成,可造成局部肿瘤坏死,肿瘤局部坏死也可能临床获益。这在RECIST标准中没有得到充分体现。

二、晚期肾癌的预后因素

(1)解剖及大体病理学因素:在局限性肾癌中,解剖学因素如肿瘤的体积、肾周脂肪浸润、肾静脉癌栓或肾上腺浸润等通常被用来作为重要的预后因素。但是一旦发生转移,原发肿瘤的局部解剖学特点可能并不是预后的主要影响因素,尤其是对已经行原发灶切除的患者,但这还存在一定的争议。转移灶的部位及数量对于生存也有影响。

(2)组织学预后因素:主要包括病理亚型和是否存在肉瘤样成分。病理亚型在免疫治疗时代被认为是一个影响预后的因素。大部分分子靶向药物的临床试验主要以CCRCC作为研究对象,毕竟CCRCC是占有绝对优势的病理类型,但是分子靶向药物对非CCRCC可能也有效,这有待进一步研究。

(3)治疗因素:是否行原发灶肾切除术、从原发灶肾切除术到药物治疗的时间及从确诊到治疗的时间都能影响预后。转移瘤切除也可能是一个独立预后因素

(4)临床因素:最重要的临床预后因素是体力状态评分,包括卡氏行为状态评分(Karnofsky performance status, KPS)或美国东部肿瘤协作组体力状态评分(Eastern Coerative Oncology Group performance status, FECOG-PS);血压升高及手足综合征也是分子靶向药物疗效的预测因子。

(5)组织分子学因素:与肾癌相关的基因中最重要的是VHL基因,该基因的蛋白产物抑制血管生成和肿瘤的生长。Polybromo-1(PBRM1)则是mRCC中第2个重要基因。与肿瘤转移相关的基因还包括金属基质蛋白酶、丝氨酸蛋白酶、细胞黏附分子、VEGF、趋化因子等,但这些分子与晚期肾癌预后的相关仍需要进一步研究。Kim等构建了包含8个基因的预后模型预测晚期肾癌患者的总生存期。这8个基因分别与肿瘤增殖(CEP55、PCNA、CDK1)、凋亡(TRAF2)、代谢(CRYL1、HSD17B10)及侵袭(HGF)相关。

(6)循环预后因素:目前,晚期肾癌最常用的非特性循环预后因素包括

血红蛋白、乳酸脱氨酶、血清钙、中性粒细胞或血小板计数、红细胞沉降率或 CRP 等。鉴于酪氨酸激酶抑制剂的药理机制，血浆中可溶性配体［包括 VEGF 家族和胎盘生长因子（placental growth factor，PGF）、可溶性受体（sVEGFR-1、sVEGFR-2 和 sVEGFR-3）］的基线水平和用药后浓度的变化可作为评估治疗的潜在生物标志物。新一代的免疫治疗正逐步成熟，PD-1、PDCD1、CTLA4 等也可以作为预测因子。在血管形成过程中，除了可溶性蛋白，还有骨髓来源的循环内皮祖细胞（circulating endothelial progenitors，CEPs）和循环内皮细胞（circulating endothelial cells，CEC）的数量也会增加。

三、晚期肾癌的预后模型

Elson 等最早提出了复发及转移性肾细胞的预后因素：ECOG 评分、确诊到治疗的时间、转移灶数目、化疗与否及体重减轻。

1999 年，Motzer 等验证了 mRCC 病死率的 5 个预测因素：KPS、乳酸脱氢酶（lactate dehydrogenase，LDH）、校正血清钙、血红蛋白及是否接受肾切除术，这便是著名的 MSKCC 风险评估系统。2002 年，改良版将是否接受肾切除术这一危险因素替换为诊断到开始干预的时间。这一预后模型得到了较为广泛的应用。该模型对患者进行危险分组：低危组（0 个危险因素）、中危组（1～2 个危险因素）、高危组（3 个及以上危险因素），对应的中位生存时间分别是 30、14 和 5 个月。2005 年，Mekhail 等建议对 2002 版 Motzer 评分系统（KPS、LDH、血红蛋白、校正血清钙、从诊断到开始干预的时间）进行外部验证，并建议增加有放疗史和有肝脏或肺转移两个因素。

一项来自法国免疫治疗组的报告提出一个不同的预后模型，包含的 4 个变量在统计学上与接受免疫治疗的患者进展密切相关，这些变量分别是从诊断到发生转移的时间、转移灶数量、肝转移与否、中性粒细胞数量，其低危组为 ECOG 评分 0 分且无转移，高危组为肝脏转移或其他部位 1 年之内转移，或 ECOG 评分＞1，其余均为中危组。

Heng 模型的训练数据来自国际转移性肾细胞癌数据库联盟（International Metastatic Renal-Cell Carcinoma Database Consortium，IMDC），预测指标包含了 MSKCC 模型中的 4 个因素（血红蛋白、校正血清钙、KPS、诊断到治疗的时间），又增加了中性粒细胞数量和血小板计数两个因素。Heng模型是目前预测接受分子靶向治疗患者预后的重要工具，该模型亦得到外部验证。该模型危险分组也分为三组：低危组（0个危险因素）、中危组（1或2个危险因素）和高危组（3个及以上危险因素），对应的中位生存时间分别是43.2、22.5和7.8个月。

克利夫兰临床基金会（Cleveland Clinic Foundation，CCF）模型的风险因素包括ECOG评分、从诊断到治疗时间、血浆钙浓度、中性粒细胞计数和血小板计数，其低危组为小于2个危险因素，中危组为2个危险因素，高危组为大于2个危险因素。

国际肾脏肿瘤工作组（International Kidney Cancer Working Group，IKCWG）模型的危险因素包括ECOG评分、从诊断到治疗时间、转移部位数量、治疗前是否有免疫治疗史、血红蛋白浓度、血浆钙浓度、乳酸脱氢酶浓度、白细胞计数、碱性磷酸酶（ALP）浓度，并根据送些危险因素计算用特定的方法评分，低危组评分≤−2.755分，−2.755分＜中危组评分≤−1.253分，高危组评分＞−1.253分。

Motzer等报道的舒尼替尼一线治疗mRCC的诺摩图采用了11项预后指标，预测服用舒尼替尼患者的一年疾病无进展生存率，该模型的一致性指数为0.633。

------------------------------ 参 考 文 献 ------------------------------

[1] Alt AL, Boorjian SA, Lohse CM, et al. Survival after complete surgical resection of multiple metastases from renal cell carcinoma［J］. Cancer, 2011, 117(13): 2873-2882.

[2] Choueiri TK, Xie W, Kollmannsberger C, et al. The impact of cytoreductive nephrectomy on survival of patients with metastatic renal cell carcinoma receiving vascular endothelial growth factor targeted therapy［J］. J Urol, 2011, 185(1): 60-66.

[3] Dabestani S, Marconi L, Hofmann F, et al. Local treatments for metastases of renal cell carcinoma: a systematic review［J］. Lancet Oncol, 2014, 15(12): e549-e561.

[4] Drake CG, Lipson EJ, Brahmer JR. Breathing new life into immunotherapy: review of melanoma, lung and kidney cancer［J］. Nat Rev Clin Oncol, 2014, 11(1): 24-37.

[5] Kavolius JP, Mastorakos DP, Pavlovich C, et al. Resection of metastatic renal cell carcinoma［J］. J Clin Oncol, 1998, 16(6): 2261-2266.

［ 6 ］ Kierney PC, van Heerden JA, Segura JW, et al. Surgeon's role in the management of solitary renal cell carcinoma metastases occurring subsequent to initial curative nephrectomy: an institutional review［J］. Ann Surg Once, 1994, 1(4): 345-352.

［ 7 ］ Komohara Y, Hasita H, Ohnishi K, et al. Macrophage infiltration and its prognostic relevance in clear cell renal cell carcinoma［J］. Cancer Sci, 2011, 102(7): 1424-1431.

［ 8 ］ Massari F, Santoni M, Ciccarese C, et al. PD-1 blockade therapy in renal cell carcinoma: current studies and future promises［J］. Cancer Treat Rev, 2015, 41(2): 114-121.

［ 9 ］ Motzer RJ, Bacik J, Murphy BA, et al. Interferon-alfa as a comparative treatment for clinical trials of new therapies against advanced renal cell carcinoma［J］. J Clin Oncol, 2002, 20(1): 289-296.

［10］ Motzer RJ, Michaelson MD, Rosenberg J, et al. Sunitinib efficacy against advanced renal cell carcinoma［J］. J Urol, 2007, 178(5): 1883-1887.

［11］ Nakano O, Sato M, Naito Y, et al, Proliferative activity of intratumoral CD8[+] T-lymphocytes as a prognostic factor in human renal cell carcinoma: clinicopathologic demonstration of antitumor immunity［J］. Cancer Res, 2001, 61(13): 5132-5136.

［12］ Pardoll DM. The blockade of immune checkpoints in cancer immunotherapy［J］. Nat Rev Cancer, 2012, 12(4): 252-264.

［13］ Raman R, Vaena D. Immunotherapy in metastatic renal cell carcinoma: a comprehensive review［J］. Biomed Res Int, 2015, 2015: 367354.

［14］ Thomas AA, Rini BI, Stephenson AJ, et al. Surgical resection of renal cell carcinoma after targeted therapy［J］. J Urol, 2009, 182(3): 881-886.

［15］ Wang HK, Zhang HL, Zhu Y, et al. A Phase Ⅱ trial of dosage escalation of sorafenib in Asian patients with metastatic renal cell carcinoma［J］. Future Oncol, 2014, 10(12): 1941-1951.

［16］ 施国海, 叶定伟, 姚旭东, 等. 舒尼替尼治疗转移性肾癌的近期疗效及耐受性［J］. 中华泌尿外科杂志, 2011, 32（6）: 423-426.

［17］ 张海梁, 叶定伟, 姚旭东, 等. 索拉非尼治疗转移性非透明细胞肾癌的疗效观察［J］. 中华泌尿外科杂志, 2010, 31（1）: 18-20.

［18］ 张海梁, 叶定伟, 姚旭东, 等. 索拉非尼治疗转移性肾细胞癌20例初步结果［J］. 中国癌症杂志, 2008, 18（2）: 135-138.

第二篇 前列腺癌

第六章

前列腺癌细胞的起源

李高翔　朱　耀

　　前列腺癌是一个多阶段、不断演变的过程，从正常到增生再到前列腺上皮内瘤变（prostatic intraepithelial neoplasia, PIN），进而发展到浸润性癌或转移性癌。前列腺由上皮细胞及结缔组织基质组成，其中上皮细胞包括基底细胞、管腔上皮细胞及神经内分泌细胞。关于前列腺癌细胞来源的假说众多，本章对目前研究较多的前列腺癌细胞起源进行总结。其中，前列腺癌干细胞（prostatic intraepithelial neoplasia, PCSC）可能成为临床治疗的靶点。随着研究的深入，将更透彻地阐明前列腺癌细胞的起源，为前列腺癌的研究及治疗奠定基础。

［通信作者］　朱耀，Email: mailzhuyao@163.com

第一节　前列腺癌细胞的来源

前列腺癌是欧美男性最常见的恶性肿瘤。我国前列腺癌的发病率呈逐年快速上升趋势，已成为最常见的泌尿生殖系统肿瘤之一。前列腺是一个雄激素依赖型的内分泌器官，雄激素在其生长发育、增生以及肿瘤发生、发展过程中均发挥着重要作用。前列腺癌是一个多阶段、不断演变的过程，从正常到增生再到前列腺上皮内瘤变（PIN），进而发展到浸润性癌或转移性癌。

前列腺由上皮细胞及结缔组织基质组成，其中上皮细胞包括基底细胞、管腔上皮细胞及神经内分泌细胞。基底细胞位于基膜，不表达雄激素受体（androgen receptor, AR），是雄激素非依赖性的；管腔上皮细胞（Nkx3.1去势抵抗细胞，CARNs）为高度分化的细胞，高表达雄激素受体且为雄激素依赖性的；神经内分泌细胞散在分布于基底细胞及管腔上皮细胞间，不表达雄激素受体，对雄激素不敏感。此外，前列腺干细胞在前列腺癌的发生、发展中也发挥着重要的作用。

关于前列腺癌细胞来源的假说众多，目前研究较多的前列腺癌细胞起源有以下四种。

一、上皮细胞

既往认为前列腺癌为上皮细胞起源主要是由于前列腺癌大多数为管腔上皮细胞表型。很少一部分管腔上皮细胞表达Nkx3.1（CARNs），可通过去势激素替代方式诱导腔上皮细胞更新，表明CARNs可重建基底及管腔细胞。Wang等的实验也表明，CARNs可在体内自我更新，移植到肾包膜下重建前列腺。Liu等和Tsujimura等的研究结果均表明，大鼠管腔上皮细胞具有增殖、重建前列腺组织的能力。另外，当PTEN基因特异性敲除后，去势小鼠可进展恶化为腺癌。因此，CARNs也许具有干细胞特性，并可能是前列腺癌的细胞起源。而且绝大多数前列腺癌细胞表达CARNs特异性标志物，如雄激素受体、前列腺特异性抗原（PSA）等，而不表达p63。

二、基底细胞

前列腺基底细胞是前列腺固有腺体中在分泌上皮和基膜之间的一层细胞，该细胞与基膜平行。去势可导致绝大部分上皮细胞凋亡，但基底细胞却可存活，且在补充雄激素后可再生完整的前列腺。同时，基底细胞通常是激素非依赖型的。临床上，基底细胞抗原CK5/14及P63的缺失可作为病理诊断前列腺癌的标准之一。因此，基底细胞被认为可能是前列腺癌的细胞起源。

三、中间上皮细胞

有报道发现，前列腺干细胞抗原这一中间上皮细胞的标志物在人前列腺癌中有高表达。因此，中间上皮细胞也被认为可能是前列腺癌的细胞起源。但这一细胞在生理状态下的成年小鼠中未曾发现，但常在各种大鼠致瘤模型中观察到。

四、正常干细胞

$CD44^+/\alpha_2\beta_1$ hi/$CD133^+$ 表型细胞即为前列腺癌干细胞（PCSC）。PCSC学说的提出让人们对前列腺癌有了新的认识，有学者认为正常干细胞在人体内一直存在，因此有较高概率突变成肿瘤干细胞而形成肿瘤。在原发性前列腺癌中，只有$CD44^+$/整合素$\alpha_1\beta_1$ hi/$CD133^+$细胞在体外可自我更新并可分化为CARNs。

第二节　前列腺癌干细胞与肿瘤

近年来，对于前列腺癌的起源有了新的认识，认为前列腺癌就是一种干细胞疾病。PCSC与前列腺癌的形成、发展、复发、转移和耐药等密切相关。

干细胞是指一类具有自我更新和多向分化潜能的细胞，在特定条件下能够分化为不同功能的细胞，形成各种特异性的功能组织器官。干细胞和癌干细胞（cancer stem cell，CSC）具有许多相似的特征，如自我更新能力、多分化潜能、无限增殖能力、永生性以及一些相同的细胞表面标志（如CD133、角蛋白CK5、CK14等）和相同信号转导通路（如Notch、Wnt、Hedgehog）等。目前，对PCSC表面标志物尚无统一标准，CD44$^+$/整合素 $\alpha_2\beta_1$ hi/CD133$^+$肿瘤细胞通常作为PCSC。Rupesh等最早于2003年用Hoechst33342染色法分离出了PCSC。Garin等证实大约有1%的人前列腺基底细胞表达细胞的表面标志CD133，表型为$\alpha_2\beta_1$ hi/CD133$^+$的细胞拥有很高的体外增殖潜能并能在免疫缺陷的雄性裸鼠身上重建前列腺腺泡。他们指出，表达$\alpha2\beta1$ hi/CD133$^+$表型的细胞具有等同于前列腺干细胞的特性，能在体外形成和维持前列腺上皮。2005年，Collins等经过研究报道从前列腺癌组织中成功分离出表型为CD44$^+$/$\alpha2\beta1$ hi/CD133$^+$的PCSC（大约为0.1%）。通过长期培养表明，这部分细胞在体外有很高的增殖潜能并形成二次克隆，也只有肿瘤来源的CD133$^+$细胞才有自我更新、无限增殖和分化的能力，并且可以在非雄激素依赖的条件下存活。

在前列腺内，肿瘤干细胞不断增殖分化，形成不同子细胞，在前列腺微环境的阳性选择下，一些子细胞将不能继续完成增殖分化而凋亡，只有少量突变细胞可以存活下来，形成原发性前列腺癌。正常前列腺干细胞不表达雄激素受体，而初步研究亦证明PCSC不表达雄激素受体。对于PCSC的信号调节通路，许多调节干细胞自我更新的Notch、Sonic Hedgehog（SHh）和Wnt等细胞内信号通路同样在肿瘤的发生发展和PCSC的自我更新中起重要作用。

对于PCSC对于前列腺癌研究的意义，有如下的逻辑：前列腺癌对雄激素阻断疗法有较好的反应性，治疗后大量肿瘤细胞凋亡，患者症状缓解，血清PSA水平也随之降低。但雄激素阻断治疗的有效期一般仅18～24个月，在治疗后期几乎所有患者都出现抵抗，转变为雄激素非依赖型前列腺癌。由于PCSC不表达雄激素受体，因而在雄激素阻断后仍可以不断分化为雄激素依赖型与雄激素非依赖型肿瘤细胞，但雄激素非依赖型肿瘤细胞优势生长，从而导致抵抗发生。小鼠模型证明了前列腺癌中存在雄激素非依赖型肿瘤细胞，且与疾病进展无关。此外，研究发现PCSC的自我更新并不依赖雄激素，而由Wnt信号转导通路调节。有学者研究发现，在雄激素阻断早期，肿瘤干细胞标志物表达上调、细胞数量明显增多。一方面，抗肿瘤治疗诱导许多肿瘤细胞去分化为干细胞状态，从而避免被药物杀伤；另一方面，抗肿瘤治疗杀死大量肿瘤细胞后导致肿瘤干细胞比例失调，为适应改变的微环境，肿瘤干细胞加速自我更新及分化，从而导致肿瘤复发及进展。鉴于此，PCSC可能成为临床治疗的靶点。可以从促进PCSC的分化和"剔除"PCSC两方面来考虑。我们用促分化因子促使其分化，从而使其失去自我更新能力。至于"剔除"PCSC的策略，包括使用Notch、Hedgehog和Wnt等信号通路抑制剂，如Hedgehog通路抑制剂可导致异种移植到裸鼠体内的低分化、高致瘤性前列腺癌细胞株CD44$^+$PC3发生凋亡。此外，PCSC高表达ABC膜转运蛋白和端粒末端转移酶，针对它们设计的抑制剂结合化疗药物使用亦能改善临床治疗的效果。

前列腺癌细胞起源的研究让我们对前列腺癌有了新的认识，但还有许多有待解决的问题。相信随着研究的深入，将更透彻地阐明前列腺癌细胞的起源，从而为前列腺癌的研究及治疗奠定基础。

------------------------------ **参 考 文 献** ------------------------------

[1] Bonkhoff H, Remberger K. Widespread distribution of nuclear androgen receptors in the basal cell layer of the normal and hyperplastic human prostate[J]. Virchows Arch A Pathol Anat Histopathol, 1993, 422(1): 35−38.

[2] Bonkhoff H, Stein U, Remberger K. Endocrine-paracrine cell types in the prostate and prostatic adenocarcinoma are postmitotic cells[J]. Hum Pathol, 1995, 26(2): 167−170.

[3] Collins AT, Berry PA, Hyde C, et al. Prospective identification of tumorigenic prostate cancer stem cells[J]. Cancer Res, 2005, 65(23): 10946−10951.

[4] Kenneth S, Koeneman MD. Prostate cancer stem cells: telomerase biology, epigenetic modifiers and molecular systemic therapy for the androgen-independent lethal phenotype[J]. Urol Oncol, 2006, 24(31): 119−121.

[5] Kyprianou N, Isaacs JT. Activation of programmed cell death in the rat ventral prostate after castration[J]. Endocrinology, 1988, 122(2): 552−562.

[6] Liu J, Pascal LE, Isharwal S, et al. Regenerated luminal epithelial cells are derived from preexisting luminal epithelial cells in adult mouse prostate[J]. Mol Endocrinol, 2011, 25(11): 1849−1857.

[7] Massard C, Deutsch E, Soria JC. Tumour stem cell-targeted treatment: elimination or differentiation[J]. Ann Oncol, 2006, 17(11): 1620−1624.

［ 8 ］ Sar M, Lubahn DB, French FS, et al. Immunohistochemical localization of the androgen receptor in rat and human tissues［J］. Endocrinology, 1990, 127(6): 3180-3186.

［ 9 ］ Sims-Mourtada J, Izzo JG, Ajani J, et al. Sonic hedgehog promotes multiple drug resistance by regulation of drug transport［J］. Oncogene, 2007, 26(9): 5674-5679.

［10］ Thompson EW, Williams ED. EMT and MET in carcinoma — clinical observations, regulatory pathways and new models［J］. Clin Exp Metastasis, 2008, 25(6): 591-592.

［11］ Tsujimura A, Koikawa Y, Salm S, et al. Proximal location of mouse prostate epithelial stem cells: a model of prostatic homeostasis［J］. J Cell Biol, 2002, 157(7): 1257-1265.

［12］ Wang X, Kruithof-de JM, Economides KD, et al. A luminal epithelial stem cell that is a cell of origin for prostate cancer［J］. Nature, 2009, 461(7263): 495-500.

［13］ 李曾, 王德林. 前列腺癌干细胞研究进展［J］. 中国癌症杂志, 2008, (8): 634-638.

第七章

致癌基因 ERG 与
前列腺癌的生物相关性

常 坤 朱 耀

目前,很多研究证实ETS相关基因(ERG)与前列腺癌的发生密切相关,然而对于其在前列腺癌中的其他生物学功能尚存在争议。本章首先就ERG的发现及相关背景进行简单介绍,而后详细阐述TMPRSS-ERG融合基因与前列腺癌的关系,再针对当前对于ERG与前列腺癌诊断及预后的相关性进行综述,最后一部分将阐释ERG相关的基因标志及潜在相关靶点的治疗现状。

[通信作者] 朱耀,Email: mailzhuyao@163.com

第一节　ERG 的发现

在北美，前列腺癌是除皮肤癌外最常见的恶性肿瘤。2015年，美国前列腺癌新发病例约220 800例，前列腺癌死亡病例为27 540例。目前一般认为，前列腺癌在诊断上仍然依赖于前列腺特异性抗原（prostate specific antigen，PSA）的筛查，但存在相对非特异性的问题，从而导致前列腺的过度穿刺。同时，前列腺癌的复发以及治疗过程中出现激素抵抗与前列腺癌患者的死亡密切相关，因此，更加特异的诊断及更为有效的治疗方式值得进一步研究。

ETS相关基因（Ets-related gene，ERG）最初是被Reddy等人发现的，其定位在人21号染色体上结合在q22。ETS家族包括ERG具有独特的特点：含有高度保守的ETS-DNA结合区域，它会结合到一段以GGA为中心的超二级结构的序列上。ETS家族的基因调控胚胎发育、细胞周期、细胞增殖、细胞分化和转移、凋亡以及血管生成。据报道，ERG在血液生成、成年人血干细胞功能以及维持外周血血小板数量方面也起着重要作用。除前列腺癌外，目前在多种恶性肿瘤中均发现有ERG的重排。研究发现：在急性髓细胞样白血病以及急性淋巴细胞白血病中，t（16；21）（p11；q22）染色体易位，会导致TLS/FUS融合到ERG。5%～10%的尤因肉瘤的患者同样表现出t（21；22）的异位，最终引起EWS/ERG混合蛋白的表达。

第二节　TMPRSS-ERG 融合基因与
前列腺癌的关系

在过去的几十年里，越来越多的研究证实ERG与前列腺癌的发生密切相关。2005年，Tomlins等人发现在大部分前列腺癌中ERG出现高表达并与TMPRSS基因融合，而正常前列腺上皮中不表达ERG。在前列腺癌中，ERG通常出现过表达。ERG主要通过上调FZD4影响细胞的侵袭及上皮间质转化（EMT），FZD4基因的高表达可以上调EMT相关标志物同时下调上皮标志物。其中可以导致上皮钙黏着蛋白的缺失及波形蛋白（vimentin）的上调，而波形蛋白的上调往往出现在转移能力更强的细胞中。同时ERG的高表达也可以通过激活基质金属蛋白酶（matrix metalloproteinase，MMPs）及Wnt通路从而增强细胞的侵袭能力。其他ERG调控的EMT及细胞侵袭相关基因包括RhoA、VEGF-R2/FLK1和Zeb1/Zeb2。

ERG在肿瘤转移中的作用也十分明确。CXCR4是一类4型趋化因子受体，ERG可以上调CXCR4从而促进骨转移。它的配体SDF1来源于骨髓，细胞膜表达CXCR4的细胞可以转移到SDF-1释放的骨髓。ADAMTS1基因在前列腺癌细胞中可以被ERG上调，细胞过表达ADAMTS1会表现出过度的基质沉积及对成纤维细胞的趋化作用。

第三节　ERG在前列腺癌诊断和预后预测中的价值

当前ERG在前列腺癌诊断及预后中的价值仍然充满争议。有些研究数据认为ERG的过表达与侵袭性疾病的发生相关，但也有研究认为该基因提示肿瘤的惰性行为；有认为发生在疾病的早期，也有认为发生在疾病晚期；有认为是前列腺癌生化复发的不良预后因素，也有认为是良好的预后因素。

Darnel等研究发现TMPRSS2-ERG更容易出现在恶性程度较低即Gleason评分3分的患者中。然而Mehra及其同事在对96例手术治疗的患者进行分析后认为，TMPRSS-ERG重排与更高的前列腺癌病理分级明确相关。同时在另外一项研究中纳入了1 590例穿刺为高级别PIN的患者，ERG阳性的患者更倾向于发展为前列腺癌。在随后3年的随访过程中，有53%的ERG阳性患者进一步进展为前列腺癌，而这一数字在ERG阴性的患者中则仅为35%，因此该文章建议对于诊断为高级别PIN同时ERG阳性的患者，可能需要更加严密的随访。近年的研究数据表明，ERG融合基因更倾向于是侵袭性前列腺癌发生的早期事件。侵袭性前列腺癌主要可以分成两组：ETS阳性组（含有ERG或其他ETS融合基因）和ETS阴性组（不含有ERG/ETS融合基因）。ERG的过表达或同时伴有PTEN缺失或TP53缺失可以促使高级别PIN转化为侵袭性前列腺癌，同时可以增加细胞的转移能力。因此，目前认为只有同时伴随有抑癌基因的缺失或失活，才会进展为侵袭性的肿瘤。与这种理论相一致的是，在肿瘤组织中PTEN及TP53肿瘤抑制基因的缺失与ETS的阳性表达密切相关。

TMPRSS-ERG基因融合、ERG表达或评分强度被认为是前列腺癌根治术后生化复发及肿瘤特异性生存的重要预后指标。在一项研究中，TMPRSS-ERG重排与前列腺癌患者预后更差明显相关，将5'ERG缺失与TMPRSS-ERG联合，其阳性表达患者的8年生存率仅为25%，而阴性表达患者的8年生存率可达90%。而另一项研究中同样发现，只有15%的患者有TMPRSS2-ERG重排，但这些患者表现了更高的前列腺特异性死亡风险。然而，有研究用ERG蛋白表达代表ERG重排，发现对于内分泌治疗的患者，高ERG表达与更低的Gleason评分以及内分泌治疗有效密切相关，这些患者到达激素抵抗的时间、总体生存时间及肿瘤特异性生存时间都更长。

总体来说，ERG在前列腺癌的诊断中更倾向于与侵袭性前列腺癌发生有关，然而其对于前列腺癌预后的预测价值仍有争议，有待大规模的研究进一步证实。

第四节　ERG相关基因标记及潜在相关靶点的治疗

研究认为ERG与前列腺癌的侵袭、转移、EMT以及表观调控、分化和炎症反应密切相关。由于TMPRSS2-ERG融合基因在前列腺癌中发生率极高，ERG蛋白及其相关辅助因子可能可以作为潜在的新的治疗靶点。PARP1酶在前列腺癌细胞中被认为是ERG蛋白不可或缺的辅助因子，针对PARP的抑制剂奥拉帕尼可以显著抑制ERG阳性细胞的侵袭性。使用PARP抑制剂rucaparib可以使ERG⁺/PTEN⁻的前列腺癌细胞对低剂量的放疗变得敏感。这种增敏效果可以通过 DNA 损伤、诱导衰老以及减少克隆存活性来发挥作用。

相似的，抑制 HDAC 可以抑制前列腺癌的进展。用 HDAC 抑制剂曲古抑菌素 A（trichostatin A）处理 ERG 阳性的细胞株后发现它可以抑制细胞生长以及诱导细胞死亡。trichostatin A 可以同时在 mRNA 及蛋白水平上下调 TMPRSS2-ERG 基因的表达。这一现象同时伴随有 p53 基因的乙酰化，可以诱导凋亡及上调细胞周期调节基因 CDKN1A（与细胞周期阻滞及衰老有关）的表达。

其他的抑制剂直接通过靶向 ERG 发挥作用。小分子抑制剂 YK-4-279 可以直接结合 ERG 并抑制它的转录。这一过程是通过影响 ERG 蛋白与蛋白相互作用而不是 ERG-DNA 结合这一过程。在 ERG 阳性的前列腺癌细胞株中，它的抑制剂可以抑制细胞侵袭及转移。

靶向治疗是促使 ERG 快速降解的另外一种潜在的治疗方式，去泛素化酶泛素特异肽酶 9 已经被证实可以在体外对 ERG 去泛素化从而维持蛋白的稳定。敲低 USP9X 可以促进 ERG 的泛素化升高及其降解。使用 USP9X 的抑制剂 WP1130 也可以观察到相似的作用效果，在体内及体外 ERG 都出现了降解。

目前，一种新的在体内直接抑制 ERG 的方法已经被开发出来。在鼠异种移植瘤模型上稳定敲低 TMPRSS2-ERG 融合基因的两个最常见的变异体（T1-E4 和 T2-E4），在处理 4 周后肿瘤生长受到抑制，肿瘤重量明显减小，同时在最小毒性下加快了肿瘤细胞死亡，这项研究有望在未来成为肿瘤个体化治疗的新方向。

------------------------------ **参 考 文 献** ------------------------------

[1] Attard G, Clark J, Ambroisine L, et al. Duplication of the fusion of TMPRSS2 to ERG sequences identifies fatal human prostate cancer[J]. Oncogene, 2008, 27(3): 253-263.

[2] Barbieri CE, Baca SC, Lawrence MS, et al. Exome sequencing identifies recurrent SPOP, FOXA1 and MED12 mutations in prostate cancer[J]. Nat Genet, 2012. 44(6): 685-689.

[3] Bismar TA, Dolph M, Teng LH, et al. ERG protein expression reflects hormonal treatment response and is associated with Gleason score and prostate cancer specific

mortality [J]. Eur J Cancer, 2012, 48(4): 538−546.

[4] Björkman M, Iljin K, Halonen P, et al. Defining the molecular action of HDAC inhibitors and synergism with androgen deprivation in ERG-positive prostate cancer [J]. Int J Cancer, 2008, 123(12): 2774−2781.

[5] Brenner JC, Ateeq B, Li Y, et al. Mechanistic rationale for inhibition of poly(ADP-ribose) polymerase in ETS gene fusion-positive prostate cancer [J]. Cancer Cell, 2011, 19(5): 664−678.

[6] Cai J, Kandagatla P, Singareddy R, et al. Androgens induce functional CXCR4 through ERG factor expression in TMPRSS2-ERG fusion-positive prostate cancer cells [J]. Transl Oncol, 2010, 3(3): 195−203.

[7] Darnel AD, Lafargue CJ, Vollmer RT, et al. TMPRSS2-ERG fusion is frequently observed in Gleason pattern 3 prostate cancer in a Canadian cohort [J]. Cancer Biol Ther, 2009, 8(2): 125−130.

[8] Demichelis F1, Fall K, Perner S, et al. TMPRSS2: ERG gene fusion associated with lethal prostate cancer in a watchful waiting cohort [J]. Oncogene, 2007, 26(31): 4596−4599.

[9] Feldman BJ, Feldman D. The development of androgen-independent prostate cancer [J]. Nat Rev Cancer, 2001, 1(1): 34−45.

[10] Fortson WS, Kayarthodi S, Fujimura Y, et al. Histone deacetylase inhibitors, valproic acid and trichostatin—A induce apoptosis and affect acetylation status of p53 in ERG-positive prostate cancer cells [J]. Int J Oncol, 2011, 39(1): 111−119.

[11] Grasso CS, Wu YM, Robinson DR, et al. The mutational landscape of lethal castration-resistant prostate cancer [J]. Nature, 2012, 487(7406): 239−243.

[12] Gupta S, Iljin K, Sara H, et al. FZD4 as a mediator of ERG oncogene-induced Wnt signaling and epithelial-to-mesenchymal transition in human prostate cancer cells [J]. Cancer Res, 2010, 70(17): 6735−6745.

[13] Hollenhorst PC, McIntosh LP, Graves BJ. Genomic and biochemical insights into the specificity of ETS transcription factors [J]. Annu Rev Biochem, 2011, 80: 437−471.

[14] Kanazawa T, Ogawa C, Taketani T, et al. TLS/FUS-ERG fusion gene in acute lymphoblastic leukemia with t(16; 21)(p11; q22) and monitoring of minimal residual disease [J]. Leuk Lymphoma, 2005, 46(12): 1833−1835.

[15] Klezovitch O, Risk M, Coleman I, et al. A causal role for ERG in neoplastic transformation of prostate epithelium [J]. Proc Natl Acad Sci U S A, 2008, 105(6): 2105−2110.

[16] Loughran SJ1, Kruse EA, Hacking DF, et al. The transcription factor Erg is essential for definitive hematopoiesis and the function of adult hematopoietic stem cells [J].

Nat Immunol, 2008, 9(7): 810−819.

[17] Mehra R, Tomlins SA, Shen R, et al. Comprehensive assessment of TMPRSS2 and ETS family gene aberrations in clinically localized prostate cancer [J]. Mod Pathol, 2007, 20(5): 538−544.

[18] Mullighan CG, Goorha S, Radtke I, et al. Genome-wide analysis of genetic alterations in acute lymphoblastic leukaemia [J]. Nature, 2007, 446(7137): 758−764.

[19] Park K, Dalton JT, Narayanan R, et al. TMPRSS2: ERG gene fusion predicts subsequent detection of prostate cancer in patients with high-grade prostatic intraepithelial neoplasia [J]. J Clin Oncol, 2014, 32(3): 206−211.

[20] Rahim S, Beauchamp EM, Kong Y, et al. YK −4 −279 inhibits ERG and ETV1 mediated prostate cancer cell invasion [J]. PLoS One, 2011, 6(4): e19343.

[21] Reddy ES, Rao VN, Papas TS.The Erg gene: a human gene related to the ets oncogene [J]. Proc Natl Acad Sci U S A, 1987, 84(17): 6131−6135.

[22] Rocks N, Paulissen G, El Hour M, et al. Emerging roles of ADAM and ADAMTS metalloproteinases in cancer [J]. Biochimie, 2008. 90(2): 369−379.

[23] Shao L, Tekedereli I, Wang J, et al. Highly specific targeting of the TMPRSS2/ ERG fusion gene using liposomal nanovectors [J]. Clin Cancer Res, 2012，18(24): 6648−6657.

[24] Sharrocks AD. The ETS-domain transcription factor family [J]. Nat Rev Mol Cell Biol, 2001. 2(11): 827−837.

[25] Siegel RL, Miller KD, Jemal A. Cancer statistics, 2015 [J]. CA Cancer J Clin, 2015, 65(1): 5−29.

[26] Sorensen PH, Lessnick SL, Lopez-Terrada D, et al. A second Ewing's sarcoma translocation, t(21; 22), fuses the EWS gene to another ETS-family transcription factor, ERG [J]. Nat Genet, 1994, 6(2): 146−151.

[27] Sun C, Dobi A, Mohamed A, et al. TMPRSS2-ERG fusion, a common genomic alteration in prostate cancer activates C-MYC and abrogates prostate epithelial differentiation [J]. Oncogene, 2008, 27(40): 5348−5353.

[28] Tomlins SA, Rhodes DR, Perner S, et al. Recurrent fusion of TMPRSS2 and ETS transcription factor genes in prostate cancer [J]. Science, 2005, 310(5748): 644−648.

[29] Wang S, Kollipara RK, Srivastava N, et al. Ablation of the oncogenic transcription factor ERG by deubiquitinase inhibition in prostate cancer [J]. Proc Natl Acad Sci U S A, 2014, 111(11): 4251−4256.

[30] Zong Y, Xin L, Goldstein AS, et al. ETS family transcription factors collaborate with alternative signaling pathways to induce carcinoma from adult murine prostate cells [J]. Proc Natl Acad Sci U S A, 2009, 106(30): 12465−12470.

第八章

睾酮与前列腺癌

秦晓健　朱　耀

睾酮在男性发育和健康中起着核心作用。普遍认为睾酮替代治疗将促进前列腺癌患者的疾病进展。但是，越来越多的研究表明男性接受睾酮替代治疗并不会增加前列腺癌的发病率。此外，在一些睾酮替代治疗前列腺癌的小样本研究中，也并未发现其增加疾病进展风险的证据。尽管缺乏大型、前瞻性、随机对照试验的研究数据，睾酮替代治疗对一部分特定的临床局限性前列腺癌患者可能是安全的，但仍只能试验性使用，需要患者充分知情并对其密切监测。

[通信作者]　朱耀，Email: mailzhuyao@163.com

第一节　概　述

雄激素缺乏症，又称性腺功能减退，主要特征是血清睾酮降低、症状多变，包括肌肉质量下降、精力减退、情绪低落、性欲减退和勃起障碍等。男性的雄激素水平会随着年龄的增长而逐渐降低，使一部分症状性性腺功能减退的男性患上所谓的迟发性性腺功能减退。迟发性性腺功能减退与多种疾病状态有关，包括高血压、糖尿病、高脂血症和肥胖症。虽然迟发性性腺功能减退的患者数没有确切数据，但它是一个常见病，美国40岁以上人群中约有240万人患有该病。

睾酮替代疗法包括服用外源性睾酮及其他能够使男性性腺功能减退症患者的雄激素水平提高的药物。虽然内分泌科医师和泌尿科医师用睾酮替代疗法治疗性腺功能减退已经有数十年的历史，但是在过去十年间，睾酮替代疗法的使用迅猛增长。睾酮替代疗法的大量使用和大型、长期随机对照试验数据的缺乏使人们对尚未发现的不良健康风险（包括心血管疾病和前列腺癌）表示担忧。本章讨论睾酮对前列腺癌发病的影响，以及睾酮替代疗法对前列腺癌发病及疾病进展风险的影响。我们尝试对患者群体和睾酮来源进行明确划分，讨论内源性睾酮在非前列腺癌和前列腺癌患者中的作用、睾酮替代疗法中的外源性睾酮在前列腺癌患者中的潜在肿瘤学风险。

第二节　雄激素和前列腺生理学

雄激素在男性性发育和前列腺生理学中发挥着重要作用。男性的两大雄激素是睾丸间质细胞分泌的睾酮和周围组织中由睾酮和5α还原酶产生的双氢睾酮。在循环中，睾酮主要与性激素结合球蛋白结合，而未结合睾酮或游离睾酮是生物可利用性和活性最高的形态。在中期妊娠中，胎儿的睾酮会诱导附睾、输精管和精囊发育，而双氢睾酮可以调控前列腺、尿道和外生殖器的发育。从出生到青春期，前列腺一直都很小，且发育不成熟；而在青春期后，男性雄激素水平激增，促使前列腺发育，与青春期前相比体积增大10倍。双氢睾酮也被确认在促进成人前列腺持续生长方面发挥着重要作用，可导致前列腺良性增生。

一、迟发性性腺功能减退

男性从40岁开始，血清雄激素水平会随着年龄的增长而稳步下降。巴尔的摩老龄纵向研究发现，根据血清睾酮水平判断，大约有10%的男性会在40岁以后、25%的男性在70岁以后出现性腺功能减退。虽然与年龄相关的睾酮水平降低在美国比较常见，但并非普遍如此。有研究证明，在美国和刚果，青年时期睾酮水平升高，之后会随着年龄的增长而降低；但在尼泊尔或巴拉圭却并非如此。在一部分男性中，与年龄有关的雄激素水平下降会导致性腺功能减退的体征和症状，被称为迟发性性腺功能减退或老年男性雄激素缺乏症。

男性性腺功能减退可能是由睾丸（原发性）或下丘脑-垂体（继发性）功能障碍导致。迟发性性腺功能减退通常具有睾丸和下丘脑-垂体功能障碍的特征。睾丸随年龄而变化包括睾丸间质细胞丢失、睾酮生成量减少及睾丸对促黄体激素的反应性降低。老年男性清晨所产生的睾酮峰值幅度降低，这使得清晨测量的睾酮水平成为诊断迟发性性腺功能减退有益的实验室检测指标。老年男性的促黄体激素脉冲幅度和速率也会降低，迟发性性腺功能减退患者的这种下丘脑功能障碍的特征是促黄体生成素水平降低，即使是在低睾酮水平的情况下也是如此。总睾酮的减少还会进一步受到性激素结合球蛋白的影响，性激素结合球蛋白会随着年龄的增长而减少，导致生物可利用性睾酮的水平降低。

一项国际共识（包括国际男科学协会和欧洲泌尿学协会）将迟发性性腺功能减退定义为一种表现为性腺功能减退和睾酮水平低于青年参考范围的综合征。在青春期后男性中，性腺功能减退的常见症状包括肌肉质量降低、精力减退、情绪低落、性欲减退、自发勃起减少及勃起障碍，这些症状可被视为自觉症状。一项针对3 369名40～79岁男性的大型多机构研究（欧洲男性衰老研究）力图更加明确地定义迟发性性腺功能减退的综合征。与全身症状相比，晨勃减少、性欲减退和勃起功能障碍等性功能症状与低睾酮水平的关系最为密切。

二、迟发性性腺功能减退的患病率评估

迟发性性腺功能减退的患病率评估因研究方法、人群和所用诊断标准不同而差异很大。最为重要的是，将症状纳入迟发性性腺功能减退的诊断中有利于将迟发性性腺功能减退病理状态与正常的、预期的年龄相关的睾酮水平下降区分开来。例如，在男性性腺功能减退研究中，38.7%的45岁以上男性符合雄激素缺乏症标准，即清晨的血清总睾酮＜10.4 nmol/L（300 ng/dl）。相比之下，欧洲男性衰老研究中采用的标准是睾酮水平＜11.1 nmol/L（320 ng/dl）且有症状存在，2.1%的40～79岁男性符合这些标准。与预期一样，欧洲男性衰老研究的观察发现，迟发性性腺功能减退的患病率随年龄增长而增加，从40以上0.1%的患病率增加到70岁以上5.1%的患病率。马萨诸塞州男性衰老研究将实验室结果与症状结合起来进行诊断，结果发现有240万的美国男性符合迟发性性腺功能减退的这一标准。

第三节　内源性睾酮和前列腺癌风险

大量历史和现代数据资料证实雄激素在前列腺癌发病机制和发展中的作用，又称"雄激素假设"。1941年，Huggins 和 Hodges 在观察了去势对前列腺癌患者的益处后提出，雄激素会促进前列腺癌的生长。现有的实验室数据表明，很多高分化前列腺癌细胞系对雄激素有响应，并在去除雄激素后发生程序性死亡。同样，雄激素还会促进动物模型中肿瘤发生和异种移植物生长，化学去势后肿瘤会有消退。临床上，去势疗法仍是治疗前列腺癌，尤其是晚期患者的主要方法。然而，虽然有基础科学数据证实雄激素在前列腺癌发病中的作用，但对于内源性睾酮在人类前列腺癌发病中的作用，临床数据上尚有争议。在回顾关于前列腺癌初患病人的疾病发生的文献时发现，有些研究认为该病是由睾酮水平升高引起的，有些研究则认为是睾酮水平降低所致，也有研究认为睾酮与

前列腺癌风险无关。

一、睾酮水平升高与前列腺癌风险

几个纵向研究明确了睾酮水平升高与前列腺癌发生的关系。有学者分析了222例前列腺癌患者和399例对照组患者，对患者的年龄、吸烟状况和随访情况进行匹配。结果发现，与对照组相比，位于血清睾酮水平最高的四分位数的男性患前列腺癌的可能性最大（$OR=2.6$，$95\%CI$：$1.34\sim5.02$，$P=0.004$）。另一项针对781名患者的纵向研究——巴尔的摩老龄纵向研究中，Pierorazio及其同事分析了前列腺癌、血清睾酮、性激素结合球蛋白和游离睾酮指数（血清总睾酮除以性激素结合球蛋白）之间的关系。根据改进的D'Amico标准，145例前列腺癌中有36例被归为高危。他们发现，高危前列腺癌与游离睾酮指数（$HR=1.91$，$95\%CI$：$1.10\sim3.32$，$P=0.02$）和计算得出的游离睾酮水平（$HR=1.61$，$95\%CI$：$1.18\sim2.20$，$P=0.003$）均有关。需要注意的是，这类纵向研究有一定的局限性，因为血清睾酮水平并非在清晨定期获取，因而不能反映真实的循环睾酮水平峰值。对3项前瞻性病例–对照研究进行荟萃分析，在控制睾酮、雌二醇、性激素结合球蛋白、年龄和体重指数后发现，位于血清睾酮水平最高的四分位数的男性前列腺癌增加（$OR=2.34$，$95\%CI$：$1.3\sim4.2$），但前列腺癌发病风险与双氢睾酮或雌二醇水平没有关联。

二、睾酮水平降低与前列腺癌风险

虽然一些纵向研究已经证明前列腺癌的风险会随睾酮水平的升高而增加，但一些精心设计的小型研究的结果却与之相反，即睾酮水平较低的患者患前列腺癌的风险较高。一项针对未经治疗的、性腺功能减退且前列腺特异性抗原（PSA）低于4.0 ng/ml的男性患者的大型研究显示，低睾酮水平与前列腺癌有关（$OR=2.02$，$95\%CI$：$1.10\sim3.72$）。一项针对疑似前列腺癌接受前列腺活检的韩国男性患者的前瞻性队列研究对低睾酮水平患者［总睾酮水平低于中位值13.3 nmol/L（385 ng/dl）］的活检结果进行了比较。多元分析显示，低睾酮水平与前列腺癌风险有关（$OR=1.99$，$95\%CI$：$1.25\sim3.16$，$P=0.003$），但与前列腺癌分级无关。

三、睾酮与前列腺癌无关

关于内源性睾酮和前列腺癌风险最有说服力的数据来自用度他雄胺减少前列腺癌事件试验的安慰剂组，这项试验前瞻性地收集了关于雄激素和前列腺癌的数据，同时比较了度他雄胺治疗组和安慰剂组。安慰剂组包含3 242例患者，年龄50～75岁，且均有至少一次前列腺活检阴性结果。这些患者均测量过基线雄激素水平，然后在第2和第4年因PSA升高或直肠指诊结果异常而接受前列腺活检。在分析安慰剂组时，研究者发现睾酮或双氢睾酮与前列腺癌发生率或Gleason分级无关。虽然血清测量的时间信息未知，且研究中只包含活检阴性的男性，但是由于患者人数较多并且均接受过常规前列腺活检，因此这些基于群体的、关于初患前列腺癌患者的数据信息量非常大。同样，在一项大型荟萃分析中，研究者利用内源性激素与前列腺癌协作组的患者数据（包括3 886例前列腺癌患者和6 438例对照患者的数据）分析睾酮与前列腺癌之间的关系，结果发现，前列腺癌发病风险与性激素结合球蛋白水平之间呈负相关，但与血清睾酮水平无关（$RR = 0.86$）。

四、睾酮和活检中前列腺癌风险

多项研究调查了疑似前列腺癌患者在前列腺活检之前的睾酮水平。这些研究与针对一般人群的研究结果相似，得出的睾酮与活检确诊的前列腺癌风险之间的关系参差不齐。在对420例前列腺活检患者开展的一项前瞻性研究中，测量了患者清晨的血清睾酮水平，并分析它与前列腺癌检测之间的关系。结果发现，总睾酮水平与前列腺癌之间没有总体关联。但是在PSA水平低于10 μg/L的男性中，睾酮水平较高的男性患前列腺癌的风险有小幅但明显的升高。相反，Mearini及其同事调查了206例疑似患前列腺癌或有下尿路症状的男性，以分析前列腺癌与睾酮水平之间的关系。研究者测量了清晨睾酮水平，并对103名被诊断为前列腺良性增生的男性和103名被诊断为前列腺癌的男性进行比较。多元分析显示，低睾酮水平与前列腺癌相关（$OR = 0.70$, $95\%CI$: $0.55～0.89$, $P = 0.004$），尤其是在总睾酮水平低于8.3 nmol/L（240 ng/dl）的患者中（$OR = 0.134$, $95\%CI$: $0.039～0.453$, $P = 0.001$）。在高级别PIN患者中，低睾酮水平与前列腺癌发病风险也具有相关性,其中,游离睾酮水平与再次活检确诊的前列腺癌相关。

也有一些关于睾酮水平与前列腺活检中相关前列腺癌风险且包含组合数据的相反研究。一项针对478名因PSA水平升高或直肠指诊结果异常而接受前列腺活检患者的前瞻性研究对睾酮水平与活检结果(包括癌症检出率、PSA水平和Gleason分级)进行了对比。结果发现,总睾酮水平或游离睾酮水平均与前列腺癌诊断或Gleason分级无关。同样地,在一项针对1 570例因直肠指诊结果异常或PSA水平升高而接受前列腺活检患者的研究中,Botelho及其同事调查了总睾酮水平和活检的结果,发现活检确诊的前列腺癌与总睾酮水平没有关联。

五、前列腺癌患者的内源性睾酮

虽然有大量基础性科学数据表明雄激素与前列腺癌的发病和进展有关,但没有直接证据证明内源性睾酮可以促进临床局限性疾病患者的前列腺癌进展。事实上,临床研究主要认为低睾酮水平与前列腺癌的严重程度有关。有几项研究发现,切除前列腺时睾酮水平低而Gleason分级高。

Lane等前瞻性地测量了455名接受根治性前列腺切除术的临床局限性前列腺癌患者的总睾酮水平。多元分析显示:低睾酮水平,即睾酮水平低于7.6 nmol/l(220 ng/dl),与Gleason4级或5级($OR = 2.4$,95%CI:1.01～5.7,$P = 0.048$)相关。同样,Dai等报道了110名采用前列腺切除术治疗临床局限性疾病的中国男性术前睾酮水平,结果发现Gleason ≥ 8级患者的血清睾酮水平明显低于其他分级患者,分别为11.1 nmol/L(320 ng/dl)和14.2 nmol/L(410 ng/dl)($P = 0.028$)。另外,性腺功能减退且清晨总睾酮水平低于8.6 nmol/L(250 ng/dl)的男性患者更容易患上Gleason 8级及以上的疾病($P = 0.005$)。

除Gleason分级外,低术前睾酮水平还与前列腺切除术时的更高分期相关。Xylinas及其同事发现,术前总睾酮水平低于10.4 nmol/L(300 ng/dl)的男性更容易发生高危疾病,包括最终病理诊断为Gleason 7级以上或pT3～pT4期的疾病($P = 0.01$,$P = 0.04$)。在一项针对673名接受前列腺切除术的男性患者研究中,Salonia及其同事调查了清晨睾酮水平与手术病理结果之间的关联。他们发现总睾酮水平与 Gleason 分级无关，但重度性腺功能减退，即睾酮水平低于 3.4 nmol/L（100 ng/dl）的男性出现精囊侵犯的风险更高（$OR=3.11$，$P=0.006$）。另一项针对接受前列腺切除术的男性患者研究发现，治疗前睾酮水平较低与前列腺外病变相关（$P=0.046$），但与生化复发率无关。最后，在研究接受前列腺切除术的男性患者总睾酮水平时，Imamoto 及其同事发现，总睾酮水平低与非器官性局限性疾病相关（$HR=2.16$，$95\%CI$：$1.29\sim3.63$，$P=0.003$）。

第四节　睾酮疗法和前列腺癌

一、非前列腺癌患者的睾酮替代疗法

研究表明，包括外源性睾酮在内的雄激素在细胞系和动物模型的前列腺癌发病中发挥了一定作用。尽管如此，现有资料并不能证明接受睾酮替代疗法的男性患者发生前列腺癌的风险会增高。Haider 及其同事报道了 3 项前瞻性队列研究，共包含在 3 个中心接受睾酮替代疗法的 1 023 名 PSA 水平低于 4 μg/L 的性腺功能减退男性患者。经过平均 5 年的随访发现，接受睾酮替代疗法治疗人群的前列腺癌发生率比大型群体长期随访研究得出的发生率更低。同样，一项关于前列腺癌高危男性的小型研究发现，睾酮替代疗法在前列腺癌风险方面是安全的。Morgentaler 和 Rhoden 比较了 20 名高级别阴茎上皮内瘤形成（PIN）男性患者和 55 名睾酮替代疗法 12 个月后活检阴性的男性患者，发现前列腺特异性抗原（PSA）水平或直肠指诊结果没有变化。这与另一项研究的结果一致，该研究显示，患高级别 PIN 且血清睾酮水平低的男性再次活检时前列腺癌发生率更高。

大多数关于睾酮替代疗法和前列腺癌的研究都是小型研究，而且没有一项前瞻性研究能够确定前列腺癌风险的增高。对 40 个非前列腺癌男性睾酮替代疗法的前瞻性研究的回顾性分析结果显示，没有一项研究认为睾酮替代疗法与前列腺癌风险相关。此外，在一项针对 19 个安慰剂对照研究（包含 651 例睾酮替代疗法组和 433 名安慰剂治疗组患者）的荟萃分析中，未发现前列腺癌发病率显著增加、PSA浓度大于0.04 ng/ml或需要前列腺活检的病例。

二、前列腺癌患者的睾酮替代疗法

雄激素假设和一些支持用雄激素阻断疗法治疗晚期前列腺癌具有说服力的临床数据促使人们认为睾酮替代疗法对于前列腺癌患者来说无异于火上浇油。历史上就有数据支持这一观念。1982年,Fowler和Whitemore报道了52名前列腺癌骨转移男性患者,其中65%做过睾丸切除术。睾酮治疗后,38%的患者前列腺酸性磷酸酶水平升高,出现2例严重转移性进展和4例死亡病例。需要注意的是,这些数据来自PSA被发现之前,患者中有未经治疗的、缓解期的或复发的晚期疾病患者,其中有很多人之前接受过化学去势。因此,这些结果并不适用于PSA被发现后接受早期初级治疗和PSA监测的临床局限性疾病患者。

与历史资料对比,许多研究认为用睾酮替代疗法治疗特定前列腺癌患者并不会导致疾病进展。利用监测、流行病学和最终结果医疗数据,Kaplan及其同事分析了149 354名男性,其中包括1 181例被诊断为前列腺癌后接受睾酮替代疗法的男性,结果发现,从整体上看,睾酮替代疗法与总体或癌症导致的死亡无关。Pastuszak及其同事报道了103例在前列腺切除术后用睾酮替代疗法治疗的男性患者。他们发现总血清PSA水平升高,但36个月内未发现癌症复发率升高。31例采用睾酮替代疗法平均治疗5年的男性患者,在采用短距离放疗治疗临床局限性疾病后没有出现疾病进展。

需要注意的是,曾有人报道过前列腺癌患者接受睾酮替代疗法后出现疾病进展。Leibowitz及其同事报道了96名男性前列腺癌患者在接受原发性前列腺癌治疗后开始使用高剂量睾酮替代疗法,治疗15个月后,血清睾酮平均水平为48 nmol/L(13.91 ng/ml),43%的患者出现PSA水平升高,其中7例有放射学进展;停止睾酮替代疗法后,59%的患者PSA水平降低。这些为数不多的患者疾病进展是否是由睾酮替代疗法引起的尚未可知,但是这个结果提示应该密切监测接受睾酮替代疗法的前列腺癌患者。

针对参加主动监测项目的前列腺癌患者睾酮替代疗法的研究,利用研究群体的检查频率、活检和密切随访,提供了关于前列腺癌患者肿瘤进展可能的宝贵信息。对154例参与极低危前列腺癌主动监测的男性患者评估发现，游离睾酮水平与重新分级有关。与继续主动监测的患者相比，游离睾酮水平低于1.56 nmol/L（0.45 ng/ml）的患者更容易被重新分级（$HR = 2.40, 95\%CI$：$1.13 \sim 5.10, P = 0.02$）。最后，在一项小型研究中，Morgentaler及其同事调查了13名接受睾酮替代疗法的主动监测患者。在平均2.5年的随访后，两名男性在之后的活检中等级升高，但没有出现疾病或PSA水平升高。

支持雄激素促进前列腺癌生长的数据与临床数据之间有明显的断层，临床数据虽然有限，但可以发现接受睾酮替代疗法的男性没有出现前列腺癌生长或进展增加。如要调和这些差异，建议使用饱和模型。该模型能够集成雄激素受体反应性数据和有关睾酮作用的临床数据。饱和模型提出了雄激素对前列腺组织最大刺激的生物学饱和点，位于血清睾酮水平的下限，约为8.7 nmol/L（2.5 ng/ml）。高于饱和点的雄激素水平不再具有刺激效应，因而提高了高于饱和点的血清睾酮浓度（常见于睾酮替代疗法），无法引起前列腺组织生长。更为重要的是，这个模型为我们探索睾酮在雄激素受体反应性环境中的作用提供了一个框架，强调了睾酮替代疗法在性腺功能减退和性腺功能正常男性中的差异。

总之，关于睾酮是否会促使人类发生前列腺癌这一问题尚无明确答案。有证据表明，在动物模型中，雄激素会促进前列腺癌，雄激素阻断疗法对前列腺癌患者有益。然而，在许多研究（大多数是回顾性研究）开展之后，高内源性睾酮水平与前列腺癌的发展或严重程度之间的关联仍不清楚。相反，多项研究认为低睾酮水平与前列腺癌严重程度增加有关。

性腺功能减退是否会导致高危疾病或高危疾病的一个症状仍不清楚。由于担心睾酮会刺激肿瘤生长，对于睾酮替代疗法对男性前列腺癌患者的影响尚有争议。现在，越来越多的证据表明，雄激素对于特定的临床局限性前列腺癌男性患者是安全的。但是，这些结果是基于从少数患者中得出的。此外，临床上前列腺癌进展和侵袭性的不一致性会导致不同肿瘤对睾酮替代疗法的反应也不同。在患者和医务人员继续权衡睾酮替代疗法的潜在风险与收益时，最重要的是必须进一步明确睾酮对前列腺癌疾病进展的影响。因此，在未来随机对照试验的结果出来之前，睾酮替代疗法只能用于接受密切监测且对该疗法的潜在风险和收益有深入了解的特定患者。

参 考 文 献

[1] Andriole GL, Crawford ED, Grubb RL 3rd, et al. Mortality results from a randomized prostate-cancer screening trial[J]. New Engl J Med, 2009, 360(13): 1310−1319.

[2] Botelho F, Pina F, Figueiredo L, et al. Does baseline total testosterone improve the yielding of prostate cancer screening[J]. Eur J Cancer, 2012, 48(11): 1657−1663.

[3] Calof OM, Singh AB, Lee ML, et al. Adverse events associated with testosterone replacement in middle-aged and older men: a meta-analysis of randomized, placebo-controlled trials[J]. J Gerontol A Biol Sci Med Sci, 2005, 60(11): 1451−1457.

[4] Dai B, Qu Y, Kong Y, et al. Low pretreatment serum total testosterone is associated with a high incidence of Gleason score 8−10 disease in prostatectomy specimens: data from ethnic Chinese patients with localized prostate cancer[J]. BJU Int, 2012, 110 (11 Pt B): E667−E672.

[5] Endogenous Hormones and Prostate Cancer Collaborative Group, Roddam AW, Allen NE, et al. Endogenous sex hormones and prostate cancer: a collaborative analysis of 18 prospective studies[J]. J Natl Cancer Inst, 2008, 100(3): 170−183.

[6] García-Cruz E, Piqueras M, Ribal MJ, et al. Low testosterone level predicts prostate cancer in re-biopsy in patients with high grade prostatic intraepithelial neoplasia[J]. BJU Int, 2012, 110 (6 Pt B): E199−E202.

[7] Haider A, Zitzmann M, Doros G, et al. Incidence of prostate cancer in hypogonadal men receiving testosterone therapy: observations from 5-year median followup of 3 registries[J]. J Urol, 2014, 193(1): 80−86.

[8] Imamoto T, Suzuki H, Fukasawa S, et al. Pretreatment serum testosterone level as a predictive factor of pathological stage in localized prostate cancer patients treated with radical prostatectomy[J]. Eur Urol, 2005, 47(3): 308−312.

[9] Kaplan AL, Trinh QD, Sun M, et al. Testosterone replacement therapy following the diagnosis of prostate cancer: outcomes and utilization trends[J]. J Sex Med, 2014, 11(4): 1063−1070.

[10] Lane BR, Stephenson AJ, Magi-Galluzzi C, et al. Low testosterone and risk of biochemical recurrence and poorly differentiated prostate cancer at radical prostatectomy[J]. Urology, 2008, 72(6): 1240−1245.

[11] Leibowitz RL, Dorff TB, Tucker S, et al. Testosterone replacement in prostate cancer survivors with hypogonadal symptoms[J]. BJU Int, 2010, 105(10): 1397−1401.

[12] Mearini L, Zucchi A, Nunzi E, et al. Low serum testosterone levels are predictive of prostate cancer[J]. World J Urol, 2013, 31(2): 247−252.

[13] Morgentaler A, Lipshultz LI, Bennett R, et al. Testosterone therapy in men with untreated prostate cancer[J]. J Urol, 2011, 185(4): 1256−1260.

[14] Morgentaler A, Rhoden EL. Prevalence of prostate cancer among hypogonadal men with prostate-specific antigen levels of 4.0 ng/ml or less [J]. Urology, 2006, 68(6): 1263-1267.

[15] Morgentaler A, Traish AM. Shifting the paradigm of testosterone and prostate cancer: the saturation model and the limits of androgen dependent growth [J]. Eur Urol, 2009, 55(2): 310-320.

[16] Morote J, Ramirez C, Gómez E, et al. The relationship between total and free serum testosterone and the risk of prostate cancer and tumour aggressiveness [J]. 2009, BJU Int 104(4): 486-489.

[17] Muller RL, Gerber L, Moreira DM, et al. Serum testosterone and dihydrotestosterone and prostate cancer risk in the placebo arm of the reduction by dutasteride of prostate cancer events trial [J]. Eur Urol, 2012, 62(5): 757-764.

[18] Pastuszak AW, Pearlman AM, Lai WS, et al. Testosterone replacement therapy in patients with prostate cancer after radical prostatectomy [J]. J Urol, 2013, 190(2): 639-644.

[19] Pierorazio PM, Ferrucci L, Kettermann A, et al. Serum testosterone is associated with aggressive prostate cancer in older men: results from the Baltimore longitudinal study of aging [J]. BJU Int, 105(6): 824-829.

[20] Salonia A, Gallina A, Briganti A, et al. Preoperative hypogonadism is not an independent predictor of high-risk disease in patients undergoing radical prostatectomy [J]. Cancer, 2010, 117(17): 3953-3962.

[21] San Francisco IF, Rojas PA, DeWolf WC, et al. Low free testosterone levelspredict disease reclassification in men with prostate cancer undergoing active surveillance [J]. BJU Int, 2014, 114(2): 229-235.

[22] Sarosdy MF.Testosterone replacement for hypogonadism after treatment of early prostate cancer with brachytherapy [J]. Cancer, 2007, 109(3): 536-541.

[23] Schröder FH, Hugosson J, Roobol MJ, et al. Prostate-cancer mortality at 11 years of follow-up [J]. New Engl J Med, 2012, 366(11): 981-990.

[24] Shin BS, Hwang EC, Im CM, et al. Is a decreased serum testosterone level a risk factor for prostate cancer? A cohort study of Korean men [J]. Korean J Urol, 2010, 51(12): 819-823.

[25] Wu FC, Tajar A, Beynon JM, et al. Identification of late-onsethypogonadism in middle-aged and elderly men [J]. N Engl J Med, 2010, 363(2): 123-135.

[26] Xylinas E, Ploussard G, Durand X, et al. Low pretreatment total testosterone (<3 ng/ml) predicts extraprostatic disease in prostatectomy specimens from patients with preoperative localized prostate cancer [J]. BJU Int, 2011, 107(9): 1400-1403.

[27] Yano M, Imamoto T, Suzuki H, et al. The clinical potential of pretreatment serum testosterone level to improve the efficiency of prostate cancer screening [J]. Eur Urol, 2007, 51(2): 3753-3780.

第九章

非编码 RNA 与前列腺癌

林国文　戴　波

　　全基因组测序结果显示人类仅有 20 000 个左右的蛋白质编码基因，这一数目甚至和蠕虫或小鼠的编码基因数类似。这就意味着人类还有约 90% 的基因并没有参与编码蛋白质。从 2007 年开始，研究证实大多数 DNA 没有转录和翻译成常规的目的蛋白，而是被转录成具有生物学活性的非编码 RNA 调控分子。这些分子长短不一、大小各异，构成了人类复杂结构的重要组成部分，在维持正常的细胞功能及人类不同疾病，乃至癌症的发生和发展中都扮演重要的角色。伴随 RNA 微阵列以及新一代转录组测序（RNA-Seq）的快速发展，人们获得大量的转录信息，包括基因表达数据、基因结构重排（基因融合、拷贝数改变、选择性剪接异构体等）以及未知转录本的检测。

　　众所周知，前列腺癌是西方社会男性发病率最高的恶性肿瘤之一，在我国其发病率持续上升，已成为男性泌尿生殖系统常见的恶性肿瘤之一。本章重点讨论非编码 RNA 在前列腺癌发生和发展中的作用，值得注意的是，这些分子可以作为前列腺癌的生物标志物，并具有潜在的治疗意义。

[通信作者]　戴波，Email: bodai1978@126.com

第一节　非编码RNA的概念和常见分类

　　广义而言,除编码蛋白的基因外,由其他基因转录而成具有特定生物学功能的RNA定义为非编码RNA。这些非编码RNA具有多种不同功能:作为管家基因调控mRNA转录和蛋白质合成,控制细胞特异性的基因表达,协调基因转录前和转录后修饰以及染色体组装等。

　　非编码RNA的分类尚无定论,主要可分为微小RNA(micro RNA,miRNA)、长链非编码RNA(long ncRNA,lncRNA)、环状RNA(circular RNA,circRNA)、small nucleolar RNA(核仁小RNA,snoRNA)、ribosomal RNA(核糖体RNA,rRNA)、转运RNA(transfer RNA,tRNA)等。本章将对与前列腺癌关系密切的几类非编码RNA展开论述。

第二节　miRNA与前列腺癌

一、miRNA与前列腺癌的发生机制

　　miRNAs是具有保守且较短(18～22核苷酸)的非编码单链RNA分子。目前发现它主要对基因起转录后调控作用。miRNAs通过自身5′端的相关序列与靶基因mRNA的3′端非翻译区特异结合,从而调控靶基因的表达或功能,起类似癌基因或抑癌基因的作用。miR-203在前列腺癌中低表达,它通过对靶基因CKAP2、存活蛋白(survivin)及ZEB2的调控作用抑制细胞的增殖、黏附和迁移。miR-205通过调控靶基因PKC和ZEB2的表达,进一步诱导肿瘤细胞增殖、凋亡抵抗及雄激素非依赖性。let-7家族在前列腺癌中往往表达缺失,并与高Gleason评分的前列腺癌关系密切。研究表明其靶基因EZH2具有调控肿瘤干细胞的功能,特别是Lin28/let-7/Myc信号通路在前列腺癌的发生和发展中发

挥重要作用。miR-32受雄激素调控,表达增高能促进细胞增殖。BTG2是miR-32的靶基因,BTG2作为雄激素受体的共抑制分子,miR-32/BTG2作用轴能形成雄激素受体的反馈调控从而抑制凋亡,增进肿瘤侵袭力。雄激素通过miR-125b基因启动子内的ARE调控miR-125b的表达,其上调可促进前列腺癌细胞的生长,并通过下调靶基因BAKI、BBC3和p53的表达抑制细胞凋亡,miR-125b还是p14/MDM2信号通路的调控分子,能以此刺激肿瘤细胞的增殖。

目前,已发现大量miRNA与前列腺癌的发生有关。这些miRNA可调节多种mRNA的表达,反之每种mRNA往往靶向多个不同的miRNA。正是因为这样复杂的调控网络,使得miRNA能调控诸多重要细胞功能。例如,增殖、分化、迁移、凋亡和干性维持等。

二、miRNA与前列腺癌的诊治

前列腺癌的诊断和随访是前列腺癌患者管理的主要内容。虽然PSA检查能提高早期检测率,对复发判断有一定帮助,但其数值高低与肿瘤的侵袭性、预后关联性不佳。Moltzahn等学者检测了12位健康患者及36位不同期别的前列腺癌患者的血清miRNA,通过定量反转录-聚合酶链反应(qRT-PCR)找到显著差异的10个miRNA,其中miR-106和miR-1274与前列腺癌呈线性正相关且受试者工作曲线(ROC)下面积(AUC)达到0.928,miR-24则为负相关。有研究表明,miR-141和miR-375不仅能区分早期和转移性前列腺癌,同时也与肿瘤分期、Gleason评分相关。

局限性前列腺癌的根治性放疗是无法耐受根治手术或抗雄激素治疗的最佳选项之一。研究表明,miR-106过表达可调控靶基因p21促进细胞增殖,从而增加前列腺癌细胞对放疗的敏感性。多西他赛静脉化疗是晚期前列腺癌的标准治疗方法。与化疗敏感相关性研究最多的是miR-34a,它与TP53关系密切,TP53通过反式激活miR-34a启动子区而促进后者表达上调,进而导致细胞周期停滞和抑制下游分子表达(CDK4、CDK6、CYCD1、E2F3等),最终促进对紫杉醇药物的耐药。与多西他赛耐药有关的miRNA研究较多的是miR-21。一项小样本的研究发现相比于局限性前列腺癌和前列腺增生,miR-21在多西他赛抵抗的前列腺癌患者血浆中表达升高。

三、miRNA 与前列腺癌的预后

前列腺癌复发、进展的临床和基础研究提示前列腺癌预后相关性研究具有复杂多样性。针对 miRNA 与前列腺癌生化复发、疾病进展的研究是精准医学时代的重要组成部分。Tong 等学者利用根治术后 2 年内生化复发与 10 年未复发患者的组织学标本证实了 16 个差异 miRNA，利用这些信息可准确地区分 75% 的生化复发患者。有研究表明 miR-96 能很好地区分生化复发患者，miR-96 高表达预示较短的无复发生存期，还与根治术患者的总生存期相关。另外，值得一提的是 miQ，它不仅能区别癌和癌旁，还能预测肿瘤的侵袭（AUC=0.788）和转移状态，乃至有研究提示 miQ 与根治术后生化复发存在关联。

第三节　lncRNA 与前列腺癌

一、lncRNA 与前列腺癌的发生机制

lncRNA 是一类转录本长度超过 200 核苷酸的 RNA 分子。它们不编码蛋白，但研究表明它们参与了基因印记、染色体重塑、表观遗传调控、转录调控、转录激活与干扰、核内运输、mRNA 降解、翻译后调控等过程。lncRNA 主要作用机制：对相关邻近基因进行调控（抑制或激活作用）；编码蛋白的基因上游启动子区转录，调控下游基因的表达；调控转录起始和方向；转录本剪切和多聚腺苷化；剪切形成小的 RNA；编码"微肽"调控离子通道的通透性；作用于蛋白，影响蛋白的结构，露出催化亚基产生功能；辅助蛋白结合辅助物，形成蛋白复合物；与蛋白结合，运输到细胞外，起调节定位的作用。这些分子机制在前列腺癌的发生和发展中具有重要作用。Prensner 等通过对 102 例前列腺癌组织的 RNA-Seq 测序，发现 121 个在前列腺癌中差异表达的 lncRNA，特别是前列腺癌相关的转录体 1（PCAT1），一种与前列腺癌相关并定位于 8q24 的 lncRNA，研究报道 PCAT1 与前列腺癌单核苷酸多态性（single nucleotide polymorphism，SNP）和 cmyc 癌基因关系密切，PCAT1 高表达与转移和高级别肿瘤相关，并通过转

录调控靶基因进一步促进细胞增殖。另一个与前列腺癌发生相关的lncRNA是PRNCR1。PRNCR1被发现在PIN与前列腺肿瘤中高表达。siRNA敲除PRNCR1降低细胞活力和雄激素受体介导的转录,但其作用机制不明。值得注意的是,利用UCSC人类基因组数据库分析发现PCAT1与PRNCR1是相邻的两端基因,距离仅有60 kb,提示这一区域可能产生多个与前列腺癌发生有关的lncRNA。

二、lncRNA与前列腺癌的预后

利用生物标志物进行诊断和预后分析是前列腺癌患者管理的重要内容。研究表明,许多lncRNA可以作为前列腺癌预后的分子标志物,最经典的当属前列腺癌抗原3(PCA3)。PCA3是一个独特的多聚腺苷酸,非典型剪接形式,在原发性前列腺癌中的表达高达95%。尿液检测PCA3敏感性和特异性优于血清前列腺特异性抗原(PSA)的检测。PCA3与预后呈负相关,有研究提示在惰性前列腺癌中,PCA3几乎检测不到。有研究认为将PCA3与融合基因TMPRSS2-ERG联合检测有助于提高PCA3的预后价值。两项独立的前瞻性研究表明,在尿液中联合检测PCA3和TMPRSS2-ERG,预后价值明显优于血清PSA检测,而且可以减少不必要的前列腺穿刺活检,也能够依此进行有效的风险分层和随访监测。

第四节 其他非编码RNAs与前列腺癌

circRNA是近几年逐渐发展而成的一支独立的非编码RNA。因形成环形的碱基序列,保证了结构的稳定性和特异性。近年来,也发现circRNA与诸多肿瘤相关。Li等报道,环状RNA hsa_circ_002059在胃癌中异常低表达,且该现象与癌症远端转移情况、淋巴结转移情况、性别及年龄相关度非常高,文章提示hsa_circ_002059有望成为胃癌一类新的诊断标志物。其他报道还包括: hsa_circRNA_100855在喉癌组织中上调最明显;hsa_circ_0001649在肝细胞癌中低表达；hsa_circ_001988在大肠癌中低表达。snoRNA基因U50被证实是一种新发现的抑癌基因，定位于6q14～6q15，在约10%的前列腺肿瘤细胞中发现存在其纯合子缺失，并与临床进展相关。

非编码RNA领域及与人类疾病的关联研究是目前非编码RNA的研究热点。目前主流观点认为许多非编码RNA在前列腺癌中差异表达，但许多分子的作用机制依然不清，我们仅初步了解这些非编码RNA分子参与了前列腺癌的发生和发展。RNA-seq的运用提供了一个成本较低、信息量巨大的研究工具，但很多问题还未解决。例如，piRNA的作用，线粒体非编码RNA在前列腺癌的发生和发展中的作用，以及snoRNA在晚期前列腺癌中是否具有重要作用。总之，针对非编码RNA在肿瘤，特别是前列腺癌中的研究仍属于初始阶段，还需要寻求更先进的方法、更严谨的检测手段来探索丰富而神秘的非编码RNA世界。

------------------------------ **参 考 文 献** ------------------------------

[1] Amir S, Ma AH, Shi XB, et al. Oncomir miR-125b suppresses p14(ARF) to modulate p53-dependent and p53-independent apoptosis in prostate cancer [J]. PLoS One, 2013, 8(4): e61064.

[2] Bussemakers MJ, van Bokhoven A, Verhaegh GW, et al. DD3: a new prostate-specific gene, highly overexpressed in prostate cancer [J]. Cancer Res, 1999, 59(23): 5975-5979.

[3] Dong XY, Rodriguez C, Guo P, et al. SnoRNA U50 is a candidate tumor-suppressor gene at 6q14.3 with a mutation associated with clinically significant prostate cancer [J]. Hum Mol Genet, 2008, 17(7): 1031-1042.

[4] ENCODE Project Consortium, Birney E, Stamatoyannopoulos JA, et al. Identification and analysis of functional elements in 1% of the human genome by the ENCODE pilot project [J]. Nature, 2007, 447(7146): 799-816.

[5] Friedman RC, Farh KK, Burge CB, et al. Most mammalian mRNAs are conserved targets of microRNAs [J]. Genome Res, 2009, 19(1): 92-105.

[6] Haflidadóttir BS, Larne O, Martin M, et al. Upregulation of miR-96 enhances cellular proliferation of prostate cancer cells through FOXO1 [J]. PLoS One, 2013, 8(8):

e72400.

[7] Hessels D, Schalken JA. The use of PCA3 in the diagnosis of prostate cancer[J]. Nat Rev Urol, 2009, 6(5): 255-261.

[8] Huang X, Yuan T, Liang M, et al. Exosomal miR-1290 and miR-375 as prognostic markers in castration-resistant prostate cancer[J]. Eur Urol, 2015, 67(1): 33-41.

[9] Hulf T, Sibbritt T, Wiklund ED, et al. Epigenetic-induced repression of microRNA-205 is associated with MED1 activation and a poorer prognosis in localized prostate cancer[J]. Oncogene, 2013, 32(23): 2891-2899.

[10] Jalava SE, Urbanucci A, Latonen L, et al. Androgen-regulated miR-32 targets BTG2 and is overexpressed in castration-resistant prostate cancer [J]. Oncogene, 2012, 31(41): 4460-4471.

[11] Kapranov P, Cheng J, Dike S, et al. RNA maps reveal new RNA classes and a possible function for pervasive transcription[J]. Science, 2007, 316(5830): 1484-1488.

[12] Kojima K, Fujita Y, Nozawa Y, et al. MiR-34a attenuates paclitaxel-resistance of hormone-refractory prostate cancer PC3 cells through direct and indirect mechanisms [J]. Prostate, 2010, 70(14): 1501-1512.

[13] Larne O, Martens-Uzunova E, Hagman Z, et al. miQ — a novel microRNA based diagnostic and prognostic tool for prostate cancer[J]. Int J Cancer, 2013, 132(12): 2867-2875.

[14] Li B, Shi XB, Nori D, et al. Down-regulation of microRNA 106b is involved in p21-mediated cell cycle arrest in response to radiation in prostate cancer cells[J]. Prostate, 2011, 71(6): 567-574.

[15] Li P, Chen S, Chen H, et al. Using circular RNA as a novel type of biomarker in the screening of gastric cancer[J]. Clin Chim Acta, 2015, 444: 132-136.

[16] Lin DW, Newcomb LF, Brown EC, et al. Urinary TMPRSS2: ERG and PCA3 in an active surveillance cohort: results from a baseline analysis in the Canary Prostate Active Surveillance Study[J]. Clin Cancer Res, 2013, 19(9): 2442-2450.

[17] Martens-Uzunova ES, Olvedy M, Jenster G.Beyond microRNA — novel RNAs derived from small non-coding RNA and their implication in cancer[J]. Cancer Lett, 2013, 340(2): 201-211.

[18] Metzker ML.Sequencing technologies — the next generation[J]. Nat Rev Genet, 2010, 11(1): 31-46.

[19] Meyer LR, Zweig AS, Hinrichs AS, et al. The UCSC Genome Browser database: extensions and updates 2013 [J]. Nucleic Acids Res, 2013, 41(Database issue): D64-D69.

[20] Moltzahn F, Olshen AB, Baehner L, et al. Microfluidic-based multiplex qRT-PCR identifies diagnostic and prognostic microRNA signatures in the sera of prostate

cancer patients［J］. Cancer Res, 2011, 71(2): 550−560.

［21］ Prensner JR, Iyer MK, Balbin OA, et al. Transcriptome sequencing across a prostate cancer cohort identifies PCAT-1, an unannotated lincRNA implicated in disease progression［J］. Nat Biotechnol, 2011, 29(8): 742−749.

［22］ Tomlins SA, Rhodes DR, Perner S, et al. Recurrent fusion of TMPRSS2 and ETS transcription factor genes in prostate cancer［J］. Science, 2005, 310(5748): 644−648.

［23］ Tong AW, Fulgham P, Jay C, et al. MicroRNA profile analysis of human prostate cancers［J］. Cancer Gene Ther, 2009, 16(3): 206−216.

［24］ Tummala R, Nadiminty N, Lou W, et al. Lin28 promotes growth of prostate cancer cells and activates the androgen receptor［J］. Am J Pathol, 2013, 183(1): 288−295.

［25］ Wang X, Zhang Y, Huang L, et al. Decreased expression of hsa_circ_001988 in colorectal cancer and its clinical significances［J］. Int J Clin Exp Pathol, 2015, 8(12): 16020−16025.

［26］ Xiang J, Bian C, Wang H, et al. MiR-203 down-regulates Rap1A and suppresses cell proliferation, adhesion and invasion in prostate cancer［J］. J Exp Clin Cancer Res, 2015, 34: 8.

［27］ Xuan L, Qu L, Zhou H, et al. Circular RNA: a novel biomarker for progressive laryngeal cancer［J］. Am J Transl Res, 2016, 8(2): 932−939.

［28］ Yaman Agaoglu F, Kovancilar M, Dizdar Y, et al. Investigation of miR-21, miR-141, and miR-221 in blood circulation of patients with prostate cancer［J］. Tumour Biol, 2011, 32(3): 583−588.

［29］ Zhang HL, Yang LF, Zhu Y, et al. Serum miRNA-21: elevated levels in patients with metastatic hormone-refractory prostate cancer and potential predictive factor for the efficacy of docetaxel-based chemotherapy［J］. Prostate, 2011, 71(3): 326−331.

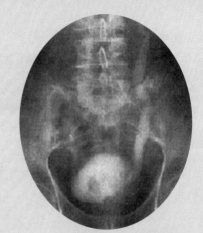

第十章

代谢综合征与前列腺癌

顾成元　朱　耀

前列腺可视作一个内分泌器官,多种激素的调节异常可能在前列腺癌的发病机制中起重要作用。越来越多的流行病学研究结果支持代谢综合征与前列腺癌的发生和发展有关。尽管潜在的生物学机制仍未阐明,体外和动物实验已表明代谢综合征可通过细胞内类固醇和脂肪生成等适应性机制促进肿瘤增殖、细胞有丝分裂、远处转移和耐药等。代谢综合征患者体内睾酮、瘦素和脂联素等激素水平的改变可促进前列腺癌的侵袭。一些治疗代谢综合征的药物可能预防或改善预后,进一步提示代谢综合征可能与前列腺癌相关。然而,代谢综合征和前列腺癌之间具体的病理生理学机制仍需探索,未来分子生物学的研究结果将有助于寻找特定的通路作为治疗靶点以改善前列腺癌患者的预后。

［通信作者］　朱耀,Email: mailzhuyao@163.com

第一节　流行病学证据

前列腺癌和肥胖都是日趋广泛的重大公共医疗问题。在美国，仅2012年前列腺癌新发病例就有110万例，占所有新发肿瘤的8%和男性肿瘤的15%。前列腺癌仍是男性中最常见的实体肿瘤，也是男性肿瘤相关死亡位居第二的病因。

世界上超过1/3的成人属于超重或肥胖。例如，澳大利亚超过60%的人口可归为此类。肥胖往往伴发其他相关疾病，如高血压、高脂血症和高血糖等。总体来说，这一系列代谢紊乱综合征可归纳为"代谢综合征"。对于代谢综合征有不同的定义，其中Alberti对于代谢综合征的定义是最被广泛认可的。仅在澳大利亚，约有30%的人受到代谢综合征的影响，并且几乎所有的糖尿病患者都存在代谢综合征。因为代谢综合征与心血管疾病、糖尿病及慢性肾脏病的发病风险密切相关，因此将其和肥胖视为一种慢性疾病具有非常重要的意义。事实上，患有代谢综合征的男性5年内发生心血管疾病的绝对风险是10%～15%，同时死亡率增加1.5倍。此外，代谢综合征已经被公认为影响前列腺癌发病和转移性前列腺癌预后的独立危险因素。

作为衡量肥胖程度的指标，体重指数（BMI）已被证实与乳腺癌、卵巢癌、结直肠癌、膀胱和子宫内膜癌等多种恶性肿瘤的发生有关。在芬兰，接近50%的成人BMI偏高；Laukkanen等报道患有代谢综合征的男性中，前列腺癌发病风险升高1.9倍（95%CI：1.1～3.5）。CaPSURE数据库发现BMI升高的男性前列腺癌发病风险增加，且发病年龄提前、恶性程度更高。此外，两项大型随机对照临床试验的亚组分析也表明前列腺癌和代谢综合征存在关联性。在PCPT研究中，安慰剂组中C肽升高造成侵袭性前列腺癌的发病风险增高2倍。C肽是胰岛素生成过程中的副产品，常用于内源性胰岛素分泌的测量。同样REDUCE研究表明代谢综合征患者前列腺特异性抗原（PSA）水平较低，但较易患高级别前列腺癌。对于这些研究的荟萃分析显示，BMI每升高5 kg/m^2，前列腺癌的病死率将提高15%。

除了发病风险，代谢综合征还可能影响临床预后。纵向人群研究 Physician Health Study 通过30年的随访表明，C肽升高的肥胖男性的前列腺癌特异性死亡风险比升高2.66倍（95%CI：1.62～4.39）。CaPSURE 和 Northwest Veterans Integrated Services Network 数据库显示：高BMI和高血糖的前列腺癌患者治疗后生化复发的风险更高。在另一项研究中，高血压和肥胖是前列腺癌根治术后生化复发的独立危险因素。Cao等的荟萃分析结果证实BMI每升高5 kg/m²，术后生化复发的风险提高21%。有趣的是，在接受放疗的前列腺癌患者中也观察到类似的结果。Radiation Therapy Oncology Group 85-31研究的亚组分析发现：高BMI是接受治疗5年后发生前列腺癌特异性死亡的独立预测因素（$HR = 1.64$，95%CI：1.01～2.66）。

代谢综合征不仅与前列腺癌的发病风险增高及临床预后较差相关，其对转移性前列腺癌患者的预后也有负面影响。接受去势治疗的患者中，治疗前C肽升高的患者进展为去势抵抗性前列腺癌（castration-resistant prostate cancer, CRPC）的时间大大提前（16个月 vs. 36个月）。一项回顾性研究显示，胰岛素样生长因子-1（IFG-1）/胰岛素样生长因子结合蛋白1（insulin like growth factor binding protein-1, IGFBP-1）比值较高的患者，在3个月雄激素剥夺治疗（androgen deprivation therapy）后进展为CRPC的时间明显缩短（12.4个月 vs. 21.9个月）。

第二节　矛盾的研究结果

然而目前的研究结果存在争议，有时甚至是相互矛盾的。Haggstrom等[20]研究发现，患代谢综合征的男性前列腺癌发病风险较低，对预后也没有明显的负面效应。另一项对青少年时期肥胖症的荟萃研究显示，BMI与成年后前列腺癌的发病风险无关。产生矛盾的原因可能有以下几种。

首先，以BMI来测量肥胖并不完全准确。在代谢综合征中，测量内脏脂肪能够更准确地评估和预测心血管事件。然而，对于癌症患者，总体脂肪量被认为是对预后更准确的预测指标。其次，肥胖和糖尿病患者的激素水平与正常人群存在显著差异，表现为睾酮水平较低，相应的PSA水平也较低。低PSA水平可导致诊断偏倚，往往难以在病变处于早期局部时得到确诊。例如，PSA水平降低与肥胖的严重程度相关：超重者降低7%，肥胖者降低14%，病态肥胖者降低18%。肥胖患者PSA水平降低的原因包括血液稀释、睾酮通过脂肪芳香化酶更多地转化为雌二醇以及下丘脑受到抑制等。再次，肥胖患者增大的前列腺将导致前列腺穿刺活检的检出率降低。Freedland等的回顾性研究显示，BMI < 25 kg/m² 患者的前列腺中位重量是34 g，而BMI > 30 kg/m² 患者的前列腺中位重量为41 g。最后，糖尿病患者往往服用抗糖尿病药物如二甲双胍、阿司匹林、他汀类或抗高血压药物等。体内实验证实二甲双胍具有逆转肿瘤细胞存活机制的能力。荟萃分析发现，二甲双胍和他汀类药物都具有降低肿瘤发病和死亡风险的作用。

第三节　病理生理学机制

对于肥胖和代谢综合征促进肿瘤的发生和发展有很多理论研究。最初流行病学研究发现，肥胖与高级别前列腺癌发生风险、手术切缘阳性、肿瘤复发、进展为CRPC以及肿瘤特异性死亡有关。对于肥胖标志物的研究发现，50%～70%的肥胖患者存在其他重要的代谢失常，如高胰岛素血症等。

目前认为，胰岛素水平和其他标志物（如IGF-1、IGFBP-1和C肽）是肿瘤诊断、特异性发病率和病死率的重要预测指标。高C肽水平患者的肿瘤特异性死亡风险较低C肽水平患者升高4.2倍。胰岛素超家族是一组促进生长的多肽，为代谢调节所必须。该家族可激活多种信号转导通路的级联反应，如PI3K/Akt、Ras/MAPK、mTOR、COX-2和S6激酶通路。这些通路通过激活一系列基因/酶进行脂肪和胆固醇的生成及类固醇的从头合成。CRPC和高级别前列腺癌中可观察到胰岛素受体下游信号通路的突变。例如，PI3K信号通路中发生负调节因子PTEN丢失。研究也发现了多种可能依赖胰岛素的肿瘤细胞存活机制。胰岛素可以调节前列腺癌细胞中的脂质和类固醇生成，类似于CRPC细胞所展示的功能。尽管研究的对象是胰岛素，将脂肪细胞视为一种内分泌器官，其可通过多种激素对机体产生重要影响。大量脂肪细胞不仅导致胰岛素水平升高,同时使IGF-1、雌二醇和瘦素水平增高,而脂联素和睾酮水平下降。尽管激素水平的改变使解读临床数据变得困难,但已有体外实验发现某些激素如瘦素可以促进肿瘤细胞的增殖、迁移并减少凋亡,而脂联素的作用则相反。

作为代谢综合征的重要病理生理改变,高胆固醇血症可通过为肿瘤细胞提供信号通路、增殖和转移的基质来促进肿瘤进展。然而,关于胆固醇和前列腺癌关系的研究结果并不一致。一项荟萃分析结果显示:总胆固醇升高组的前列腺癌发病的相对危险度(relative risk, RR)为1.05(95%CI: 0.71~1.14, P=0.21),高密度脂蛋白升高组的RR为0.93(95%CI: 0.8~1.1, P=0.4),低密度脂蛋白升高组RR为1.17(95%CI: 0.88~1.55, P=0.51),差异均无统计学意义。高密度脂蛋白对于心血管系统的保护作用似乎降低了前列腺癌的发病和复发风险。有研究报道甘油三酯水平升高与前列腺癌发病风险呈负相关(HR=0.78, 95%CI: 0.66~0.93),但也有研究报道高甘油三酯水平将增加前列腺癌根治术后生化复发的风险。尽管临床研究结果并不一致,但体外实验一致证实高胆固醇血症可通过释放脂质炎症介质如花生酸、前列腺素和白三烯改变前列腺癌细胞的生物学行为。脂肪细胞也可以通过旁分泌的方式产生游离脂肪酸和甘油三酯造成局部的高胆固醇血症。在骨髓中,脂肪细胞可通过提供代谢脂质和促炎症反应促进肿瘤细胞的扩散。前列腺周围的脂肪可能具有同样的作用。例如,研究发现前列腺周围脂肪含量与高危前列腺癌相关。作为一个局部内分泌器官,前列腺周围脂肪也可能具有促进局部炎症通路的作用。

炎症理论可解释肥胖和肿瘤生物学行为之间的内在关系。脂肪组织的促炎症作用由一系列因子介导,包括介质如IL-1、IL-6、IL-8和IL-10,趋化因子如CXCL8、CCL2、MCP-1、CXCL10和IFN诱导蛋白-10,生长因子如神经生长因子、VEGF和TNF-α。这些因子创造了一个缺氧环境,诱导环境能量改变,从而影响肿瘤细胞的生物学行为。缺氧诱导因子(HIF)在促炎环境中会过表达。经非特异性HIF-1α抑制剂(地高辛、二甲双胍和血管紧张素2受体抑制剂)治疗的男性肿瘤转移的风险降低,肿瘤进展更缓慢。同时,在体外和体内实验中均发现炎症因子(如IL-6)可以促进胰岛素介导的肿瘤细胞生长以及Wnt5a诱导的代谢紊乱。

第四节　新兴的治疗策略

一、胰岛素增敏药物

　　二甲双胍是最常用的降血糖药物之一，现已被广泛应用于治疗代谢综合征的各种紊乱，如肥胖、胰岛素抵抗和高脂血症。二甲双胍通过系统和细胞内两种机制在人体内发挥作用。在系统层面，服用二甲双胍后胰岛素和胆固醇可降至正常水平。在肿瘤细胞内，二甲双胍可发挥多重作用：① 通过AMP活化蛋白激酶（AMPK）减少激素信号转导和能量调节通路激活；② 抑制复合体1和促进脂肪酸在线粒体中的氧化以降低能量产生；③ 通过抑制mTOR降低细胞增殖；④ 激活p53-p21抑癌复合体增强肿瘤抑制。AMPK通路的下游效应包括抑制PI3K-AKT通路，以及更下游的RAPTOR、mTORC1和p70S6激酶1通路。目前，正在探索将PI3K/AKT信号通路的抑制剂以及其负向调控的增强因子（如PTEN）研制成小分子抑制剂。不依赖AMPK的肿瘤生长抑制通路包括通过使RAG家族的GTP酶失活抑制mTORC1。二甲双胍也可通过MID1-α4/PP2A复合体干扰雄激素受体蛋白生成。

　　有研究指出服用二甲双胍可取得多种获益，包括治疗2型糖尿病、降低肿瘤发病风险和总病死率。有研究报道，服用二甲双胍后肿瘤发病风险（$OR=0.63$）及肿瘤相关病死率均显著降低。一项回顾性研究报道，患有前列腺癌的糖尿病患者服用二甲双胍可降低生化复发、前列腺癌特异性死亡和进展至CRPC等风险，并将总体生存期延长至8.7年以上。除了有助于控制肿瘤，一项二甲双胍结合内分泌治疗、热量控制和锻炼的前瞻性临床研究表明，二甲双胍可以减少内分泌治疗的不良反应，如腹围、体重、BMI和收缩压的改变。在一项针对化疗敏感的CRPC患者的Ⅱ期临床试验显示：口服二甲双胍可延长PSA倍增时间，降低PSA、IGF-1和IGFBP-3水平。发现一种常用药物具有抗肿瘤作用无疑是令人兴奋的，近期有不少将二甲双胍用于治疗癌症的临床试验陆续开展。

另一类胰岛素增敏剂噻唑烷二酮类也是代谢类药物用于肿瘤治疗的可能方法。噻唑烷二酮类可通过过氧化物酶体增殖剂激活受体（peroxisome proliferators-activated receptors，PPARs）增强胰岛素敏感性，从而提高葡萄糖摄取，降低葡萄糖生成，并增强脂肪细胞对游离脂肪酸的摄取效应。一项荟萃分析结果显示，噻唑烷二酮类可能有助于降低总体肿瘤的发病风险（$RR = 0.95$，$95\%CI$：$0.1 \sim 0.99$）。

二、他汀类药物

他汀类是另一种治疗代谢综合征的常用药物，有证据表明其有可能影响肿瘤的预后。他汀类药物有两条独立的机制作用于肿瘤细胞。第一，羟甲基戊二酰辅酶 A（HMG-CoA）还原酶降低血清总胆固醇和低密度脂蛋白浓度并升高高密度脂蛋白浓度，最终减少肿瘤细胞信号转导、增殖和转移所需的基质。这与近期一项包含 27 篇观察性研究的荟萃分析结果相一致，服用他汀类药物可将前列腺癌发病风险降低 7%（$RR = 0.93$，$95\%CI$：$0.87 \sim 0.99$），高级别前列腺癌发病风险降低 20%（$RR = 0.8$，$95\%CI$：$0.70 \sim 0.90$）。一项对 504 例行前列腺癌根治术的他汀类药物使用者的病理标本的分析指出，尽管年龄和 BMI 较高，服用他汀类可降低预后不良的病理学特征和 PSA 水平。相反，一项纳入 185 000 名瑞典男性的队列研究指出，服用他汀类药物用可降低 PSA 水平，但对降低发病风险并无作用。第二，他汀类药物可直接影响单个肿瘤细胞。体外试验观察到用阿托伐他汀处理细胞后可减少细胞增殖、增强凋亡和抑制局部侵袭，机制可能是抑制 PI3K/AKT 通路和抵消 ATP 作用。

三、亲免素配体

随着对于代谢综合征和前列腺癌研究的进展，正在进行 II 期临床试验的靶向药物 figitumumab 有望进入临床应用。这是一种针对 IGF-1 受体的免疫球蛋白 G2 单克隆抗体。研究报道其用于局限性前列腺癌患者可降低 PSA 水平，其中 30% 的患者 PSA 下降超过 50%，但其不良反应（如高血糖）限制了它的广泛应用。

四、抗炎药物

与肥胖的炎症理论一致，一些流行病学研究指出预防性应用阿司匹林可能获益。回顾性研究表明，高危前列腺癌患者服用阿司匹林超过2年可降低前列腺癌特异性死亡风险。一项纳入24项流行病学研究的荟萃分析结果指出，定期服用阿司匹林可以降低新发和（或）晚期前列腺癌的发病风险（$RR = 0.86$，$95\%CI: 0.81 \sim 0.92$；$RR = 0.83$，$95\%CI: 0.75 \sim 0.91$）。对于接受内分泌治疗的转移性前列腺癌患者，一些研究发现心血管疾病易感组患者服用阿司匹林可能获益。

五、体育锻炼和减重

目前，关于体育锻炼在前列腺癌预防和治疗中作用的相关研究较为有限。澳大利亚的一项研究表明，18岁以后体重每增加5 kg将导致前列腺癌发病风险和病死率增加（$HR = 1.06$，$95\%CI: 1.01 \sim 1.13$；$HR = 1.12$，$95\%CI: 1.01 \sim 1.23$）。鉴于前列腺癌患者的心血管疾病发病率和病死率很高，建议患者参加体育运动以同时减少心血管意外和癌症风险。此外，有证据表明在肿瘤治疗期间和治疗后运动可以改善生活质量、肿瘤有关的疲劳和机体功能。

接受内分泌治疗的患者往往为高龄（60～80岁），超重（87%），有高血压（61%）、糖尿病（25%）伴高胆固醇血症（56%）和空腹血糖受损（16%）。这些患者易患心血管疾病，往往出现内分泌治疗不良反应，如糖尿病、骨质疏松症和性/身体/认知功能障碍。临床研究表明，这组患者可以从早期锻炼干预中获益——包括总体重、去脂体重、脂肪重量和骨矿物密度的储存，以及胆固醇和血糖水平的改善。

六、营养

目前，对于前列腺癌的预防和治疗，在饮食的类型和热量摄入量方面尚未达成共识。但一些组织机构如"国家血管疾病预防联盟"发布的营养摄入和生活方式指南对前列腺癌患者和非前列腺癌患者保持体重和减少心血管疾病风险都有所帮助。一些含有异硫氰酸酯类的蔬菜(西蓝花、甘蓝、白菜和菜花)、葱属蔬菜(大蒜、韭菜和葱)及含有植物雌激素和植物化学成分的食品(番茄、姜黄、石榴和咖啡)都可能有助于预防前列腺癌。尽管通过食用特定种类的食物来预防癌症的前景非常具有吸引力,但目前仍缺乏坚实的证据支持。就目前而言,合理控制热量摄入并保持低BMI是值得推荐的。

七、抗高血压

高血压作为一个独立危险因素或作为代谢综合征的一部分均与前列腺癌发病风险增加相关。一项大型病例对照研究表明,使用β受体阻滞剂可降低前列腺癌发病风险($OR=0.86$, $95\%CI$: $0.77\sim0.96$),但也有荟萃分析结果提示抗高血压药物并不能降低肿瘤的发病风险。

第五节　推荐和结论

尽管代谢综合征和前列腺癌之间的相关证据仍需积累,但这两者之间很可能存在因果关系。如果建立肿瘤是一种代谢性疾病的概念,将有可能改变肿瘤预防及治疗的未来。无论是否患癌症,鉴于代谢综合征相关疾病的发病率和病死率如此之高,采取措施治疗代谢综合征都是非常有必要的,如限制热量摄入,制订包含水果和蔬菜的饮食计划,定期进行适宜强度的运动,这些措施可以改善整体健康状况并可能会减少肿瘤发生和进展的风险。

代谢综合征与前列腺癌之间的关系是复杂的,其生物病理生理机制尚未完全阐明。但迄今为止的流行病学、体外及动物实验和干预性研究都证实代谢综合征和前列腺癌在发生、进展和复发方面存在密切联系。未来分子生物学研究将逐步阐明相关机制,并寻找到特定的通路作为靶点进行治疗以改善前列腺癌患者的预后。

参 考 文 献

[1] Alberti KG, Eckel RH, Grundy SM, et al.Harmonizing the metabolic syndrome: a joint interim statement of the International Diabetes Federation Task Force on Epidemiology and Prevention; National Heart, Lung, and Blood Institute; American Heart Association; World Heart Federation; International Atherosclerosis Society; and International Association for the Study of Obesity [J]. Circulation, 2009, 120(16): 1640−1645.

[2] Asmar R, Beebe-Dimmer JL, Korgavkar K, et al. Hypertension, obesity and prostate cancer biochemical recurrence after radical prostatectomy [J]. Prostate Cancer Prostatic Dis, 2013, 16(1): 62−66.

[3] Banez LL, Hamilton RJ, Partin AW, et al. Obesity-related plasma hemodilution and PSA concentration among men with prostate cancer [J]. JAMA, 2007, 298(19): 2275−2280.

[4] Bassett WW, Cooperberg MR, Sadestsky N, et al. Impact of obesity on prostate cancer recurrence after radical prostatectomy: data from CaPSURE [J]. Urology 2005, 66(5): 1060−1065.

[5] Bhaskaran K, Douglas I, Forbes H, et al. Body-mass index and risk of 22 specific cancers: a population-based cohort study of 5 · 24 million UK adults [J]. Lancet, 2014, 384(9945): 755−765.

[6] Cao Y, Ma J. Body mass index, prostate cancer-specific mortality, and biochemical recurrence: a systematic review and meta-analysis [J]. Cancer Prev Res (Phila), 2011, 4(4): 486−501.

[7] Decensi A, Puntoni M, Goodwin P, et al. Metformin andcancer risk in diabetic patients: a systematic review and meta-analysis [J]. Cancer Prev Res, 2010, 3(11): 1451−1461.

[8] Efstathiou JA, Bae K, Shipley WU, et al. Obesity and mortality in men with locally advanced prostate cancer [J]. Cancer, 2007, 110(12): 2691−2699.

[9] Flanagan J, Gray PK, Hahn N, et al. Presence of the metabolic syndrome is associated with shorter time to castration-resistant prostate cancer [J]. Ann Oncol, 2011, 22(4): 801−807.

[10] Freedland SJ, Platz EA, Presi JC Jr, et al. Obesity, serum prostate specific antigen and prostate size: implications for prostate cancer detection [J]. J Urol, 2006, 175(2): 500−504.

[11] Fukui M, Tanaka M, Kadono M, et al. Serum prostatespecific antigen levels in men

with type 2 diabetes[J]. Diabetes Care, 2008, 31(5): 930−931.

[12] Gunter JH, Lubik AA, McKenzie I, et al. The Interactions between Insulin and Androgens in Progression to Castrate-Resistant Prostate Cancer[J]. Adv Urol, 2012, 2012: 248607.

[13] Haggstrom C, Stocks T, Nagel G, et al. Prostate cancer, prostate cancer death, and death from other causes, among men with metabolic aberrations[J]. Epidemiology, 2014, 25(6): 823−828.

[14] Janus ED, Laatikainen T, Dunbar JA, et al. Overweight, obesity and metabolic syndrome in rural southeastern Australia[J]. Med J Aust, 2007, 187(3): 147−152.

[15] Kane CJ, Bassett WW, Sadetsky N, et al. Obesity and prostate cancer clinical risk factors at presentation: data from CaPSURE[J]. J Urol, 2005, 173(3): 732−736.

[16] Larsson O, Morita M, Topisirovic I, et al. Distinct perturbation of the translatome by the antidiabetic drug metformin[J]. Proc Natl Acad Sci U S A, 2012, 109(23): 8977−8982.

[17] Laukkanen JA, Laaksonen DE, Niskanen L, et al. Metabolic syndrome and the risk of prostate cancer in Finnish men: a population-based study[J]. Cancer Epidemiol Biomarkers Prev, 2004, 13(10): 1646−1650.

[18] Ma J, Li H, Giovannucci E, et al. Prediagnostic body-mass index, plasma C-peptide concentration, and prostate cancer-specific mortality in men with prostate cancer: a long-term survival analysis[J]. Lancet Oncol, 2008, 9(11): 1039−1047.

[19] Mottillo S, Filion KB, Genest J, et al. The metabolic syndrome and cardiovascular risk a systematic review and meta-analysis[J]. J Am CollCardiol, 2010, 56(14): 1113−1132.

[20] Neuhouser ML, Till C, Kristal A, et al. Finasteride modifies the relation between serum C-peptide and prostate cancer risk: results from the Prostate Cancer Prevention Trial[J]. Cancer Prev Res (Phila), 2010, 3(3): 279−289.

[21] Renehan AG, Tyson M, Egger M, et al. Body-mass index and incidence of cancer: a systematic review and meta-analysis of prospective observational studies[J]. Lancet, 2008, 371(9612): 569−578.

[22] Rickles AS, Iannuzzi JC, Mironov O, et al. Visceral obesity and colorectal cancer: are we missing the boat with BMI[J]. J GastrointestSurg, 2013, 17(1): 133−143.

[23] Robinson WR, Poole C, Godley PA . Systematic review of prostate cancer's association with body size in childhood and young adulthood[J]. Cancer Causes Control, 2008, 19(8): 793−803.

[24] Sanli T, Steinberg GR, Singh G, et al. AMP-activatedprotein kinase (AMPK) beyond metabolism: a novel genomic stresssensor participating in the DNA damage response

pathway［J］. Cancer Biol Ther, 2014, 15(2): 156-169.

［25］ Sharma J, Gray KP, Evan C, et al. Elevated insulin-like growth factor binding protein-1 (IGFBP-1) in men with metastatic prostate cancer starting androgen deprivation therapy (ADT) is associated with shorter time to castration resistance and overall survival［J］. Prostate, 2014, 74(3): 225-234.

［26］ Siegel RL, Miller KD, Jemal A, et al. Cancer statistics, 2015［J］. CA Cancer J Clin, 2015, 65(1): 5-29.

［27］ Tonkin A, Barter P, Best J. et al. National Heart Foundation of Australia and the Cardiac Society of Australia and New Zealand: position statement on lipid management — 2005［J］. Heart Lung Circ, 2005, 14(4): 275-291.

［28］ Wright JL, Plymate SR, Porter MP, et al. Hyperglycemia and prostate cancer recurrence in men treated for localized prostate cancer［J］. Prostate Cancer Prostatic Dis, 2013, 16(2): 204-208.

［29］ Zhang P, Li H, Tan X, et al. Association of metformin use with cancer incidence and mortality: a meta-analysis［J］. Cancer Epidemiol, 2013, 37(3): 207-218.

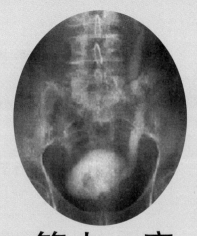

第十一章

局限性前列腺癌预后指标

王跃 朱耀

　　局限性前列腺癌是指可能治愈的、临床分期相对较早的前列腺癌，其特征包括肿瘤局限于前列腺、尚未浸透包膜或固定且尚未发现区域淋巴结转移或远处转移的临床分期为T1和T2期的前列腺癌。局限性前列腺癌患者的预后虽然较好，但仍存在着较大的个体差异。发现临床上具有预后相关的指标，对患者的诊断和治疗均有重要意义。前列腺特异性抗原（PSA）作为一种传统的局限性前列腺癌预后相关指标，其广泛应用使得这些患者的诊治在过去的20多年内有了巨大的改善。然而PSA作为预后指标仍有诸多不足，本章阐述了治疗方法、病理特征、基于PSA改进的临床评估模型及基因组检测等指标与局限性前列腺癌患者预后的相关性，更多具有前景的预后指标亟待被发现。

[通信作者] 朱耀，Email: mailzhuyao@163.com

第一节　治疗方式与局限性前列腺癌患者的预后

目前，局限性前列腺癌的主要治疗方式包括观察等待、前列腺癌根治术及前列腺癌放疗。

对局限性肿瘤中临床分期为的T1a期、病理分级为G1级癌或Gleasoon评分为2～4分的患者，可选择观察等待方法。近年来，随着定期体检的日益普及，前列腺特异性抗原（PSA）和经尿道前列腺切除术（transurethral resection of prostate，TURP）的广泛应用使越来越多的早期癌和偶发癌被检出，其中含有许多预后良好或终身不需治疗的潜伏癌。这些肿瘤本身可能不会对患者的生命健康和生活质量产生影响，过度治疗可能带给患者较多的并发症，影响生活质量，甚至减少预期寿命。严密随访是可被选择的治疗方式之一。

一项研究对50例服安慰剂和61例行根治术的局限性前列腺癌患者进行比较，随访15年后发现两者的生存率差异无统计学意义。虽然这项研究本身存在较多的局限性，但是这项试验为观察等待的治疗方案提供了参考依据。

而前列腺癌根治术作为大部分泌尿外科医师推崇的治疗局限性前列腺癌的方式，目前已有了越来越广泛的适应证。传统观念认为，前列腺癌根治术主要用于可能治愈的临床T1～T2期肿瘤。接受手术的患者预期寿命应大于10年且健康状况良好，可以耐受手术。相比保守治疗而言，目前前列腺癌根治术是唯一有前瞻性临床试验证实可以延长前列腺癌患者肿瘤特异性生存时间的局部治疗方式。Yu等通过对66 492例接受根治手术或根治放疗的前列腺癌患者的长期随访表明，根治性手术拥有比根治性放疗更长的疾病特异性生存期。从解剖学的角度，前列腺可以通过经耻骨后和经会阴两条手术入路到达。而不论是开放手术还是腹腔镜抑或机器人手术，经耻骨后手术入路都是被最为广泛采用的方式，由此入路可以同时行双侧盆腔淋巴结清扫以评估盆腔淋巴结有无肿瘤转移。临床局限性前列腺癌患者施行根治手术的目标有3个，按照重要程度依次包括：尽量完整切除肿瘤、保留控尿能力和保留勃起功能。前列腺癌根治术是治疗临床局限性前列腺癌非常有效的手段。在随机对照比较前列腺癌根治术与观察等待的研究中,接受手术治疗的人群死于前列腺癌的 RR 为 0.5 (95%CI:0.27～0.91,P=0.02)。Martin 等通过对 6 个中心 6 489 例局限型前列腺癌施行 RP 后患者的长期随访发现(平均随访时间 4 年,包括 3 493 例 T1 期、2 650 例 T2 期患者),10 年和 15 年的总体生存率分别为 85.6% 和 71.6%。

Hamdy 等通过长期随访进一步比较了局限性前列腺癌各种治疗方法对于患者预后的影响。1999—2009 年共对 82 429 例 50～69 岁的男性进行了随访,其中 2 664 例患者被确诊为局限性前列腺癌,1 643 例患者同意随机接受观察等待(n=545)、根治性手术(n=553)及根治性放疗(n=545)。通过中位时间为 10 年的随访发现,这些患者中共有 17 例死于前列腺癌,其中 8 例为观察等待组,5 例为根治性手术组,4 例为根治性放疗组,三组的前列腺癌特异性死亡率的差异并无统计学意义(P=0.48)。然而,观察等待组患者出现转移的概率大于手术及放疗组(P=0.004),且前列腺癌进展的概率也大于手术及放疗组(P<0.001)。

第二节 病理特征与局限性前列腺癌患者的预后

早在 1999 年,美国的病理学家就已经达成共识,前列腺癌的 TNM 分期与患者的预后密切相关,并且是前列腺癌患者最重要的临床参数。病理特征与疾病的恶性程度、复发风险和患者的生存期有着密切的联系。

Gleason 评分作为除了 TNM 分期外另一重要的病理因素也对预后起着决定性的作用。Gleason 评分反映了患者前列腺癌的恶性程度及生化特征,它影响着患者根治性治疗后生化复发的风险和系统性治疗的成败。肿瘤高分化的患者(Gleason 评分 ≤ 6 分)比低分化的患者(Gleason 评分 7～10 分)拥有更好的预后,并且复发的风险更低。诸多研究证实,对于根治术后的患者,Gleason 评分 4+3 分是前列腺预后转差的阈值,Gleason 评分与生化复发、局灶和转出转移都有良好的相关性。

除了传统的 TNM 分期和 Gleason 评分外,近年来发现的一些其他的病理相关特征,也可以预测局限性前列腺癌患者的预后。肿瘤体积是前列腺癌患者的重要预后因素,前列腺癌的平均肿瘤体积已从 1980 年代的 4.7～6.1 ml 降至如今的 2.1～2.6 ml。Stamey 等发现肿瘤体积与患者的生化复发密切相关，对于肿瘤体积范围为 0.5～2.0 ml 的患者，发生生化复发的概率为 14%；而对于 > 12 ml 的患者，生化复发的概率则高达 97%。这项研究表明较小的肿瘤体积不太容易发生疾病进展。Renshaw 等的研究也报道了类似的结果，在他们的研究中，患者肿瘤体积 < 1 ml 的患者均没有出现生化复发，而肿瘤体积 > 2 ml 的患者均会出现复发。Eichelberger 等也发现肿瘤体积 < 1 ml 的患者 PSA 复发率为 15%，而肿瘤体积 > 2 ml 的患者则高达 73%。

第三节　传统临床指标和新型标志物与局限性前列腺癌患者的预后

一、传统临床指标与预后的关系

PSA 在 20 世纪 80 年代末被应用于临床后已经对前列腺癌的诊治产生了革命性的影响。PSA 不仅应用于对于前列腺癌的筛查和诊断，也被用来辅助判断患者的预后、治疗效果及疾病风险。PSA 的广泛应用尽管能够使诸多新诊断的前列腺癌患者的生存获益，但是由于其特异性和敏感性的局限性，仍然有相当高比例的患者因一些不确定是否为真的"高风险"因素而接受了过度治疗。此外，依靠 PSA 而被诊断为高危前列腺癌的患者是否真的转移和死亡风险更高也存在着巨大的疑问。基于此种问题，医师们需要尽可能地结合所有的传统预后相关因素［T 分期、PSA、Gleason 评分、活检和（或）病理标本而得知的病理特征］来判断患者的后续治疗情况。传统预后指标的局限性，使得具有更高特异性和敏感性的肿瘤标志物或风险分析模型越来越被需要。

二、新型标志物与预后的关系

前列腺癌虽然是一种常见的恶性肿瘤，但其突出特征之一是在临床诊治效果上巨大的不均匀性和差异性。尽管目前基于传统的预后相关临床参数已经能够相对较好地对患者的疾病危险度进行分层,但准确性仍然不够,导致很多惰性肿瘤的过度治疗及很多高危患者的治疗不足。

值得注意的是,PSA作为目前被广泛商业化的血清学标志物有着较大的局限性。但这也促使很多新一代的基因及组织学前列腺癌标志物被不断地发现和应用于临床实践。

不断发现的新型前列腺癌的肿瘤标志物主要用来确定疾病的诊断及预后,一切具有良好前景的标志物可能会提供额外的关于患者个体化的前列腺癌的性质或特征。目前,这些标志物也包括了以PSA为基础的各种亚型标志物,包括前列腺健康指数(prostate health index,PHI)、4 K评分等。这些肿瘤标志物能够提示患者的预后,是除了手术病理之外的重要辅助参考。一些标志物不仅能够提示患者的预后,还能够提示患者药物治疗的敏感性。

一些基于PSA肿瘤标志物的临床意义已经得到了体现。PHI是一种基于游离PSA、总PSA以及[−2]proPSA综合评估的指标。PHI评分按照以下公式计算得来:([−2]proPSA/游离PSA)×总PSA。迄今为止,商用化的检验(Beckman CoulterIncorporated,Carlsbad,CA)已经在欧洲、美国和亚洲的诸多大型肿瘤治疗中心被应用,并且被诸多前瞻性的临床试验证明能够提高前列腺癌诊断的敏感性和准确性。PHI用来评估患者预后的临床试验的结果在近些年来也有所收获。在欧洲一项包含了489名前列腺癌根治术后患者的前瞻性多中心研究中,在包含PHI的多变量临床风险预测模型中,将≥pT3a和(或)Gleason评分≥3+4的患者的进展风险准确率(ROC曲线下面积)提升至0.78(95%*CI*: 0.74~0.82)~0.80(95%*CI*: 0.76~0.84)。然而,PHI对于协助诊断前列腺癌根治术后不良病理方面的作用仍然存在着一些争议。

前列腺癌风险评估(cancer of the prostate riskassessment,CAPRA)评分是一项于2005年发表的用来预测多前列腺癌发生、发展的指标,其将多个危险因素进行联合分析的指标。目前,临床应用已经有超过10年的历史。CAPRA评分是一项包含了1 400例行前列腺癌根治术后接受或未接受辅助性放疗和内分泌治疗的患者的数据而发布的。这些患者的数据分析来自加州大学旧金山分校前列腺癌肿瘤治疗研究所(CaPSURE),纳入了美国1992—2001年40个医疗中心的患者。这项研究通过纳入患者确诊时的年龄、基线PSA、Gleason评分、前列腺穿刺阳性针数的多因素Cox回归,分析了这些指标与根治术后生化复发的关系并最终建立了CAPRA模型。CAPRA评分的结果基于以下参数：PSA范围占4分、Gleason评分占3分，穿刺阳性针数、临床分期、年龄均占1分。其结果为0～10分，每增加2分，前列腺癌生化复发的风险增加1倍。CAPRA评分中，0～2分为低危组，3～5分为中危组，6～10分为高危组。CAPRA更多的是一个相对的而非绝对的风险指标。自2005年CAPRA评分发表以来，已经在诸多国际性的大规模人群被多家学术机构等验证。CAPRA评分能够良好地预测患者的病理分级，以及各种肿瘤治疗的重点事件，包括转移进展以及前列腺癌特异性死亡率（prostate cancer specific mortality, PCSM）。CAPRA也是目前唯一能够成功预测前列腺癌根治术、放疗、内分泌治疗以及其他治疗在内的分层风险评估系统。

Prolaris试验（Myriad Genetics, Salt Lake City, UT）是一项包括了31个与细胞周期进展（cell cycle progression, CCP）相关基因的检测。这个基因组检测包含的元素最初来源于一组126个与CCP相关的候选基因，并且通过CCP相关通路分析进一步将检测基因的范围缩小至31个。在临床验证研究中，CCP试验已经显示其能够良好地预测肿瘤相关的后续终点事件。在接受外放疗的局限性前列腺癌患者中，当调整临床和治疗相关变量的参数后，CCP试验能够独立预测患者的生化复发率和PCSM。除此之外，CCP试验的预后价值在未接受根治性前列腺癌治疗的局限性患者中也得到了相似的结论。在未进行治疗的前列腺癌患者的预后检测中，CCP试验也展示其能够良好地预测患者的PCSM，证实了在未经规范治疗以及采用观察等待的前列腺癌患者中也有良好的价值。CCP试验的预后也同样在接受前列腺癌根治术的患者中进行了测试。在一项纳入413例前列腺癌根治术后石蜡标本的回顾性临床试验中，CCP评分是预测生化复发和转移风险的独立预后指标，并且与患者的临床和病理特征密切相关。

OncotypeDX基因组评分（GPS）（Genomic Health, Redwood City, CA）是一项包含了12个与前列腺癌进展相关基因的检验。这些基因是从732个与前列腺癌根治术后复发和前列腺穿刺结果相关的基因中筛选的。在包含395例患者的临床实际检测中，OncotypeDX基因组评分被报道与不良的病理、高Gleason评分、高病理分期（pT3）和淋巴结阳性密切相关。另一项包含了402例患者的研究则进一步证实了OncotypeDX基因组评分与根治术后患者的生化复发及发生转移有密切关联。

Decipher基因试验则是一项包含了22个标志物的检测，这些基因在接受前列腺癌根治术后复发的患者中高表达。Decipher指数（0～1）能够早期预测根治术后的转移灶进展，其预后价值已经在一群患者中被验证。Decipher指数与患者的病理特点密切相关，评分越高，发生转移的风险越大，PCSM也越高。基于Decipher基因检测的良好预后价值，它还能够协助判断哪些根治术后的患者适合家用辅助性放疗。Den等报道了在两个中心共188例根治术后病理标本为T3期或切缘阳性术后接受辅助放疗的前列腺癌患者中，评分低、中、高组的5年转移进展率分别为0、9%、29%（$P = 0.002$）。

去势抵抗性前列腺癌（CRPC）是公认的前列腺癌难治阶段，也是不良预后的标志。尽早发现局限性前列腺癌并予以最佳的个体化治疗是目前前列腺癌治疗的重要原则，除传统治疗方式的选择及患者的病理特征等，越来越多的前列腺癌标志物被发现并能够良好地提示患者的预后，这些方法弥补了既往传统的预后指标的不足，能够对患者的预后进行更为准确的提示，但是目前能够应用于临床的标志物仍然十分有限，更多地能够提示局限性前列腺癌患者预后的指标亟待发现。

------------------------------ **参 考 文 献** ------------------------------

[1] Bishoff JT, Freedland SJ, Gerber L, et al. Prognostic utility of the cell cycle progression score generated from biopsy in men treated with prostatectomy[J]. J Urol, 2014, 192(2): 409-414.

[2] Brajtbord JS, Leapman MS, Cooperberg MR. The CAPRA score at 10 years: contemporary perspectives and analysis of supporting studies[J]. Eur Urol, 2017, 71(5): 705-709.

[3] Cooperberg MR, Carroll PR. Trends in management for patients with localized prostate cancer, 1990-2013[J]. JAMA, 2015, 314(1): 80-82.

[4] Cooperberg MR, Pasta DJ, Elkin EP, et al. The University of California, San Francisco Cancer of the Prostate Risk Assessment score: a straightforward and reliable preoperative predictor of disease recurrence after radical prostatectomy[J]. J Urol, 2005, 173(6): 1938-1942.

［ 5 ］ Corral DA, Bahnson RR. Survival of men with clinically localized prostate cancer detected in the eighth decade of life［ J ］. J Urol, 1994, 151(5): 1326-1329.

［ 6 ］ Cullen J, Rosner IL, Brand TC, et al. A Biopsy-based 17-gene genomic prostate score predicts recurrence after radical prostatectomy and adverse surgical pathology in a racially diverse population of men with clinically low- and intermediate-risk prostate cancer［ J ］. Eur Urol, 2015, 68(1): 123-131.

［ 7 ］ Cuzick J, Stone S, Fisher G, et al. Validation of an RNA cell cycle progression score for predicting death from prostate cancer in a conservatively managed needle biopsy cohort［ J ］. Br J Cancer, 2015, 113(3): 382-389.

［ 8 ］ Cuzick J, Swanson GP, Fisher G, et al. Prognostic value of an RNA expression signature derived from cell cycle proliferation genes in patients with prostate cancer: a retrospective study［ J ］. Lancet Oncol, 2011, 12(3): 245-255.

［ 9 ］ de la Calle C, Patil D, Wei JT, et al. Multicenter evaluation of the prostate health index to detect aggressive prostate cancer in biopsy naïve men［ J ］. J Urol, 2015, 194(1): 65-72.

［ 10 ］ Den RB, Feng FY, Showalter TN, et al. Genomic prostate cancer classifier predicts biochemical failure and metastases in patients after postoperative radiation therapy ［ J ］. Int J Radiat Oncol Biol Phys, 2014, 89(5): 1038-1046.

［ 11 ］ Eichelberger LE, Koch MO, Daggy JK, et al. Predicting tumor volume in radical prostatectomy specimens from patients with prostate cancer［ J ］. Am J Clin Pathol, 2003, 120(3): 386-391.

［ 12 ］ Febbo PG, Ladanyi M, Aldape KD, et al. NCCN Task Force report: Evaluating the clinical utility of tumor markers in oncology［ J ］. J Natl Compr Canc Netw, 2011, 9(Suppl 5): S1-S32.

［ 13 ］ Freedland SJ, Gerber L, Reid J, et al. Prognostic utility of cell cycle progression score in men with prostate cancer after primary external beam radiation therapy［ J ］. Int J Radiat Oncol Biol Phys, 2013, 86(5): 848-853.

［ 14 ］ Hamdy FC, Donovan JL, Lane JA, et al. 10-Year Outcomes after Monitoring, Surgery, or Radiotherapy for Localized Prostate Cancer［ J ］. N Engl J Med, 2016, 375(15): 1415-1424.

［ 15 ］ Harvey P, Basuita A, Endersby D, et al. A systematic review of the diagnostic accuracy of prostate specific antigen［ J ］. BMC Urol, 2009, 9: 14.

［ 16 ］ Holmberg L, Bill-Axelson A, Helgesen F, et al. A randomized trial comparing radical prostatectomy with watchful waiting in early prostate cancer［ J ］. N Engl J Med, 2002, 347(11): 781-789.

［ 17 ］ Karnes RJ, Bergstralh EJ, Davicioni E, et al. Validation of a genomic classifier that predicts metastasis following radical prostatectomy in an at risk patient population [J]. J Urol, 2013, 190(6): 2047−2053.

[18] Klein EA, Cooperberg MR, Magi-Galluzzi C, et al. A 17-gene assay to predict prostate cancer aggressiveness in the context of Gleason grade heterogeneity, tumor multifocality, and biopsy undersampling[J]. Eur Urol, 2014, 66(3): 550−560.

[19] Knezevic D, Goddard AD, Natraj N, et al. Analytical validation of the oncotype DX prostate cancer assay — a clinical RT-PCR assay optimized for prostate needle biopsies[J]. BMC Genomics, 2013, 14: 690.

[20] Lughezzani G, Budaus L, Isbarn H, et al. Head-to-head comparison of the three most commonly used preoperative models for prediction of biochemical recurrence after radical prostatectomy[J]. Eur Urol, 2010, 57(4): 562−568.

[21] Nakagawa T, Kollmeyer TM, Morlan BW, et al. A tissue biomarker panel predicting systemic progression after PSA recurrence post-definitive prostate cancer therapy[J]. PLoS One, 2008, 3(5): e2318.

[22] Ng CF, Chiu PK, Lam NY, et al. The Prostate Health Index in predicting initial prostate biopsy outcomes in Asian men with prostate-specific antigen levels of 4 − 10 ng/ml[J]. Int Urol Nephrol, 2014, 46(4): 711−717.

[23] Renshaw A. Assessment of morphometric measurements of prostate carcinoma volume[J]. Cancer, 2002, 94(8): 2309−2310.

[24] Roder MA, Brasso K, Christensen IJ, et al. Survival after radical prostatectomy for clinically localised prostate cancer: a population-based study [J]. BJU Int, 2014, 113(4): 541−547.

[25] Sakr WA, Brawer MK, Moul JW, et al. Pathology and bio markers of prostate cancer [J]. Prostate Cancer Prostatic Dis, 1999, 2(S1): 7−14.

[26] Shao YH, Kim S, Moore DF, et al. Cancer-specific survival after metastasis following primary radical prostatectomy compared with radiation therapy in prostate cancer patients: results of a population-based, propensity score-matched analysis [J]. Eur Urol, 2014, 65(4): 693−700.

[27] Siegel R, Naishadham D, Jemal A. Cancer statistics, 2012 [J]. CA Cancer J Clin, 2012, 62(1): 10−29.

[28] Stamey TA, Freiha FS, McNeal JE, et al. Localized prostate cancer. Relationship of tumor volume to clinical significance for treatment of prostate cancer[J]. Cancer, 1993, 71 (3 Suppl): 933−938.

[29] Yang XJ, Lecksell K, Potter SR, et al. Significance of small foci of Gleason score 7 or greater prostate cancer on needle biopsy[J]. Urology, 1999, 54(3): 528−532.

第十二章

雄激素受体剪切变异体与前列腺癌患者的个体化治疗

王跃 戴波

大多数前列腺癌患者在持续性雄激素剥夺治疗一段时间后都将发展为去势抵抗性前列腺癌（CRPC），目前对于CRPC的治疗手段有限。雄激素受体（AR）通路是雄激素在前列腺癌发生和发展过程中最为重要的途径。而近年来发现的AR剪切变异体（AR-Vs）被认为在CRPC发生和发展过程中起重要的作用。本章对目前AR-Vs在前列腺癌发生和发展中的作用及其对患者预后影响方面的相关研究进行了阐述。

[通信作者] 戴波，Email: bodai1978@126.com

第一节　概　述

前列腺癌一旦发生进展则治疗会变得较为棘手。内分泌治疗，即雄激素剥夺治疗，是目前治疗晚期转移性前列腺癌各种指南推荐的一线治疗方案，大多数未经内分泌治疗的前列腺癌对其拥有良好的应答，使得患者的血清前列腺特异性抗原（PSA）水平降低，软组织转移病灶缩小，骨痛症状缓解，延长患者的无疾病进展生存期及总生存期，提高患者的生活质量。然而，即使雄激素水平维持在去势水平以下，经过中位1～2年的内分泌治疗后，几乎所有患者都将进展至激素抵抗阶段，即去势抵抗性前列腺癌（CRPC）。

在发展至CRPC阶段之前，大部分前列腺癌腺癌细胞为雄激素依赖性。而人体雄激素则主要通过激活AR而发挥其体内的生物学作用。正常的人类雄激素受体（AR）由四个部分组成，包括氨基端转录激活区（NTD）、DNA结合区（DBD）、铰链区及配体结合区（LBD）。其中，NTD区域主要功能是参与AR的转录调节功能；由外显子2和3编码的DNA结合（DBD）负责与DNA的结合；而AR的羧基末端结构域（CTD）包括了配体结构域（LBD）及辅助激活因子结合区，参与雄激素的结合及辅助激活因子的结合。AR发挥相关作用主要是通过其铰链区及配体结合区（LBD）可与雄激素结合，进而结构发生相应变化后并向细胞核发生转位，从而调节AR靶基因的转录。AR的基因扩增、突变、辅助调节因子的变化。因此，AR通路的激活、雄激素受体剪切变异体（AR-Vs）的产生均与CRPC的发生紧密相关。

第二节　雄激素受体剪切变异体的发现及与雄激素受体的异同

AR-Vs是在一些诱导因素下使得AR全长结构发生变异，完整的AR全长的羧基末端被选择性剪切后形成各种缺乏LBD的缩短的AR,形成特殊的剪切变异体,这些剪切变异体无法与雄激素结合,并且能够在缺乏雄激素的环境下激活AR,这可能是CRPC发生的重要机制之一。目前,已有诸多的AR-Vs被发现并报道,包括AR1/2/2b、AR1/2/3/2b、AR3、AR4、AR5、AR-V1～AR-V7、AR-V567es、AR-V8～AR-V11、AR-V12～AR-V14。

2008年,Dehm等发现了AR1/2/2b和AR1/2/3/2b(AR-V6),这是最早被发现的AR-Vs。他们通过研究22Rv1前列腺癌细胞系(一种来自CWR22异种移植的细胞系)发现了3个AR亚型:1个拥有重复的外显子3的全长序列及2个缺乏COOH终端域的序列的AR亚型。这些AR亚型持续活跃并促进内源性基因的表达,并提出这些剪切变异体可以在雄激素阻断后继续促进前列腺癌细胞的增殖和生长。这也是最早报道的AR剪切变异。

虽然目前已被报道的AR-Vs众多,但研究相对较多的当属AR-V7。2009年Guo等发现了AR3和AR5,并对AR3进行了最初的描述,AR3日后被证实与AR-V7是同一种AR-Vs。他们通过对429个人类前列腺癌组织样本的免疫组化分析,发现了AR3在人类前列腺癌组织中表达,并且其转录处于持续性激活状态,在前列腺癌进展过程中显著上调并且其表达水平与根治性前列腺切除术后患者复发的风险相关。

与Guo等的发现相同,Hu等报道AR-V7在CRPC阶段的前列腺癌患者的癌细胞中表达增加,并且其表达量与根治性手术后的复发紧密相关。Hu等对AR-V7的表达量的检测基于mRNA水平,Guo等则是通过检测AR-V7编码的相关蛋白得到的结论。之后,Hu等通过更加深入的研究证明了在没有雄激素环境下培养的细胞中,ARV7仍然能够激活AR下游的相关靶基因,从而使AR通路持续激活。

第三节　雄激素受体剪切变异体在前列腺癌发生和发展中的作用机制

正常AR发挥作用需要配体结合域(ligand binding domain, LBD)与雄激素结合进而调节AR靶基因的转录。AR-Vs缺少LBD部分,但是其可以持续性自激活

AR通路的下游信号，这一现象的具体作用机制和详细过程尚未被揭示。目前致力于AR-Vs在机体中作用机制的研究仅揭示了一小部分与其他分子的关联。然而，AR-Vs作为目前前列腺癌研究领域的热点，近年的研究也从各个方面进行了诸多阐述，这些研究必将成为未来更加深入阐释AR-Vs在前列腺癌细胞中作用的基石。

有学者利用热休克蛋白90（Hsp90）抑制剂格尔德霉素（geldanamycin，GA）及Hsp90的分子伴侣FK506（他克莫司）结合蛋白（FK506 binding protein，FKBP）52的研究发现，尽管Hsp90抑制剂可以通过激活全长AR（full-length AR）的途径抑制增长促进激酶和信号，但其变异体AR-V7可以抵抗抑制剂Hsp90-AR杂合体的作用而不受影响。

有研究者分析了PTEN表达阴性的PC-3和LNCaP细胞系中与AR-V7持续激活可能相关的信号通路，发现AR-V7的转录活性可被蛋白激酶抑制剂LY294002和渥曼青霉素（wortmanin）抑制。说明AR-V7的转录活性受到磷脂酰肌醇3激酶（PI3K）-AKT-FOXO1信号通路的调节，并且在PTEN重激活的条件下，AR-V7的持续活性显著降低。

Vav3是一种AR的共激活剂，与良性组织相比，其表达量在前列腺癌CRPC的组织中高度上调，并在雄激素依赖型前列腺癌发展为激素抵抗型中发挥着作用。有学者研究了两种高表达Vav3和AR-V7的CRPC细胞系中Vav3对AR活性的促进作用，结果发现Vav3能够显著提高AR-V7和Arv567es的转录活性。这项研究也揭示了ARVs的相关作用。

Sun等建立了转基因小鼠模型（AR3Tg），这种模型能够持续表达非激素依赖性的AR-V7。通过研究此种模型，他们发现过表达AR-V7能够促进细胞自分泌或旁分泌生长因子（包括Tgf2和Igf1），并使前列腺祖细胞数量增多。此外，一些上皮-间叶细胞转换相关基因在AR3Tg模型中上调，在AR3Tg前列腺抗雄激素处理后，Ck5$^+$/Ck8$^+$表达量增加，在中间细胞中通过AR-V7转基因的表达，替代雄激素使得前列腺上皮细胞再生。

除AR-V7外，其他类型的变异体也有相应研究。ARv567es是由Sun等最早于2009年发现，他们发现此种变异体可以促进人类前列腺癌移植小鼠肿瘤模型的生长，并且ARv567es在前列腺癌细胞系中持续激活AR通路活性，转染ARv567es的人前列腺癌细胞系可产生雄激素抵抗。

尽管相关研究众多，AR-Vs在CRPC发生和发展中的具体作用机制仍然不甚清楚，需要更多的研究。AR-Vs是否在人类正常前列腺组织中也有表达以及是否具有相关生理功能也未被揭露。

同时，对正常AR和AR-Vs作用的靶基因也未能完全发现，且两者作用的靶点是否相同目前仍存在着不小的争议。例如，Hu等发现AR-V7的靶基因与正常AR激活的靶基因相同，并且AR-Vs发挥作用并不需要正常的AR参与。但是Guo等的研究则发现AR-V7能够激活AKT1，而该基因并不能被正常AR所激活，说明两者的靶基因并不相同。同时，Watson等认为AR-Vs必须有正常的AR存在才能发挥相应的功能，AR促进前列腺癌发生和发展是通过调解全长AR（AR-FL）实现的，并且在CRPC中AR-V7的高表达是一种急性反应而不是单纯的去势抵抗或雄激素抵抗型前列腺癌细胞的克隆扩张。

第四节　雄激素受体剪切变异体与前列腺癌患者的预后

现有研究充分表明AR-V7的表达水平在前列腺癌的发生和发展中表达上调并且与患者的复发及较差的预后紧密相关。Hörnberg等则发现，CRPC患者骨转移灶AR-V7 mRNA的表达水平是激素敏感性前列腺癌患者骨转移灶的120倍，而且AR-V7 mRNA水平在上四分位范围内的CRPC患者转移灶切除术后的肿瘤特异性生存时间显著短于其他CRPC患者。

Guo等分析了429例前列腺癌患者的标本发现，AR-V7表达水平与疾病进展及复发密切相关，并且在前列腺癌细胞的非雄激素依赖性生长中上调。AR-V7可作为激素治疗的独立预后指标，AR-V7编码的蛋白在CRPC细胞中的含量明显高于雄激素依赖型前列腺癌细胞。

Hu等对于AR-Vs与预后关系的判断是通过在硅序列分析及后续实验验证研究中发现的。他们检测了82例早期前列腺癌组织和25例CRPC组织中AR-V7 mRNA的表达状况，尽管未能观察到全部7种缺乏阅读框架的配体结合域的AR-Vs，但仔细研究了其中表达量最高的AR-V1和AR-V7，结果发现与早期前列腺癌相比，AR-V7的表达量在CRPC中提升了20倍；并且AR-V7的高表达预示着根治术后生化复发的高概率。同时还发现，AR-V7在缺乏雄激素的环境下依然能够持续性激活AR相关靶基因。

Zhang等通过使用两种抗体结合AR的不同地区的蛋白（N或C端），成功证明了在异种移植前列腺癌细胞系LuCaP 86.2中AR-Vs的存在。用此种方法，他们同时检测了50例初发前列腺癌及162例转移性CRPC患者的组织，发现在CRPC组织中明显表达降低的核C端AR链，而AR-Vs数目增加。该研究所用的方法也为后续其他研究提供了一种高效的免疫组化方法。此方法可用于确定大量样本中AR-Vs的存在。

来自复旦大学附属肿瘤医院戴波教授的团队则通过较大规模的患者长期随访证实，AR-V7的表达与患者的内分泌治疗有效时间和总生存期密切相关。他们收集2002年1月—2010年6月经前列腺穿刺活检确诊的113例晚期转移性前列腺癌患者的临床病理资料。利用免疫组化技术检测AR-V7在组织中的表达，并通过Cox多因素分析发现AR-V7的表达是晚期转移性前列腺癌患者激素敏感时间及总生存期的独立预测因素。此外，他们进一步收集了100例局限性前列腺癌、104例初诊转移性前列腺癌以及46例CRPC患者的组织，发现AR-V7在CRPC患者中的阳性表达率远高于临床局限性前列腺癌及初诊转移性前列腺癌。AR-V7同时也与较短的前列腺癌特异生存时间密切相关，并且是CRPC发生和发展的独立预测因素。

然而，对于AR-Vs与患者预后关系研究的结果和观点也存在着差异。Zhao等人通过对53例30%～70%组织为Gleason评分4分或5分的前列腺癌患者及52名3期患者的研究和随访发现，AR-V1及AR-V7两者的转录水平并不能预测患者的预后，研究显示两者无法判断是否会发生复发，也无法预测何时复发，虽然两者的表达量与血清PSA水平存在一定关联。

第五节　雄激素受体剪切变异体与前列腺癌的治疗

如前所述，目前对于CRPC的治疗手段有限。尽管，近年来出现了诸如阿比特龙及恩杂鲁胺等针对CRPC的新药，但其仍不能使患者的疾病得到长时间的稳定。而研究发现AR-Vs对于临床上现有的、基于AR通路的药物也具有重要的影响。

　　研究者检测了雄激素反应型细胞系PC346及雄激素抵抗型PC346DCC细胞亚系的AR受体通路表达情况,结果发现选择性基因下调促进分化,而上调促进增殖和入侵。提示在前列腺癌发展中AR信号通路对于细胞生长和分化两方面的平衡作用,说明AR信号通路是影响前列腺癌发生和发展的重要因素。传统的前列腺癌内分泌治疗药物的主要靶区为AR的LBD区域,药物通过阻断雄激素与AR的结合而达到阻止AR通路的转录调节功能。而新型基于AR通路的治疗CRPC的药物,包括阿比特龙及恩杂鲁胺,其治疗有效时间也与AR-Vs有密切的关联。近来一项研究发现,在LNCaP95和VcaP两种细胞系中使用恩杂鲁胺及阿比特龙会导致AR-V7和AR-V567的表达升高。AR-V7和ARFL激活AR受体途径的方式可能相似,且升高的AR-V7可能起着补偿ARFL的作用。用siRNA抑制AR受体LBD区产生的ARFL信号途径会导致AR-Vs信号途径的表达增加,AR-Vs实现功能需要ARFL参与。CRPC模型中的UBE2C可能由AR-Vs驱动。AR-V7支持着这两种CRPC模型细胞的生长及细胞周期相关基因的持续表达。

　　另一项研究则表明,AR-Vs拥有配体非依赖性活性。AR-V567还可以通过提升ARFL对低位配体的浓度来发挥作用。通过对CRPC细胞系LuCaP23CR的mRNA的测量,发现对照组和阿比特龙治疗组的ARFL和AR-V567的mRNA均增多,而AR-V7没有变化。LuCaP35CR细胞系中三者则均有明显变化。阿比特龙可以改变AR调节基因的表达,并且可以转录编码类固醇酶,而ARFL和AR-Vs在使用阿比特龙后表达量上调与临床上的药物抵抗性有关。同时,AR-V7还可通过自体反馈途径调节自身表达,在去势治疗后低活性的AR受体信号途径中起着激活的作用;但相对于ARFL,在耐阿比特龙细胞系VcaP中,AR-V7的转录活性仍然很低($<1\%$)。

　　Yamashita等观察了患者在出现去势抵抗之前和之后的肿瘤组织,发现当CRPC发展时,AR-V7表达显著上调,并且其促进下调的因子ASC-J9可以同时下调CWR22Rv1细胞系中全长AR和AR-V7的表达量;同时,通过短发夹AR-V7或ASC-J9可以抑制全场AR的CWR22Rv1细胞系的增殖,提示与AR-V7相关的调节因子ASC-J9是治疗CRPC的潜在靶点。

现有化疗药物中对激素抵抗型前列腺癌拥有良好效果的药物有限，紫杉烷类药物是对CRPC拥有肯定疗效的药物之一。最近的研究表明，前列腺细胞的微管网络对AR核易位和活动至关重要。Thadani-Mulero等通过一组AR剪切突变体（AR-V567和AR-V7）识别微管结合AR区域的研究发现，微管和动力蛋白的差异是导致体外和体内紫杉烷敏感性差异的决定因素。AR-V7缺乏铰链区，不与动力蛋白及微管发生共沉淀，而AR-V567则不同。研究显示，在AR-V7阳性的细胞系中，细胞的细胞核转录活动不受紫杉烷类药物的影响。相比之下，与微管网络相互影响的AR-V567剪接变体则对紫杉烷类药物敏感。在表达AR-V567的LuCap86.2移植肿瘤细胞系中，多西他赛治疗效果非常良好，而表达AR-V7的移植肿瘤细胞系LuCap23.1则显示对多烯紫杉醇耐药。这项研究说明AR-Vs也是目前临床上治疗CRPC药物敏感性的因素之一，并且不同种类的AR-Vs，其对药物的反应也差异较大。

Li等则对恩杂鲁胺和AR-Vs的关系进行了相关研究。他们发现CRPC细胞系对恩杂鲁胺的敏感性受到AR-Vs的调节。研究表明，AR重组基因表达阳性的细胞（包括ARFL和AR-Vs）是雄激素非依赖性且对恩杂鲁胺耐药。选择性敲除AR-Vs表达可以抑制非激素依赖性的生长，并且使抗雄激素治疗恢复敏感性。AR重组基因的表达标志着AR-Vs表达阳性细胞的出现及对恩杂鲁胺的耐药。在敲除AR-Vs和ARFL后进行的基因表达分析表明，AR-Vs促使对以AR为靶点的治疗发生抵抗，AR-Vs是雄激素/AR转录过程中持续且独立的感受器。进一步的分析还得知，有丝分裂基因在先前被认为是AR-Vs唯一的靶点，而目前看来是与AR-Vs或雄激素刺激的AR增生性信号相关的双相靶点。这不仅说明AR-Vs能够预测新型治疗CRPC药物的疗效，也是良好的治疗靶点。

CRPC是前列腺癌公认的难治阶段，也是不良预后的标志。CRPC患者的中位生存期为16~18个月，且缺乏有效的治疗药物，用于治疗CRPC的新药如阿比特龙、恩杂鲁胺等虽然效果较好，但有效时间仍然较短。因此，研究CRPC发生和发展的机制，不仅能够提示更多的预后指标，也能发现新的治疗靶点，为新的药物研发提供思路。AR-Vs是在CRPC发生和发展过程中起着极为重要的角色，尽管近年来有众多的AR-Vs被发现并被证实与CRPC相关，但即使是研究最为热门的AR-V7和AR-V1，对于其在组织中调节前列腺癌发展的机制仍然不甚清楚；并且新型药物（阿比特龙、恩杂鲁胺等）在应用一段时间后失去良好效果目前也被认为可能与AR-Vs相关，其相互作用的机制也有待研究。更多的有关AR-Vs的研究亟待开展。

参 考 文 献

[1]　Amaral TM, Macedo D, Fernandes I, et al. Castration-resistant prostate cancer: mechanisms, targets, and treatment［J］. Prostate Cancer, 2012, 2012: 327253.

[2]　Bohrer LR, Liu P, Zhong J, et al. FOXO1 binds to the TAU5 motif and inhibits constitutively active androgen receptor splice variants［J］. Prostate, 2013, 73(10): 1017−1027.

[3]　Dehm SM, Schmidt LJ, Heemers HV, et al. Splicing of a novel androgen receptor exon generates a constitutively active androgen receptor that mediates prostate cancer therapy resistance［J］. Cancer Res, 2008, 68(13): 5469−5477.

[4]　Guo Z, Qiu Y. A new trick of an old molecule: androgen receptor splice variants taking the stage［J］. Int J Biol Sci, 2011, 7(6): 815−822.

[5]　Guo ZY, Yang X, Sun F, et al. A Novel androgen receptor splice variant is up-regulated during prostate cancer progression and promotes androgen depletion-resistant growth［J］. Cancer Res, 2009, 69(6): 2305−2313.

[6]　Heinlein CA, Chang C. Androgen receptor in prostate cancer［J］. Endocr Rev, 2004, 25(2): 276−308.

[7]　Hu R, Dunn TA, Wei S, et al. Ligand-independent androgen receptor variants derived from splicing of cryptic exons signify hormone-refractory prostate cancer［J］. Cancer Res, 2009, 69(1): 16−22.

[8]　Hu R, Lu C, Mostaghel EA, et al. Distinct transcriptional programs mediated by the ligand-dependent full-length androgen receptor and its splice variants in castration-resistant prostate cancer［J］. Cancer Res, 2012, 72(14): 3457−3462.

[9]　Huggins C, Hodges CV. Studies on prostatic cancer: I. The effect of castration, of estrogen and of androgen injection on serum phosphatases in metastatic carcinoma of the prostate. 1941［J］. J Urol, 2002, 168(1): 9−12.

[10]　Hörnberg E, Ylitalo EB, Crnalic S, et al. Expression of androgen receptor splice variants in prostate cancer bone metastases is associated with castration-resistance and short survival［J］. PLoS One, 2011, 6(4): e19059.

[11]　Kuiper GG, Faber PW, van Rooij HC, et al. Structural organization of the human androgen receptor gene［J］. J Mol Endocrinol, 1989, 2(3): R1−R4.

［12］ Li Y, Chan SC, Brand LJ, et al. Androgen receptor splice variants mediate enzalutamide resistance in castration-resistant prostate cancer cell lines［J］. Cancer Res, 2013, 73(2): 483-489.

［13］ Marques RB, Dits NF, Erkens-Schulze S, et al. Modulation of androgen receptor signaling in hormonal therapy-resistant prostate cancer cell lines［J］. PLoS One, 2011, 6(8): e23144.

［14］ Mostaghel EA, Marck BT, Plymate SR, et al. Resistance to CYP17A1 inhibition with abiraterone in castration-resistant prostate cancer: induction of steroidogenesis and androgen receptor splice variants［J］. Clin Cancer Res, 2011, 17(18): 5913-5925.

［15］ Peacock SO, Fahrenholtz CD, Burnstein KL. Vav3 enhances androgen receptor splice variant activity and is critical for castration-resistant prostate cancer growth and survival［J］. Mol Endocrinol, 2012, 26(12): 1967-1979.

［16］ Petrylak DP, Tangen CM, Hussain MH, et al. Docetaxel and estramustine compared with mitoxantrone and prednisone for advanced refractory prostate cancer［J］. N Engl J Med, 2004, 351(15): 1513-1520.

［17］ Qu Y, Dai B, Ye D, et al. Constitutively active AR-V7 plays an essential role in the development and progression of castration-resistant prostate cancer［J］. Sci Rep, 2015, 5: 7654.

［18］ Shafi AA, Cox MB, Weigel NL. Androgen receptor splice variants are resistant to inhibitors of Hsp90 and FKBP52, which alter androgen receptor activity and expression［J］. Steroids, 2013; 78: 548-554.

［19］ Sun F, Chen HG, Li W, et al. Androgen receptor splice variant AR3 promotes prostate cancer via modulating expression of autocrine/paracrine factors［J］. J Biol Chem, 2014, 289(3): 1529-1539.

［20］ Sun S, Sprenger CC, Vessella RL, et al. Castration resistance in human prostate cancer is conferred by a frequently occurring androgen receptor splice variant［J］. J Clin Invest, 2010, 120(8): 2715-2730.

［21］ Thadani-Mulero M, Portella L, Sun S, et al. Androgen receptor splice variants determine taxane sensitivity in prostate cancer［J］. Cancer Res, 2014, 74(8): 2270-2282.

［22］ Watson PA, Chen YF, Balbas MD, et al. Constitutively active androgen receptor splice variants expressed in castration-resistant prostate cancer require full-length androgen receptor［J］. Proc Natl Acad Sci U S A, 2010, 107(39): 16759-16765.

［23］ Yamashita S, Lai KP, Chuang KL, et al. ASC-J9 suppresses castration-resistant prostate cancer growth through degradation of full-length and splice variant androgen receptors［J］. Neoplasia, 2012, 14(1): 74-83.

［24］ Yu Z, Chen S, Sowalsky AG, Voznesensky OS, et al. Rapid induction of androgen receptor splice variants by androgen deprivation in prostate cancer［J］. Clin Cancer Res, 2014, 20(6): 1590－1600.

［25］ Zegarra-Moro OL, Schmidt LJ, Huang H, et al. Disruption of androgen receptor function inhibits proliferation of androgen-refractory prostate cancer cells［J］. Cancer Res, 2002, 62(4): 1008－1013.

［26］ Zhang X, Morrissey C, Sun S, et al. Androgen receptor variants occur frequently in castration resistant prostate cancer metastases［J］. PLoS One, 2011, 6(11): e27970.

［27］ Zhao H, Coram MA, Nolley R, et al. Transcript levels of androgen receptor variant AR-V1 or AR-V7 do not predict recurrence in patients with prostate cancer at indeterminate risk for progression［J］. J Urol, 2012, 188(6): 2158－2164.

［28］ 瞿元元, 叶定伟, 戴波, 等. 前列腺癌组织中雄激素受体剪接变异体7表达对转移性前列腺癌患者激素敏感时间的预测作用［J］. 中华泌尿外科杂志, 2014, 35(8): 596－600.

［29］ 瞿元元, 叶定伟, 戴波, 等. 前列腺癌组织中雄激素受体剪接变异体7的表达对转移性前列腺癌患者总生存的影响［J］. 中华外科杂志, 2014, 52(8): 622－626.

第十三章

前列腺癌发生神经内分泌分化的机制及临床意义

常坤 戴波

越来越多的研究表明，神经内分泌分化（NED）在前列腺癌进展至去势抵抗性前列腺癌（CRPC）的过程中发挥着重要作用。本章将在基因层面介绍前列腺癌发生NED的分子机制，对当前NED在前列腺癌中的诊断进行总结，综述NED在前列腺癌的预测和预后价值以及当前针对NED的潜在治疗策略。本章力求通过以上四个方面的阐述，明确前列腺癌发生NED的机制及其临床意义。

[通信作者] 戴波，Email: bodai1978@126.com

第一节 前列腺癌发生神经内分泌分化的分子机制

在过去几十年中,越来越多的研究证实神经内分泌分化(neuroendocrine differentiation, NED)在前列腺癌进展到CRPC和雄激素剥夺治疗抵抗中起关键作用。单纯的神经内分泌前列腺癌(neuroendocrine prostate cancer, NEPC)和小细胞前列腺癌非常少见。在大多数肿瘤中,神经内分泌(neuroendocrine, NE)成分与非NE成分共同存在,两种成分所占比例不尽相同(1%～99%)。NE成分通常在总体肿瘤成分中所占比例小于5%。通常在NEPC中,NE成分占肿瘤总体积的5%～30%。

目前绝大多数研究认为前列腺神经内分泌肿瘤是在内分泌治疗过程中由前列腺腺癌转化而来。NED被认为是CRPC的重要特征,因此可能可以作为抗雄激素治疗失效的重要机制。这些假说在进一步的分子机制研究中得到了证实。下面就三个主要分子机制方面的改变进行讨论:ETS融合基因家族、REST基因的下调或缺失以及AURKA和MYCN的扩增。其他基因层面的改变包括TP54的缺失、RB1缺失、PTEN缺失、MYCL扩增、SMAD4突变、干细胞转录因子的表达(如LIN28A、NANOG、POU5F1和SOX2),以及编码神经内分泌相关基因的上调(如嗜铬粒蛋白B、CD24和ENO2)。

既往研究认为,在接近50%的前列腺腺癌或神经内分泌肿瘤中,都有特异的ETS融合基因家族表达。然而,后来的基础研究证实,对于ERG阳性的前列腺癌细胞株,雄激素剥夺治疗可以诱导ERG的下调以及神经内分泌相关基因在肿瘤细胞中的上调,而后肿瘤细胞表现出雄激素耐药的特征。另外一项研究进一步在临床样本中证实了该现象,在45例NEPC组织中,仅可以在ERG蛋白表达缺失的区域检测到神经内分泌相关标志物的表达。综上所述,ERG的下调是NED的起始步骤,这同时也解释了NED更多地发生在CRPC患者及接受雄激素剥夺治疗治疗的患者中这一现象。

另外一项重要的研究发现,REST基因的下调与前列腺癌神经内分泌表型密切相关。REST基因是一个重要的转录调节因子,其在抑制神经特异的基因表达、胚胎发育以及神经生成方面起着重要的作用。研究表明,在50%的NEPC及前列腺腺癌与NEPC混合型肿瘤中REST基因会发生明显下调。同时,下调REST基因会导致NED的上调,同时免疫荧光分析发现Cg-A阳性细胞的细胞核REST染色阴性,表明细胞核中的REST基因是NED的转录抑制因子。研究表明,雄激素剥夺治疗及采用MDV3100的AR阻断治疗可以引起REST基因的下调,同时引起CgA水平上调。除此之外,REST蛋白水平的下调,直接被siRNA下调或者通过非直接途径抑制AR的表达可以引起NED的上调,这表明在NED的过程中REST基因通过雄激素/AR轴发挥作用。

研究表明,在65%的前列腺腺癌向恶性神经内分泌肿瘤转化过程中会出现AURKA基因的扩增,同时伴有或不伴有MYCN基因的扩增。而在前列腺腺癌中基因扩增的发生率仅为5%。Beltran等发现在正常前列腺上皮细胞株RWPE-1以及激素敏感的前列腺癌细胞株LNCAP中过表达AURKA和MYCN基因,且过表达AURKA或MYCN都可以诱导神经内分泌标志物Syn和NSE的表达,而在正常前列腺中不表达。AURKA的抑制剂可以抑制NSE在NEPC细胞株NCI-H660中的表达。染色质共沉淀实验显示,N-MYC可以结合在NSE、Syn及AR的启动子区域,这表明其可以直接调节神经内分泌表型。因此可以认为AURKA和MYCN基因的扩增在前列腺NED中起着重要的作用,并且可以作为预测进展性神经内分泌疾病的重要指标。目前,AURKA抑制剂已经在临床试验中应用于治疗晚期进展性CRPC和NEPC。

第二节　神经内分泌分化在前列腺癌诊断、预测及预后中的价值

一、NED的诊断价值

NE细胞在HE染色切片中不会呈现出与前列腺腺癌具有明显区别性的特征,通常需要通过免疫组化来明确诊断,如CgA、NSE和Syn。CgA是目前认为最敏感的标志物,比NES特异性更强,在组织水平和外周血中,通常被用作NE

阳性的标志。同时,既往研究证实组织水平免疫组化的CgA阳性与外周血血清中CgA水平相关性明确。CgA染色阳性通常出现在正常及癌变的NE细胞中,其敏感度为10%～90%,特异度为68%～100%。研究认为,血清中CgA水平决定于肿瘤的大小和转移灶的存在与否等。

在NEPC中,与正常的前列腺上皮相比,NE细胞通常不表达AR以及前列腺特异性抗原(PSA)。正常的NE细胞不表现出增殖的生物学行为,它们通常是有丝分裂后细胞,Ki-67抗原表达阴性;然而前列腺癌发生较高程度的NED会表达较高水平的Ki-67。此外,NE细胞可以通过过表达Bcl-2以及p53基因突变从而增强其抗凋亡能力。

二、NED的预测及预后价值

在1999年,《美国病理学家协会共识》声明中并没有将前列腺肿瘤中的NED作为一个具有重要预后价值的特征。然而,前列腺癌的这一特征在近年来越来越受到关注,已经有一些研究得到了完全不同的数据,认为前列腺癌的预后会受到NED的影响。

1. NED对于接受RP患者的预后价值

神经内分泌细胞与高分级或高分期的前列腺肿瘤密切相关,同时在单因素分析中与患者较差的预后明显相关。尽管在单因素分析中,神经内分泌免疫组化阳性与较差的病理学特征及生化复发明显相关,但是没有明确的结论证明它是影响患者预后的独立危险因素。仅有少量的研究针对根治性前列腺切除术后NED对预后的影响,然而由于研究人群、样本量和方法的不同,以及对于NED定义的差异,得出的结论不尽相同。

1996年,Weinstein等学者发现Gleason总分以及RP标本中NED的状态可以预测前列腺癌的生化复发。有学者发现对于接受新辅助内分泌治疗的RP患者中,NED阳性的患者生化复发率比NED阴性的患者明显更高,并且NED的程度与肿瘤体积明显相关,然而NED并不是影响生化复发的独立危险因素。

最近,May等发现在一项纳入了528位患者的研究中,除了Gleason评分外,NED对患者生化复发最具有预测价值。Gunia等学者得到了类似的结论。

研究发现NED、Ki-67及淋巴结状态、肿瘤分期、初诊PSA水平以及Gleason评分是影响生化复发的重要指标。然而，Cohen等的研究发现病理分期与患者肿瘤进展明确相关，虽然在入组的患者中有超过50%的患者NE阳性，然而其与肿瘤进展并没有明确相关性。

2. NED对于接受雄激素剥夺治疗治疗或CRPC患者的预后价值

在雄激素剥夺治疗治疗过程中神经内分泌表型表达增加，并且在激素抵抗的患者中表达明显高于激素敏感的患者。雄激素剥夺治疗治疗可以直接诱导NED，同时引起表达NE的细胞数量增加，因此增加免疫组化的NE标记的阳性率。同时在激素抵抗的患者血清中检测CgA表达水平也与患者预后明确相关。然而，进一步的探索潜在分子标志物评估二线雄激素剥夺治疗或化疗有效性的研究受限于CRPC患者获得组织的困难性。

Kokubo等发现CgA阳性与雄激素剥夺治疗后较短的时间复发明显相关。CgA阳性组患者（22%）2年无复发生存率为18.2%，而CgA阴性的患者可达47.0%（$P=0.012$）。Kamiya等的研究同样发现对于接受内分泌治疗的患者，单纯CgA或CgA与NSE表达水平是影响患者预后的独立危险因素。

在转移性前列腺癌中，NED也可以在淋巴结或骨转移灶中检测到。有学者发现在12%的转移淋巴结中可以检测到CgA阳性，而在原发灶中检测的阳性率为61%。这个结果无论是在转移灶还是原发灶中，都对患者预后有明确的提示作用。在纳入了196例结束根治性前列腺切除术淋巴结阳性的患者中，Bostwick等同样报道了原发灶中CgA的阳性率明显高于转移灶淋巴结。原发灶的平均阳性细胞比例为6.0%，而转移灶仅为2.2%。CgA在原发灶及转移淋巴结的表达与患者预后没有明确的相关性，而淋巴结阳性患者的NE表达状态与其预后部分相关。

第三节　神经内分泌分化对前列腺癌潜在的治疗策略

一、化疗

目前，多西他赛仍然是CRPC患者一线化疗的首选，在提高患者总体生存时间、无进展生存时间以及改善患者症状方面的作用目前已经得到公认,然而对于伴有NED的CRPC患者似乎证据不足。既往的一些Ⅱ期临床试验评估了单药如口服雌莫司汀,或联合不同种类的细胞毒性药物,如多柔比星(阿霉素)和依托泊苷联合顺铂,或多西他赛和顺铂的联合,然而最终的结果让人失望。借鉴小细胞肿瘤的治疗经验,一些临床试验对该类CRPC的患者采用卡铂联合依托泊苷的联合治疗作为多西他赛化疗后的二线治疗,发现中位无进展生存时间为2.1个月(0.6~9.6个月)。中位总生存时间为19个月(2.1~27.7个月)。而基线水平的CgA或NSE对于患者治疗后的反应性或患者的无进展生存时间并没有预测价值。另外一项Ⅱ期临床研究也确认了对于伴有NED的CRPC患者,能够从以铂类为基础的化疗中获得有限的无进展生存时间以及相对较低的客观反应率(<10%),同时血清中神经内分泌相关标志物检测的反应率可以达到30%。在最近公布的一项Ⅱ期临床研究中,纳入了伴有NED的120例CRPC患者,研究结果表明患者可以从以铂类为基础的化疗中明显获益,治疗反应率高于30%且中位生存时间可以达到16个月。这一结果的提示伴有NED的CRPC患者可以从以铂类为基础的化疗中有一定程度的获益,值得在临床实践中推广。

二、生长抑素类似物

由于CRPC与NED关系密切,一些研究尝试将生长抑素类似物应用到伴有NED的CRPC患者中。生长激素抑制素是一种肽类激素,通过与生长抑素受体相互作用调节各种内分泌和外分泌腺体。大多数的神经内分泌肿瘤主要表达生长抑素受体2,因此生长抑素类似物,如奥曲肽和兰瑞肽也被尝试用于神经内分泌肿瘤。研究表明,生长抑素类似物可能可以与神经内分泌细胞、间质、前列腺内皮细胞上生长抑素受体结合,从而发挥其抑制血管生成和抑制增殖以及促进凋亡的作用。

考虑到生长抑素类似物的抑癌作用,一些研究尝试采用单药或联合其他药物治疗NEPC。联合内分泌药物如促黄体生成激素释放激素同时加或不加地塞米松、雌激素;化疗药物如雌莫司汀、多西他赛,然而这些研究都没有获得让人满意的结果,但是在绝大多数使用了生长抑素类似物的研究中,患者到达CRPC

的时间明显延长。值得注意的是,联合生长抑素类似物的治疗方法符合新的治疗理念,即不仅针对肿瘤本身同时针对肿瘤微环境,抑制肿瘤增殖并促进其凋亡。药物的有效性尚需更大规模的Ⅲ期临床试验证实。

一些研究表明,除了生长抑素受体2以外,在前列腺癌组织中仍表达生长抑素受体1和生长抑素受体5,新的生长抑素类似物如帕瑞肽。基于CRPC与NED的密切关系,一些研究已经开始评估生长抑素类似物作为二线内分泌单药或联合用药的可能性。

对于不能手术或者转移性神经内分泌肿瘤,尤其是胰腺神经内分泌肿瘤,放射性核素标记的生长抑素类似物是一种新的极有前景的治疗方式。^{90}Y-DOTATOC和^{177}Lu-DOTATATE肽受体放射性核素已经被用来改善患者症状以及抑制肿瘤进展;除了肿瘤的客观反应性方面,在提高无疾病进展生存及总体生存方面也有明确的作用。因此,对于NEPC患者,放射性核素标记的生长抑素类似物可能可以作为另外一种有效的治疗方式,特别是对于转移性或者不可手术切除的肿瘤。

三、其他治疗手段

AURKA以及N-myc在NED的发生中起重要作用,并且在NEPC中明显扩增。AURKA抑制剂Danusertib(PHA-739358)目前在体外及体内的实验中都被证实可以抑制神经内分泌标志物的表达。最近公布的一项开放、多中心Ⅱ期临床实验入组了88例多西他赛化疗后的进展性转移CRPC患者,Danusertib单药治疗后,13.6%的患者可以保持疾病稳定超过6个月。

达沙替尼是一种Src家族抑制剂,在临床前期实验及Ⅱ期临床研究中都得到了令人满意的结果。然而在Ⅲ期READY临床实验中,1 522例转移性CRPC患者被随机分在达沙替尼+多西他赛+泼尼松或多西他赛+泼尼松的治疗组中,在中位随访19个月后,两组中位生存时间都接近21个月,达沙替尼+多西他赛+泼尼松治疗组与多西他赛+泼尼松治疗组相比并没有延长患者的总体生存时间。

MK-2206是一种口服AKT抑制剂,在Ⅰ期临床试验中使用隔天方案、每周方案,或3周方案联合卡铂、紫杉醇、多西他赛或埃罗替尼,已经被证实其药物耐受性良好。在72例包含了各类神经内分泌肿瘤患者中，1例达到部分缓解的NEPC患者无进展生存时间为6个月，同时2例神经内分泌胰腺癌患者出现轻微缓解。MK-2206联合细胞毒或靶向药物的一些针对特定肿瘤的 Ⅱ 期临床试验结果值得期待。

研究证实NED与前列腺癌的激素耐药明确相关，NED的发生过程中往往伴随着ERG的下调、REST基因的下调以及AURKA和MYCN基因的扩增。NED诊断主要依赖于NED相关的分子标志物，如NSE、CgA等。对于NED的预后价值，目前认为NED对于CRPC预后价值明确，但是对于激素敏感的前列腺癌有待进一步研究。铂类为基础的化疗目前认为对于治疗NED的CRPC患者有效，生长抑素类似物可能有一定的治疗效果，其他有效的治疗手段有待进一步探索。

-------------------------------- 参 考 文 献 --------------------------------

[1] Abrahamsson PA. Neuroendocrine cells in tumour growth of the prostate [J]. Endocr Relat Cancer, 1999, 6(4): 503-519.

[2] Araujo JC, Trudel GC, Saad F, et al. Docetaxel and dasatinib or placebo in men with metastatic castration-resistant prostate cancer (READY): a randomised, double-blind phase 3 trial [J]. Lancet Oncol, 2013, 14(13): 1307-1316.

[3] Beltran H, Rickman DS, Park K, et al. Molecular characterization of neuroendocrine prostate cancer and identification of new drug targets [J]. Cancer Discov, 2011, 1(6): 487-495.

[4] Bostwick DG, Grignon DJ, Hammond ME, et al. Prognostic factors in prostate cancer. College of American Pathologists Consensus Statement 1999 [J]. Arch Pathol Lab Med, 2000, 124(7): 995-1000.

[5] Bostwick DG, Qian J, Pacelli A, et al. Neuroendocrine expression in node positive prostate cancer: correlation with systemic progression and patient survival [J]. J Urol, 2002, 168(3): 1204-1211.

[6] Cohen RJ, Glezerson G, Haffejee Z.Neuro-endocrine cells — a new prognostic parameter in prostate cancer [J]. Br J Urol, 1991, 68(3): 258-262.

[7] di Sant'Agnese PA.Neuroendocrine differentiation in prostatic carcinoma: an update on recent developments [J]. Ann Oncol, 2001, 12(Suppl 2): S135-S140.

[8] Fléchon A, Pouessel D, Ferlay C, et al. Phase II study of carboplatin and etoposide in patients with anaplastic progressive metastatic castration-resistant prostate cancer (mCRPC) with or without neuroendocrine differentiation: results of the French Genito-Urinary Tumor Group (GETUG) P01 trial [J]. Ann Oncol, 2011, 22(11): 2476−2481.

[9] Glinicki P, Jeske W. Chromogranin A (CgA) — the influence of various factors in vivo and in vitro, and existing disorders on it's concentration in blood [J]. Endokrynol Pol, 2010, 61(4): 384−387.

[10] Grobholz R, Griebe M, Sauer CG, et al. Influence of neuroendocrine tumor cells on proliferation in prostatic carcinoma [J]. Hum Pathol, 2005, 36(5): 562−570.

[11] Gunia S, Albrecht K, Koch S, et al. Ki67 staining index and neuroendocrine differentiation aggravate adverse prognostic parameters in prostate cancer and are characterized by negligible inter-observer variability [J]. World J Urol, 2008, 26(3): 243−250.

[12] Guo CC, Dancer JY, Wang Y, et al. TMPRSS2-ERG gene fusion in small cell carcinoma of the prostate [J]. Hum Pathol, 2011, 42(1): 11−17.

[13] Han B, Mehra R, Lonigro RJ, et al. Fluorescence in situ hybridization study shows association of PTEN deletion with ERG rearrangement during prostate cancer progression [J]. Mod Pathol, 2009, 22(8): 1083−1093.

[14] Huang J, Yao JL, di Sant'Agnese PA, et al. Immunohistochemical characterization of neuroendocrine cells in prostate cancer [J]. Prostate, 2006, 66(13): 1399−1406.

[15] Kamiya N, Suzuki H, Kawamura K, et al. Neuroendocrine differentiation in stage D_2 prostate cancers [J]. Int J Urol, 2008, 15(5): 423−428.

[16] Kokubo H, Yamada Y, Nishio Y, et al. Immunohistochemical study of chromogranin A in Stage D2 prostate cancer [J]. Urology, 2005, 66(1): 135−140.

[17] Loriot Y, Massard C, Gross-Goupil M, et al. Combining carboplatin and etoposide in docetaxel-pretreated patients with castration-resistant prostate cancer: a prospective study evaluating also neuroendocrine features [J]. Ann Oncol, 2009, 20(4): 703−708.

[18] May M, Siegsmund M, Hammermann F, et al. Prognostic significance of proliferation activity and neuroendocrine differentiation to predict treatment failure after radical prostatectomy [J]. Scand J Urol Nephrol, 2007, 41(5): 375−381.

[19] Meulenbeld HJ, Bleuse JP, Vinci EM, et al. Randomized phase II study of danusertib in patients with metastatic castration-resistant prostate cancer after docetaxel failure [J]. BJU Int, 2013, 111(1): 44−52.

[20] Molife LR, Yan L, Vitfell-Rasmussen J, et al. Phase 1 trial of the oral AKT inhibitor MK-2206 plus carboplatin/paclitaxel, docetaxel, or erlotinib in patients with advanced solid tumors [J]. J Hematol Oncol, 2014, 7: 1.

［21］ Mosca A, Berruti A, Russo L, et al. The neuroendocrine phenotype in prostate cancer: basic and clinical aspects［J］. J Endocrinol Invest, 2005, 28(11 Suppl International): 141-145.

［22］ Mosquera JM, Beltran H, Park K, et al. Concurrent AURKA and MYCN gene amplifications are harbingers of lethal treatment-related neuroendocrine prostate cancer［J］. Neoplasia, 2013, 15(1): 1-10.

［23］ Mounir Z, Lin F, Lin VG, et al. TMPRSS2: ERG blocks neuroendocrine and luminal cell differentiation to maintain prostate cancer proliferation［J］. Oncogene, 2015, 34(29): 3815-3825.

［24］ Puccetti L, Supuran CT, Fasolo PP, et al. Skewing towards neuroendocrine phenotype in high grade or high stage androgen-responsive primary prostate cancer［J］. Eur Urol, 2005, 48(2): 215-221.

［25］ Svensson C, Ceder J, Iglesias-Gato D, et al. REST mediates androgen receptor actions on gene repression and predicts early recurrence of prostate cancer［J］. Nucleic Acids Res, 2014, 42(2): 999-1015.

［26］ Vashchenko N, Abrahamsson PA.Neuroendocrine differentiation in prostate cancer: implications for new treatment modalities［J］. Eur Urol, 2005, 47(2): 147-155.

［27］ Vlachostergios PJ, Papandreou CN.Targeting neuroendocrine prostate cancer: molecular and clinical perspectives［J］. Front Oncol, 2015, 5: 6.

［28］ Weinstein MH, Partin AW, Veltri RW, et al. Neuroendocrine differentiation in prostate cancer: enhanced prediction of progression after radical prostatectomy［J］. Hum Pathol, 1996, 27(7): 683-687.

［29］ Zissimopoulos A, Bantis A, Sountoulides P, et al. The prognostic value of serum chromogranin A and prostate specific antigen in prostate cancer patients for progression to the hormone resistance state［J］. Hell J Nucl Med, 2009, 12(3): 234-237.

第十四章

磁共振成像与前列腺癌

林国文 朱 耀

　　磁共振成像（MRI）具有较高的组织分辨率及理想的特异性和敏感性，其设备更新和技术进步有助于前列腺癌的诊治。扩散加权成像通过计算组织间表观弥散系数的差异进行鉴别，前列腺波谱分析利用癌和癌旁组织的代谢物质差异来揭示病变，动态增强扫描通过比较组织间血流灌注和分布来发现异常。在诊断上，MRI引导下的前列腺穿刺活检能提高前列腺活检的准确率；在治疗上，MRI有助于对等待治疗前列腺癌患者的观察。在术后随访方面，一旦出现PSA持续升高或临床症状行MRI检查，有助于发现局部复发病灶。总之，MRI通过多种技术手段的结合实现代谢和功能改变的检测，成为前列腺癌诊断和随访的重要检测手段。

[通信作者] 朱耀，Email: mailzhuyao@163.com

第一节　概　述

前列腺癌的预后情况及治疗手段的选择关键在于诊断与分期。早期检查和诊断，特别是对50岁以上或者有症状人群的筛查，有助于肿瘤的早期发现、诊断和分期，以选择最佳的治疗方案，可显著提高患者生存率和生存质量，改善预后。国外研究显示，20世纪90年代中期开始，由于PSA筛查的应用，欧美国家前列腺癌患者的生存率已出现明显升高，美国前列腺癌患者的5年生存率从20世纪70年代的45%上升到90年代的70%，2000年后，5年生存率超过90%，而且近90%新发前列腺癌初诊时属于T1～T2期的局限性早期前列腺癌，而绝大多数局限性早期前列腺癌可通过根治性治疗（根治性手术或放疗）基本达到治愈水平。

而一旦确诊为晚期前列腺癌，内分泌治疗是其主要的治疗手段，但中位有效时间仅为1.5～2年。之后几乎所有患者都将进展为去势抵抗这一前列腺癌晚期阶段，表现为PSA持续升高、局部复发或远处转移。去势抵抗性前列腺癌（CRPC）预后差，治疗手段有限，这类患者平均生存时间仅为12个月。因此，前列腺癌的早期诊断和治疗在我国更加重要和紧迫。

目前，前列腺癌早期检查的主要手段包括PSA、B超、CT或MRI检查，确诊需要经直肠超声（transrectal ultrasonography，TRUS）引导下前列腺穿刺活检明确病理。血PSA检查较易展开，但仅具备一定价值，虽然逐步衍生出诸多PSA动态参数，包括PSA速率、PSA倍增时间等，但PSA及相关参数的诊断效能依然有限。B超和CT检查较难区分前列腺癌与前列腺增生组织，其特异度和敏感度均较低。TRUS属于有创检查，存在穿刺后出血或感染风险，且B超引导本身特异度和敏感度不高，存在假阴性可能。

MRI自20世纪80年代问世至今已广泛运用于临床实践和科学研究，并成为不可或缺的临床检查手段。因其较高的组织分辨率及理想的特异度和敏感度，MRI检查已广泛运用于肿瘤的诊断、随访和治疗。MRI技术已由检测单一形态改变到检测代谢和功能改变，由一种技术手段向多种技术手段结合演变。

第二节 磁共振成像的发展演变与前列腺癌诊治

MRI作为医学影像重要检查手段在多种疾病的诊断及治疗随访中发挥重要作用。其硬件设备和检查技术日新月异,给临床诊治带来更高的特异度和灵敏度。

临床常见磁共振(MR)检查设备的场强为1.5 T。1.5 T MR结合直肠内线圈检查具有较好的信噪比和分辨率,对肿瘤的分期和定位准确。但其梯度场一般不超过15 mT/m,切换率也较低,成像速度、扫描时间以及扫描序列无法满足临床日益增长的需要。目前,临床使用的最高场强为3.0 T。3.0 T MR更能明显提高场强、信噪比、空间分辨率,并缩短检查时间。同时相控阵线圈结合成像采集技术的图像质量已等同于直肠内线圈,而MRI的热效应明显下降,使患者在施行盆腔或前列腺MRI检查时的舒适性大大提高,目前,相控阵线圈技术是主流技术。更高场强(7.0 T、9.4 T)的MR设备目前还在实验科研阶段,可对人体细胞、代谢组学变化进行监测。

射频场不均匀是高场强MR设备射频系统的最大问题,多源射频发射技术、四点驱动椭圆发射技术及D形发射技术等改善了射频场不均匀问题。目前,通过光纤将MR信号输入信号处理系统,减少了噪声对MR信号的干扰,"光纤MR"提高了MR的信噪比。

既往MRI的软组织分辨率已较高,能准确区分前列腺外周带、中央带等不同解剖区域。近年来,随着技术创新,陆续发展出扩散加权成像(diffusion weighted imaging, DWI)、磁共振波谱分析(magnetic resonance spectroscopy, MRS)以及动态增强扫描等技术。DWI能反映自由水分子的随机运动状态,从而间接反映了组织中水分子的所处环境,包括细胞形态、大小、细胞膜通透性、组织排列、细胞外间隙大小和细胞外液体量多少等。MRS是利用MRI现象和化学位移作用,对特定原子核及其化合物进行分析,无损伤性研究活体组织生化代谢,利用波谱曲线的形式表示出MRI上感兴趣区内物质生化代谢的变化。动态增强扫描通过动态观察不同器官或组织内的血液灌注情况,评价血流动力学改变。

第三节　磁共振成像与前列腺癌的影像学诊断

常规T2WI能清楚地显示位于周围带的前列腺癌，典型者表现为高信号的外周带中出现低信号灶。MRI还能三维甚至四维立体显示腺体与盆腔周围结构的关系，对判断肿瘤是否侵犯包膜、脉管、精囊、膀胱和直肠等有明显的指示作用。利用MRI的相关新技术，诊断前列腺癌的效能更高。

DWI利用前列腺癌和正常前列腺组织因不同的上皮细胞和腺体分布导致内部结构差异，最终影响水分子弥散运动改变的原理成像，通过单或多指数函数模式，计算出表观弥散系数（apparent diffusion coefficient，ADC）。一般而言，肿瘤组织ADC显著低于正常良性组织的ADC。将DWI及其ADC应用于前列腺癌的诊断具有更高的敏感度和特异度。

MRS作为能反映组织代谢改变的功能成像，对前列腺体的影像检查从形态观察向功能代谢的方向前进。它通过观察癌和癌旁组织的代谢物质差异来揭示病变，与信号的对比无关，目前，通过MRS能够显示的前列腺的代谢产物主要包括枸橼酸盐、胆碱类化合物和肌酸等。前列腺癌组织中分泌细胞功能异常，枸橼酸盐分泌减少，腺管结构破坏，浓缩枸橼酸盐的能力减低，导致区域内枸橼酸盐含量减少，同时细胞增殖速度加快，胆碱类化合物浓度上升，最终导致（胆碱类化合物+肌酸）/枸橼酸盐比值降低，从而有助前列腺癌诊断。多数学者认为MRS技术明显提高前列腺癌诊断的特异性。MRS还可用于区分Gleason评分。研究表明，Gleason分级高的前列腺癌细胞分化差，形成腺管的能力低，分泌和浓缩枸橼酸盐能力减低。因此，分化差的腺癌（GleaSon评分≥7分）（胆碱类化合物+肌酸）/枸橼酸盐比值显著高于分化较好的腺癌（Gleason评分<7分）。

动态增强扫描是前列腺癌MRI检查的新兴检查序列。考虑到前列腺癌是富血供病变，具有较多新生血管，且血流分布较均匀，而正常和增生组织间质属富含弹性纤维和平滑肌的结缔组织，实质腺体、腺泡和导管组成亦不同，因此血流灌注不一，分布不均匀。在动态增强图像上，前列腺癌常较正常和增生组织强化开始时间早、峰值高、早期强化更快，从而有助于增加前列腺癌诊断的准确性。

利用上述多种参数综合判断价值更大。一项包含2 293例患者的多参数 MRI诊断前列腺癌的荟萃分析表明,前列腺癌诊断的阳性预测值为44%~ 87%,阴性预测值可达63%~98%。其灵敏度和特异度分别达到74%和88%,多参数MRI对于低中危病变(Gleason评分≤7分)检出率为49%,而对Gleason评分>8分的病变检出率接近100%。

第四节　磁共振成像对提高前列腺癌活检准确性的作用

TRUS是前列腺癌的确诊方法,但目前经直肠B超检查发现前列腺癌的敏感度不高,特别是对于PSA低水平、未扪及明显前列腺结节的患者,B超引导穿刺的阳性率较低。由于无法明确定位,也存在临床漏诊有意义肿瘤的可能,即便进行超过12针(含)的系统穿刺活检以及饱和穿刺活检,与根治性手术切除标本相比仍可能漏诊10%~20%的前列腺癌。MRI引导下的前列腺穿刺活检能提高前列腺活检的准确度。

MRI引导穿刺有三种方法。① 认知融合:患者先进行MRI扫描,前列腺穿刺操作者根据MRI显示的前列腺病变区域,在超声引导下行目标部位穿刺;② MRI直接引导下穿刺活检:在MRI检查过程中进行;③ MRI与实时超声的融合穿刺(MRI-TRUS融合):利用融合装置,将预先多参数MRI信号输入装置和动态超声融合,穿刺术中应用磁场发生器及位于TRUS探头上的磁感应探头获取位置和定向信息,并通过融合软件使术中实时超声与预存储的MRI图像进行完全匹配融合,从而定位和跟踪活检部位。显然第三种方式是真正意义上的融合穿刺,也是未来的发展方向。美国自2008年至今总结了1 000例应用MRI-TRUS融合穿刺的患者资料,结果显示超过80%的患者在MRI的可疑区域发现了前列腺癌。在重复穿刺中,MRI-TRUS融合穿刺技术亦可发现34%~37%的阳性检出率。

与传统系统性穿刺活检比较,融合穿刺阳性率更高,特别是在高级别的前列腺癌组差异更大。Wu等的一项荟萃分析显示MRI-TRUS融合穿刺较系统性穿刺活检可以检出更多前列腺癌（46.9% *vs.* 44.2%）。对于MRI显示中度和高度可疑的患者，融合穿刺在诊断效能上更高，能检测出更多有临床意义的肿瘤。但有学者报道，有近20%的前列腺癌仅在12针系统性穿刺活检中被发现，在附加的融合穿刺中并未发现；也有观点认为，MRI-TRUS融合引导下2针前列腺融合穿刺对于临床有意义的肿瘤检出率与12针系统性穿刺活检相似；更有学者指出MRI-TRUS融合穿刺可能漏检病灶小但有临床意义的前列腺癌病灶。

第五节　磁共振成像在前列腺癌诊治中的其他应用

一、MRI有助于前列腺癌的观察等待治疗

MRI检查提示存在结节性病灶，那么患者罹患前列腺癌的可能性为66%，阴性结果则提示可以观察等待治疗。当MRI检查怀疑存在前列腺异常结节时，进行穿刺或重复穿刺更容易识别具有临床意义的前列腺癌。值得注意的是，尽管有报道认为MRI检查有助于前列腺癌患者的观察等待治疗，但需要先回答影像学进展的定义，目前的多项研究中尚缺乏共识。

二、治疗后随访

根治性手术后，一旦出现PSA持续连续升高或临床症状（包括盆腔不适疼痛、下肢水肿、骨痛或血尿等症状），可考虑进行盆腔前列腺区的MRI检查，有助于发现局部复发病灶，同时对骨转移病灶可从多序列图像进行观察比较。根治性放疗后的随访价值更大。前列腺癌内分泌治疗及放疗后体积变小、腺体萎缩，T2WI外周带与中央腺体分界欠清，病变区与正常组织信号类似，较难区分。此时应用DWI观察前列腺癌放疗前后的变化，有助于反映腺体内肿瘤细胞的坏死、组织结构改变等情况，为监测其治疗反应、评估预后提供了可能。

参 考 文 献

[1] Adamy A, Yee DS, Matsushita K, et al. Role of prostate specific antigen and immediate confirmatory biopsy in predicting progression during active surveillance for low risk prostate cancer[J]. J Urol, 2011, 185(2): 477-482.

[2] Baco E, Rud E, Eri LM, et al. A randomized controlled trial to assess and compare the outcomes of two-core prostate biopsy guided by fused magnetic resonance and transrectal ultrasound images and traditional 12-core systematic biopsy[J]. Eur Urol, 2016, 69(1): 149-156.

[3] Casciani E, Polettini E, Bertini L, et al. Prostate cancer: evaluation with endorectal MR imaging and three-dimensional proton MR spectroscopic imaging[J]. Radiol Med, 2004, 108(5-6): 530-541.

[4] Cheikh AB, Girouin N, Colombel M, et al. Evaluation of T2-weighted and dynamic contrast-enhanced MRI in localizing prostate cancer before repeat biopsy[J]. Eur Radiol, 2009, 19(3): 770-778.

[5] Cooperberg MR, Lubeck DP, Mehta SS, et al. Time trends in clinical risk stratification for prostate cancer: implications for outcomes (data from CaPSURE)[J]. J Urol, 2003, 170(6 Pt 2): S21-S25.

[6] Fuchsjäger M, Akin O, Shukla-Dave A, et al. The role of MRI and MRSI in diagnosis, treatment selection, and post-treatment follow-up for prostate cancer[J]. Clin Adv Hematol Oncol, 2009, 7(3): 193-202.

[7] Fütterer JJ, Briganti A, De Visschere P, et al. can clinically significant prostate cancer be detected with multiparametric magnetic resonance imaging? A systematic review of the literature[J]. Eur Urol, 2015, 68(6): 1045-1053.

[8] Hamoen EHJ, de Rooij M, Witjes JA, et al. Use of the prostate imaging reporting and data system (PI-RADS) for prostate cancer detection with multiparametric magnetic resonance imaging: A diagnostic meta-analysis[J]. Eur Urol, 2015, 67(6): 1112-1121.

[9] Kumar V, Jagannathan NR, Kumar R, et al. Apparent diffusion coefficient of the prostate in men prior to biopsy: determination of a cut-off value to predict malignancy of the peripheral zone[J]. NMR Biomed, 2007, 20(5): 505-511.

[10] McMahon CJ, Bloch BN, Lenkinski RE, et al. Dynamic contrast-enhanced MR imaging in the evaluation of patients with prostate cancer[J]. Magn Reson Imaging Clin N Am, 2009, 17(2): 363-383.

[11] Miller KD, Siegel RL, Lin CC, et al. Cancer treatment and survivorship statistics,

2016［J］. CA Cancer J Clin, 2016, 66(4): p271-289.

［12］ Pepe P, Garufi A, Priolo G, et al. Can MRI/TRUS fusion targeted biopsy replace saturation prostate biopsy in the re-evaluation of men in active surveillance［J］. World J Urol, 2016, 34(9): 1249-1253.

［13］ Roethke MC, Lichy MP, Kniess M, et al. Accuracy of preoperative endorectal MRI in predicting extracapsular extension and influence on neurovascular bundle sparing in radical prostatectomy［J］. World J Urol, 2013, 31(5): 1111-1116.

［14］ Schoots IG, Petrides N, Giganti F, et al. Magnetic resonance imaging in active surveillance of prostate cancer: a systematic review［J］. Eur Urol, 2015, 67(4): 627-636.

［15］ Sonn GA, Chang E, Natarajan S, et al. Value of targeted prostate biopsy using magnetic resonance-ultrasound fusion in men with prior negative biopsy and elevated prostate-specific antigen［J］. Eur Urol, 2014, 65(4): 809-815.

［16］ Ukimura O, Coleman JA, de la Taille A, et al. Contemporary role of systematic prostate biopsies: indications, techniques, and implications for patient care［J］. Eur Urol, 2013, 63(2): 214-230.

［17］ Vourganti S, Rastinehad A, Yerram N, et al. Multiparametric magnetic resonance imaging and ultrasound fusion biopsy detect prostate cancer in patients with prior negative transrectal ultrasound biopsie［J］. J Urol, 2012, 188(6): 2152-2157.

［18］ Wu J, Gonzalgo ML.Use of magnetic resonance imaging to accurately detect and stage prostate cancer: the hype and the hope［J］. J Urol, 2011, 186(5): 1756-1757.

［19］ Wu J, Ji A, Xie B, et al. Is magnetic resonance/ultrasound fusion prostate biopsy better than systematic prostate biopsy? An updated meta- and trial sequential analysis［J］. Oncotarget, 2015, 6(41): 43571-43580.

［20］ Wu X, Zhang X, Tian J, et al. Comparison of RF body coils for MRI at 3 T: a simulation study using parallel transmission on various anatomical targets［J］. NMR Biomed, 2015, 28(10): 1332-1344.

［21］ 冯晓源.MRI技术发展十年回顾［J］.上海生物医学工程,2006,27(2): 119-123.

［22］ 韩苏军.中国前列腺癌发病及死亡现状和流行趋势分析［D］.北京: 北京协和医学院,2015.

［23］ 洪璧楷,代海洋,肖叶玉,等.9.4TMR波谱检测间充质干细胞成骨分化代谢特征的研究［J］.磁共振成像,2013,4(6): 437-440.

［24］ 刘莉. 3.0 T MR功能成像在前列腺癌诊疗中的价值［D］.北京: 北京协和医学院,2010.

［25］ 石明国,赵海涛.MRI技术的新进展［J］.中华放射学杂志,2015,49(4): 251-253.

［26］ 王霄英,周良平,李飞宇,等.前列腺癌的MR波谱特征与Gleason评分的关系［J］.

中华放射学杂志,2006,40(11): 1181-1184.

[27] 叶定伟.前列腺癌的流行病学和中国的发病趋势[J].中华外科杂志,2006,44(6): 362-364.

[28] 张苗苗.五种乳腺癌细胞离体9.4T1H-MRS磁共振频谱研究[D].汕头:汕头大学,2013.

[29] 周智恩,严维刚,周毅,等.MRI-超声融合引导下前列腺靶向穿刺活检的最新进展[J].中华外科杂志,2016,54(10): 792-796.

第十五章

液体活检技术在
前列腺癌中的应用

李高翔　戴　波

　　前列腺癌是最常见的恶性肿瘤之一，虽然PSA筛查、综合治疗的开展使其疗效有较大改善，但若想实现前列腺癌的个体化治疗仍亟须新的肿瘤标志物。循环肿瘤标志物来源于肿瘤组织，与肿瘤转移及预后密切相关。本章对液态活检的检测方法及其在前列腺癌中的临床应用进行阐述。

［通信作者］　朱耀，Email: mailzhuyao@163.com

第一节　循环肿瘤细胞在前列腺癌中的临床应用

一、液态活检技术

前列腺癌特异性抗原（PSA）在临床应用中其敏感性和特异性仍有一定的局限性，所以早期准确诊断前列腺癌仍需更加精准的标志物来改善现状。同时，对于转移性前列腺癌和去势抵抗性前列腺癌（CRPC）等进行预后判断、疗效实时定量监测仍是临床上需要改善的问题。作为指导前列腺癌个体化诊疗的一种新手段，液体活检能够为早期诊断前列腺癌、实时监测转移性前列腺癌的疗效提供更有效的临床证据。液体活检最初是指循环肿瘤细胞（circulating tumor cells，CTCs），现在也包括循环肿瘤DNA（circulating tumor DNA，ctDNA）、外泌体（exosome）、小分子RNA（mircoRNA）、长链非编码RNA（long noncoding RNA）等肿瘤标志物。目前，临床上常用的主要是CTCs和ctDNA，已有较多研究探索了CTCs和ctDNA在前列腺癌诊疗过程中的应用前景。其中，美国FDA在2004—2008年批准外周血CTCs计数可用于转移性乳腺癌、结直肠癌和前列腺癌的预后评估和治疗反应情况的评估。

二、CTCs的概念及生物学特征

Ashworth于1896年首次发现并提出CTCs的概念。1889年，Paget提出了著名的"种子和土壤"假说（seed and soil hypothesis）。该假说中的"种子"即是CTCs，其在肿瘤的发生和发展中发挥着重要的作用。此学说成功地阐释了癌症复发和转移的机制。CTCs是肿瘤原发灶或者转移灶中具有转移倾向的一类肿瘤细胞，通过上皮间质转化（EMT）等生物学行为迁移入血，可分为具有干细胞特征的CTCs和不具有干细胞特征的CTCs。CTCs一旦迁徙入血，其存活时间较短，通常不会超过24 h，CTCs在外周血中的存在依赖于细胞复制和凋亡之间的平衡。

外周血中检测出CTCs并不一定意味着患者已经存在远处转移,具有干细胞特征的播散肿瘤细胞(disseminated tumor cells,DTCs)聚集成团,并且形成微转移灶,同时该转移灶可以逃避免疫系统的识别,肿瘤的远处转移才可能发生。在肿瘤的浸润和转移过程中,肿瘤细胞发生上皮间叶转换(EMT),从而使其更容易侵入血管内皮而进入血循环。同时,标志物角蛋白(cytokeratin,CK)、上皮细胞黏附分子(EpCAM)和波形蛋白的表达水平也发生了变化。理论上讲,肿瘤直径＞2 mm时便可诱导血管生成进入肿瘤。动物研究证实,在小鼠的早期肿瘤阶段,外周血中可以检测到CTCs,而且随着肿瘤逐渐增大,CTCs的数量呈指数级别增加。

基于CTCs的生物学特征,其检测可有效地应用于肿瘤的体外早期诊断,指导肿瘤的个体化治疗。另一方面,通过对CTCs的进一步分析,亦可用于检测恶性肿瘤的分子表达谱从而指导临床治疗或者探索肿瘤在发生、发展过程中的分子生物学行为。

三、CTCs的检测方法

由于CTCs在外周血中的数量很少,每$10^5 \sim 10^7$个有核细胞中才有一个CTC,因此对CTCs的检测技术要求更为准确、敏感。CTCs的检测方法主要分为两部分:CTCs富集技术和CTCs检测技术。主要富集和检测方法的介绍及优缺点见表15-1-1。

表15-1-1　CTCs检测

方　　法	原　　理	优　势	不　足
富集技术			
密度梯度分离法	密度不同的细胞离心后呈现梯度分布从而加以分离	简便	敏感度较低
膜滤过分离法	依据细胞的大小进行分离,较大的肿瘤细胞被阻滞在膜上	操作简单、灵敏度高	缺乏特异性,易丢失肿瘤细胞
免疫磁性分离法	CTCs表面上的EpCAM能与有磁珠的特异性单抗相结合,使CTCs具有磁性并能滞留在磁场中	应用广、分离率高、保留细胞完整形态	特异性抗原缺乏,可出现假阳、阴性

（续表）

方　法	原　理	优　势	不　足
OncoQuick 分离法	利用内置多孔屏障的专用试管，全血平铺于多孔膜上离心细胞进行 CTCs 分离	简单、富集率高	易丢失少量细胞
CanPatrol 法	免疫磁珠负相分离法去除白细胞，后用膜过滤法对 CTCs 进行二次富集	不依赖特异性抗体的捕获、富集率高	操作复杂、成本高
检测技术			
免疫细胞化学技术	通过抗原抗体反应与肿瘤细胞标志物结合显色，对相应抗原进行定位、定性测定	简便、直观	灵敏度低、易假阴性
流式细胞术	利用肿瘤细胞单抗结合荧光物质使肿瘤细胞染色，再用流式细胞仪检测分析，染色细胞被视为阳性	多参数测量，可定量分析与分选	敏感度低
反转录聚合酶链反应	基于肿瘤细胞某些基因改变后 DNA 等水平异常表达来间接测定 CTCs	准确率、灵敏度高	不能计数、易假阳性
CellSearch 系统	铁磁流体可同铁微粒相结合，且与 CTCs 表面的 EpCAM 有极强的特异性结合能力，磁场将 CTCs 分离进行染色后识别 CTCs	富集检测一体化、敏感度高	只能计数、不能分型及分子特征检测
生物芯片技术	自动化平台富集（一系列减瘤、惯性聚焦和磁性分离步骤）+免疫细胞化学进行分析	富集、检测一体化、可分析 CTCs 分子特征	—

四、CTCs 在前列腺癌中的临床应用

1. 辅助诊断

既往文献已报道 CTCs 检测可用于乳腺癌、结直肠癌、膀胱癌筛查和诊断。Schwarzenbach 等入组了 69 名前列腺癌患者，结果发现 71%M0 期、92%M1 期患者外周血内分别检测出 1～40 个 CTCs，且 CTCs 的出现与肿瘤分期（$P < 0.03$）及增高的 Gleason 评分（$P < 0.04$）具有相关性，提示 CTCs 检测可协同 PSA 指导前列腺癌患者预后分期分组。CTCs 与前列腺癌分期分级关联尚有争议。另一

项研究结果显示,在局限性前列腺癌患者中,CTCs的数量与肿瘤大小、病理分期以及Gleason评分不相关。基于CTCs的生物学特征,在肿瘤早期即有肿瘤细胞进入血循环。因此,检测CTCs是否有助于前列腺癌的早期诊断仍待大规模的临床研究证实。

2. 预后判断和疗效评估

目前的研究显示,CTCs数目和肿瘤的进展、接受药物治疗后的疗效密切相关。Bono等的研究入组了276例CRPC患者,利用CellSearch平台在治疗前后按月对患者外周血CTCs进行持续动态监测,研究发现以CTCs 5个/7.5 ml为切割(cutoff)值,治疗前的CTCs基线水平对患者的中位总生存时间具有预测价值,这项研究直接促使FDA批准细胞研究系统(CellSearch System, CSS)用于前列腺癌患者外周血中CTCs的检测。Goodman等的研究对33例转移性激素抵抗性前列腺癌(mHRPC)患者内分泌治疗前及内分泌治疗2个月后进行CTCs计数及血生化指标的检测,统计学结果显示多因素分析中仅基线CTCs计数为mHRPC患者进展至CRPC的独立预后因素。后续更多学者对发生转移的前列腺癌患者进行多变量分析,证实CTCs对判断前列腺癌患者的预后生存具有重要价值,可以作为判断患者总生存时间以及PFS的独立预测因子。

Okegawa等对80例接受内分泌治疗的转移性前列腺癌患者的CTCs进行了研究,44例(55%)检出≥5个/7.5 ml外周血,其内分泌治疗中位有效期为17个月;内分泌治疗中位有效期大于32个月的患者少于5例。Goldkorn等运用多西他赛联合泼尼松治疗mCRPC患者的过程中,上升的CTCs与总生存时间呈现明显负相关($HR=2.55$)。Stott等使用CTC-Chip技术对19例局限性前列腺癌患者外周血进行CTCs计数研究,8例患者检测到CTCs,术后24 h再次检测,8例患者中6例CTCs计数明显下降,另外2例患者在术后3个月内也明显下降,术后1年内均未检测到复发。

大量研究证实CTCs计数为前列腺癌患者预后的敏感因子和疗效评估指标。但是,在CTCs的临床应用中仍存在一些问题。例如,对于CTCs预测预后的最佳临界值仍有争议。CTCs在低肿瘤负担的晚期前列腺癌患者中的预测价值有待进一步评估。

此外,CTCs的检测已经作为一种预后标志物被纳入研发前列腺癌的新型靶向治疗药物的Ⅰ期和Ⅱ期临床试验中,其中有一项关于阿比特龙治疗CRPC

的 Ⅱ 期试验结果显示，60%～70% 的患者初始 CTCs 较高，经过阿比特龙治疗后，近一半患者的 CTCs 降到较低水平。这些研究充分证明了 CTCs 可作为反映抗肿瘤疗效的指标，其在临床新型治疗方法的研发中具有重要作用，也为优化治疗方案提供了早期依据。

3. CTCs 分子标志物检测

由于在前列腺癌疾病进展过程中，促进肿瘤发展的分子标志物可能会发生变化。为了实现有效的个体化治疗，根据肿瘤表达分子的特征选择治疗方案至关重要。

Antonarakis 等研究发现前列腺癌患者 CTCs 中 TMPRSS2-ERG 基因融合、雄激素受体突变及雄激素受体剪切变异体 -7（AR-V7）突变，往往提示前列腺癌更具侵袭性及对恩杂鲁胺和阿比特龙耐药。其他 CTCs 水平分子特征分析的内容还包括 PTEN 缺失、扩增和 MYC 的扩增，CTCs 中 Ki-67 增殖很大程度上提示前列腺癌患者容易发生去势抵抗，雄激素受体蛋白的改变与临床对多西他赛的反应相关，还有对 CTCs 细胞的微管束研究也发现其与多西他赛化疗的疗效相关。因此，检测 CRPC 患者外周血 CTCs 中雄激素受体的亚细胞水平可以预测患者对多西他赛、阿比特龙的反应，对治疗方案的选择和更换具有重要意义。

CTCs 检测在肿瘤早期诊断、个体化治疗、预测预后等方面有着不可替代的优势，作为一种非侵入性的肿瘤诊断方法，CTCs 检测技术也更容易被患者接受。但是 CTCs 各种检测方法仍无统一的标准，仍需在未来的研究中建立标准化的检测方法。

第二节　循环肿瘤 DNA 在前列腺癌中的临床应用

一、ctDNA 的概念及生物学特征

血浆游离 DNA（cell-free DNA，cfDNA）是外周血中游离存在、不包含在完整细胞结构内的 DNA。循环肿瘤 DNA（ctDNA）来源于肿瘤细胞的 cfDNA，属于 cfDNA 的一种类型，主要存在于血液、滑膜液和脑脊液等液体中，可经尿液和

粪便排出,含量极微。通过对cfDNA中肿瘤特异性的畸变(如肿瘤原癌基因和致癌基因突变、微卫星改变和DNA甲基化等)的识别,证实其为肿瘤细胞来源的cfDNA,且与肿瘤细胞基因组信息相一致。ctDNA主要来源于:① 坏死的肿瘤细胞;② 凋亡的肿瘤细胞;③ CTCs;④ 肿瘤细胞分泌的外排体。

作为cfDNA中的一类,来源于肿瘤细胞的ctDNA携带有肿瘤患者的基因信息,可以间接反映肿瘤疾病的相关特征,定量或定性分析这些循环DNA对肿瘤的早期诊断、个体化治疗、病情监测及预后的评价都具有重要意义。

二、ctDNA的检测方法进展

同CTCs检测一样,建立有效、可靠的标准化ctDNA检测方法是将其应用于临床的必要前提。对cfDNA的检测可分为定量和定性两种:前者主要检测血清和血浆的DNA总量血,后者则检测血清和血浆中肿瘤特异性基因的改变。对于定量检测,既往缺乏统一标准,再加上操作技术的限制,导致其定量检测一直未受重视。随着放射免疫分析和对流免疫电泳技术的发展,DNA检测灵敏度有了较大的提高,可以检测纳克级(ng)的DNA。ctDNA的定性分析是指对肿瘤特异性基因改变的检测。理论上,任何肿瘤相关的遗传学和表遗传学改变均可以用来进行检测。而临床上,目前主要开展的检测包括基因突变、甲基化异常、微卫星不稳定性和杂合性缺失等。

ctDNA在肿瘤疾病(甚至进展期)的含量都是非常稀少的,与cfDNA的含量相比甚至$< 0.01\%$。因此,上述常规检测手段不一定能有效地从cfDNA中区别目标ctDNA并加以检测。NGS技术的发展则使ctDNA中肿瘤特异性的基因突变或是拷贝数异常的检测成为可能,而且这种高通量测序的方式具有非常高的敏感度,并能精确地捕捉到临床治疗过程中微量ctDNA的变化。

三、ctDNA在前列腺癌中的临床应用

目前,关于恶性肿瘤诊断的研究聚焦于患者ctDNA含量与正常人之间的差异。多项研究相继证实,在结肠癌、肺癌、乳腺癌等恶性肿瘤患者外周血中的ctDNA含量与正常人存在明显差异。针对前列腺癌,2008年Altimari等的

一项研究显示，临床局限型前列腺癌患者的cfDNA水平[(15.4±0.9)ng/ml]明显高于健康男性的cfDNA水平[(5.5±3.5)ng/ml](P<0.001)，其敏感度和特异度分别达到了82%和80%，并且血浆tfDNA水平还与前列腺癌分期相关，T3期前列腺癌患者的cfDNA水平明显高于T2期患者[(17.5±12.1)ng/ml *vs.*(12.6±8.4)ng/ml](P<0.05)。目前，有关cfDNA应用于前列腺癌诊断的研究数据尚少，但这些研究视野的拓展和新发现为肿瘤的早期发现和早期诊断提供了新的思路和方法。

近年来，有关cfDNA水平变化与抗肿瘤（包括手术、放疗、新辅助化疗、姑息性化疗等）疗效预测方面的研究陆续报道。Kienel等入组了59例前列腺癌患者，其中48例（81.4%）接受多西他赛化疗的CRPC患者的cfDNA下降水平和PSA下降幅度呈负相关，而在评价生存期方面，基线cfDNA ≥ 55 ng/ml（n = 5）和< 55 ng/ml的无进展生存时间分别为9.4和7.5个月，总生存期分别为17.0和31.5个月。

上述一系列研究主要从cfDNA的整体水平变化进行探讨，针对与疾病关系明确的DNA片段进行定性分析可为肿瘤个体化治疗提供实验依据。Lallous等通过对CRPC患者外周血cfDNA进行基因组定性分析，以ctDNA中检测到的雄激素受体BF3位点为靶点的恩杂鲁胺在CRPC患者中可有效阻碍其他所有24个雄激素受体突变的活性。通过对cfDNA中的ctDNA定性，进而进行基因分析可为CRPC患者提供更精准的治疗。对前列腺癌中ctDNA进行定性分析的研究尚属少数，探索ctDNA在前列腺癌中的应用仍需更多、更大规模的研究。

ctDNA可以直接从患者的外周血中获取，有望发展成为一种新型的肿瘤学监测指标。作为一种灵敏、特异、无创的分子生物学检测手段，检测ctDNA可以便捷地对肿瘤做出早期诊断，进行疗效监测及对恶性肿瘤做出预后评价，可应用于肿瘤的预防以及个体化治疗的开展。

除CTCs和ctDNA外，循环外泌体、小分子RNA和长链非编码RNA也在肿瘤的发生过程中起重要的作用，作为液体活检的组成部分应用于临床方面有着良好的前景。CTCs和ctDNA仍有不少问题值得去探索，富集技术和检测技术的改进，辅助前列腺癌诊断、预后判断及疗效监测都需要进一步、大规模的临床数据证实。

参 考 文 献

［ 1 ］ Antonarakis ES, Lu C, Wang H, et al. AR-V7 and resistance to enzalutamide and abiraterone in prostate cancer［ J ］. N Engl J Med, 2014, 371(11): 1028−1038.

［ 2 ］ Apostolaki S, Perraki M, Kallergi G, et al. Detection of occult HER2 mRNA-positive tumor cells in the peripheral blood of patients with operable breast cancer: evaluation of their prognostic relevance［ J ］. Breast Cancer Res Treat, 2009, 117(3): 525−534.

［ 3 ］ Azvolinsky A. Beyond counting: new way to use circulating tumor cells［ J ］. J Natl Cancer Inst, 2014, 106(10).

［ 4 ］ Barrière G, Tartar y M, Rigaud M. et al. Epithelial mesenchymal transition: a new insight into the detection of circulating tumor cells［ J ］. ISRN Oncol, 2012, 2012: 382010.

［ 5 ］ Bidard FC, Mathiot C, Delaloge S, et al. Single circulating tumor cell detection and overall survival in nonmetastatic breast cancer［ J ］. Ann Oncol, 2010, 21(4): 729−733.

［ 6 ］ Douillard JY, Ostoros G, Cobo M, et al. Gefitinib treatment in EGFR mutated caucasian NSCLC: circulating-free tumor DNA as a surrogate for determination of EGFR status［ J ］. J Thorac Oncol, 2014, 9(9): 1345−1353.

［ 7 ］ Goldkorn A, Ely B, Tangen CM, et al. Circulating tumor cell telomerase activity as a prognostic marker for overall survival in SWOG 0421: a phase III metastatic castration resistant prostate cancer trial［ J ］. Int J Cancer, 2015, 136(8): 1856−1862.

［ 8 ］ Goodman OJ, Fink LM, Symanowski JT, et al. Circulating tumor cells in patients with castration-resistant prostate cancer baseline values and correlation with prognostic factors［ J ］. Cancer Epidemiol Biomarkers Prev, 2009, 18(6): 1904−1913.

［ 9 ］ Homg B, Zu Y. Detecting circulating tumor cells: Current challenges and new trend ［ J ］. Theranostics, 2013, 3(6): 377.

［ 10 ］ Hou J M, Krebs M, Ward T, et al. Circulating tumor cells as a window on metastasis biology in lung cancer［ J ］. Am J Pathol, 2011, 178(3): 989−996.

［ 11 ］ Kienel A, Porres D, Heidenreich A, et al. cfDNA as a prognostic marker of response to taxane based chemotherapy in patients with prostate cancer［ J ］. J Urol, 2015, 194(4): 966−971.

［ 12 ］ Kirby BJ, Jodari M, Loftus MS, et al. Functional characterization of circulating tumor cells with a prostate-cancer-specific microfluidic device［ J ］. PLoS One, 2012, 7(4): e35976.

［ 13 ］ Lallous N, Volik SV, Awrey S, et al. Functional analysis of androgen receptor mutations that confer anti-androgen resistance identified in circulating cell-free DNA from prostate cancer patients [J]. Genome Biol, 2016, 17(1): 10.

[14] Lianos GD, Mangano A, Kouraklis G, et al. Dynamic sequencing of circulating tumor DNA: novel noninvasive cancer biomarker [J] Biomark Med, 2014, 8(5): 629–632.

[15] Madhavan D, Wallwiener M, Bents K, et al. Plasma DNA integrity as a biomarker for primary and metastatic breast cancer and potential marker for early diagnosis [J]. Breast Cancer Res Treat, 2014, 146(1): 163–174.

[16] Matrone MA, Whipple RA, Balzer EM, et al. Microtentacles tip the balance of cytoskeletal forces in circulating tumor cells [J]. Cancer Res, 2010, 70(20): 7737–7741.

[17] Pantel K, Alix-Panabières C, Riethdorf S. Cancer micrometastases [J]. Nat Rev Clin Oncol, 2009, 6(6): 339–351.

[18] Perkins G, Yap TA, Pope L, et al. Multi-purpose utility of circulating plasma DNA testing in patients with advanced cancers [J]. PLoS One, 2012, 7(11): e47020.

[19] Reid AH, Attard G, Danila DC, et al. Significant and sustained antitumor activity in post-docetaxel, castration-resistant prostate cancer with the CYP17 inhibitor abiraterone acetate [J]. J Clin Oncol, 2010, 28(9): 1489–1495.

[20] Resel Folkersma L, San José Manso L, Galante Romo I, et al. Prognostic significance of circulating tumor cell count in patients with metastatic hormone-sensitive prostate cancer [J]. Urology, 2012, 80(6): 1328–1332.

[21] Schwarzenbach H, Alix-Panabieres C, Muller I, et al. Cell-free tumor DNA in blood plasma as a marker for circulating tumor cells in prostate cancer [J]. Clin Cancer Res, 2009, 15(3): 1032–1038.

[22] Siegel RL, Miller KD, Jemal A. Cancer statistics, 2015 [J]. CA Cancer J Clin, 2015, 65(1): 5–29.

[23] Steinestel J, Luedeke M, Arndt A, et al. Detecting predictive androgen receptor modifications in circulating prostate cancer cells [J]. Oncotarget, 2019, 10: 4213–4223.

[24] Stott SL, Lee RJ, Nagrath S, et al. Isolation and characterization of circulating tumor cells from localized and metastatic prostate cancer patients [J]. Sci Transl Med, 2010, 2(25): 25ra23.

[25] Stott SL, Lee RJ, Nagrath S, et al. Isolation and characterization of circulating tumor cells from patients with localized and metastatic prostate cancer [J]. Sci Transl Med, 2010, 2(25): 25ra23.

[26] Thalgott M, Rack B, Maurer T, et al. Detection of circulating tumor cells in different stages of prostate cancer [J]. J Cancer Res Clin Oncol, 2013, 139(5): 755–763.

[27] 兰峰, 刘永萍. 循环肿瘤细胞检测的临床进展 [J]. 现代肿瘤医学, 2015, (15): 2219–2222.

第十六章

肿瘤免疫治疗在前列腺癌中的应用

秦晓健　戴波

新近研究表明，以免疫反应为基础的治疗方法具有潜在的应用价值。现代免疫治疗在临床实践中的最佳实施方法仍在研究中，但有证据表明癌症患者将受益于这一新兴的治疗方式。未来的临床研究将评估在不同阶段的前列腺癌及其他类型癌症中免疫治疗的作用。当积累了更多的临床经验后，就可能确定免疫反应的生物标志物，让更多的患者受益于这种新的治疗方法，从而可能避免或减少与癌症标准治疗相关的不良反应。

[通信作者]　戴波，Email: bodai1978@126.com

第一节 免疫治疗概述

通常认为前列腺是一个被免疫系统忽略的保护区域，但新近研究表明，以免疫反应为基础的治疗方法具有潜在的应用价值。前列腺癌进展缓慢，能够为免疫治疗药物提供足够长的起效时间；前列腺癌具有成熟的血液或组织标志物，即肿瘤相关抗原，如PSA、前列腺特异性膜抗原（prostate specific membrane antigen，PSMA）、前列腺酸性磷酸酶（prostate acid phosphatase，PAP）、前列腺癌表达新基因（new gene expressed in prostate，NGEP），以及T细胞受体γ备用阅读框蛋白（T-cell receptor gamma alternate reading frame protein，TARP）等，既可以作为免疫治疗特异性作用于前列腺的靶点，也可以作为疾病进展或与免疫反应相关的标志物。另外，雄激素剥夺治疗作为复发性或转移性前列腺癌的主要治疗手段，具有潜在的免疫效应，雄激素剥夺治疗能促进CD4阳性及CD8阳性淋巴细胞向前列腺组织浸润，逆转生理性的胸腺退化，从而增加幼稚T细胞的产生。除了前列腺癌固有的免疫原性，上述原因使免疫治疗尤其适用于这种疾病。

免疫治疗可能通过多种途径发挥作用，主要包括主动免疫和被动免疫。主动免疫通过接种树突状细胞、全细胞、病毒载体、DNA、肽链或者免疫刺激物质，激活患者的免疫系统，产生有效的免疫反应，杀灭肿瘤细胞；被动免疫采用具有或不具有放射活性的单克隆抗体，包括贝伐珠单抗、曲妥珠单抗、西妥昔单抗、J591等，针对不同的肿瘤相关抗原，达到抗肿瘤目的。以下介绍近年来前列腺癌免疫治疗领域的研究进展。

第二节 主 动 免 疫

一、基于自体树突状细胞的疫苗

自体树突状细胞能有效地激活抗原限制性的CD8⁺T细胞，这对于在体内杀灭肿瘤细胞非常重要。目前，以自体树突状细胞接种为基础的Sipuleucel-T是美国FDA唯一批准的前列腺癌免疫治疗药物。Sipuleucel-T治疗以2周为1个周期，共需要3个周期。每个周期的第1天，由诊疗机构从患者的单采白细胞中分离出单个核细胞（包含约46%的T细胞，7%的B细胞，13%的自然杀伤细胞，25%的单核细胞），并运送到相应的制备机构；在第2～3天，单个核细胞作为抗原呈递细胞（APCs）暴露于PAP及粒细胞巨噬细胞集落刺激因子（granulocyte macrophage colony-stimulating factor, GM-CSF）融合蛋白PA2024中，进行体外孵育，并在第3～4天进行最后洗脱，然后运回诊疗机构，输入患者体内。APCs经PA2024活化后，表达表面分子标记的CD54，后者参与了APCs与T细胞的相互作用，可能通过激活内源性T细胞，刺激它们攻击表达PAP的前列腺癌细胞。每剂Sipuleucel-T含有至少5 000万个活化的CD54$^+$树突状细胞，同时也含有一定量的T细胞、B细胞、自然杀伤细胞及其他细胞。

在早期的随机试验中，主要研究终点无进展生存时间并未达到，但综合分析发现Sipuleucel-T能延长总体生存时间。进一步的Ⅲ期临床研究，即IMPACT研究中，以总体生存时间作为主要研究终点，发现Sipuleucel-T延长了转移性去势抵抗性前列腺癌（metastatic castration resistant prostate cancer, mCRPC）患者的总体生存时间，而对无进展生存时间无影响。研究发现，Sipuleucel-T组的中位生存时间为25.8个月，而安慰剂组为21.7个月，差异有统计学意义，这一研究结果首次证明了以免疫治疗为基础的治疗对于mCRPC患者具有生存益处。基于此，美国FDA批准其用于治疗无症状或轻微症状的mCRPC。美国国家综合癌症网络（NCCN）推荐，对于体力状况较好（ECOG评分0～1）、预期寿命超过6个月、没有内脏转移的无症状或仅有轻微症状的mCRPC，建议采用Sipuleucel-T作为一线治疗药物。IMPACT研究中，Sipuleucel-T并没有与目前确认能提高mCRPC患者生存时间的多西他赛对照，因此无法判断两者对于治疗mCRPC孰优孰劣。

另外，与早期的Sipuleucel-T研究一致，除了总体生存时间，治疗组与安慰剂组在PSA反应率及疾病进展时间方面并无差异。其原因尚不清楚，有一种可能，关于总体生存时间的实验结果并不真实，虽然有显著的统计学差异，但并无实际的临床差异，从而导致了假阳性结果；但另一方面，不考虑统计的因素，IMPACT及早期的研究中，总生存时间的差异是相似的，又体现Sipuleucel-T治疗效果的可重复性。另一种可能是安慰剂组并非是真的阴性对照。虽然没有确切证据，但是安慰剂组中单采白细胞以及剔除单核细胞对于生存的确可能存在决定性的影响。当然，更有可能的一种解释是Sipuleucel-T治疗的确能够提高生存率，但目前临床评估疾病进展的方法有缺陷。接种引发免疫反应需要一定的时间，在进展时间方面没有差异可能是因为抗肿瘤效应要滞后于PSA或者影像学的进展。目前的挑战在于，如何确定Sipuleucel-T治疗的反应，以及在没有可靠评估手段的基础上如何确定进一步治疗的时机。

还有一种自体树突状细胞疫苗即DCVax-Prostate疫苗也在研究中。这是一种表达PSMA的自体树突状细胞，来源于单采白细胞，回输前将高密度的单核细胞与PSMA肽段共同培育，不包含GM-CSF。在前列腺癌Ⅰ～Ⅱ期的临床研究中，发现此疫苗能诱导免疫反应。

二、基于全细胞的疫苗

全细胞抗癌疫苗常由自体或异体肿瘤细胞株制备而来。自体全肿瘤细胞接种以患者自身的肿瘤相关抗原为靶点，然而如果肿瘤细胞并没有表达肿瘤相关抗原，那么再把这些相同的细胞回输入患者体内，则并不一定会刺激产生免疫反应。异体全细胞接种能诱导更好的免疫反应，因此大多数研究采用的是异体全细胞接种治疗。全细胞接种使患者暴露于多种抗原，因此是一种多价免疫治疗方式。单价疫苗接种时，肿瘤细胞可能通过改变表面抗原特征而逃避免疫系统，全细胞接种则不存在这种情况，从而能防止肿瘤细胞的免疫逃逸。最常用于全细胞免疫的前列腺癌细胞株是LNCaP和PC-3，这两个细胞株具有与前列腺癌细胞相似的抗原特征，并可以进一步设计以合成免疫刺激细胞因子，如GM-CSF、γ干扰素（IFN-γ）、白细胞介素2（IL-2）等。

GVAX®是研究最多的全细胞免疫制剂，它包含LNCaP和PC-3两种细胞株，转导入GM-CSF cDNA并经照射以防止细胞复制。数个Ⅰ或Ⅱ期临床试验在CRPC或非CRPC患者中检验了GVAX®的耐受性和有效性，但在Ⅲ期临床VITAL研究中结果并不理想。在VITAL研究中，mCRPC患者经随机分配，分别接受GVAX®或者多西他赛-泼尼松治疗，VITAL-1研究入组患者无肿瘤相关性疼痛，VITAL-2研究入组的则是有肿瘤相关疼痛的mCRPC患者。然而，VITAL-2

研究入组408例患者后,初步分析发现GVAX®治疗组与药物毒性无关的死亡病例更多,生存时间更短,因此提前终止研究。分析认为,虽然看起来不差于多西他赛,但VITAL-1研究基本不可能达到预期的研究终点即总生存率的提高,VITAL-1研究也提前终止。另有一种制剂与GVAX®类似,只包含LNCaP细胞株,能表达IFN-γ和IL-2,早期结果同样令人鼓舞,但有前车之鉴,其后续研究并不看好。

还有研究采用异体皮肤移植而非前列腺癌细胞株。因为肿瘤与移植组织可能存在类似的分子特征,针对异体组织表面表达的无数抗原产生的大量活化的多克隆T细胞中,可能包含了能与肿瘤抗原交互反应的T细胞克隆,异体组织移植可能形成有效的抗肿瘤效应。初步证明这种方法安全有效,值得进一步研究。

三、基于病毒载体的疫苗

病毒可以诱导出针对感染细胞表达的病毒蛋白的免疫反应。如果把编码肿瘤特异性抗原的基因导入特定的病毒DNA载体,并能表现其内在的免疫原性,就有可能使病毒作为一种免疫制剂。痘病毒家族的牛痘病毒,是免疫治疗中研究最多的病毒载体。它们并不需要进行调整以适应特定的患者,因此生产并不复杂;在不影响传染性的前提下,其基因组可以整合大量的外源性DNA,并高表达于受感染的细胞。鸡痘病毒,也是痘病毒家族成员,由于缺乏免疫交叉反应而特别适合与牛痘病毒联合使用;而且鸡痘病毒在人体细胞中存在复制缺陷,这将减少疫苗中和抗体的合成。

PSA-TRICOM是研究最广泛的以病毒载体为基础的免疫制剂。它采用了一种包含修改后的PSA基因的病毒载体,使产生的蛋白质具有比正常PSA更强的免疫原性。PSA-TRICOM集成了本领域内两个重大进展。首先,对病毒载体进行了修改,使其编码3个研究成熟的协同刺激转基因蛋白,即T淋巴细胞活化抗原CD80(B7.1)、细胞间黏附分子-1(intercellular adhesion molecule 1,ICAM-1)和淋巴细胞功能相关抗原3(lymphocyte function-associated antigen 3,LFA-3),总称为TRICOM™,这对APCs抗原呈递过程中的淋巴细胞活化起着至关重要的作用。其次,PSA-TRICOM整合了牛痘病毒和鸡痘病毒;牛痘病毒用于初始免疫接种,而鸡痘病毒作为一个增强剂。牛痘病毒与鸡痘病毒不同,能迅速刺激特定的疫苗中和抗体合成,这种应用不同病毒载体的"异源初免-加强策略"

将使后续免疫增强。这一策略也使免疫反应针对的是修改后的PSA抗原，而不是各种病毒蛋白。

I期临床研究显示PSA-TRICOM在mCRPC患者中的应用是安全的。II期随机对照研究中，症状轻微而且未经化疗的mCRPC患者分别接受PSA-TRICOM+GM-CSF或者安慰剂治疗。研究排除了前列腺活检病理Gleason评分≥8分，或者ECOG评分＞1分，或者有内脏转移，或者存在需要麻醉药品控制的癌痛的患者；评估疾病进展的标准为影像学检查和临床状况，而非PSA水平。研究发现该制剂总体耐受良好，仅有注射部位反应和轻度的系统性不良反应，最常见的是疲劳、发热和恶心。与Sipuleucel-T相似，无进展生存时间没有达到统计学差异，但治疗组的中位总生存时间较对照组延长了8.5个月（25.1个月 *vs.* 16.6个月，$P=0.006$），而且生存获益时间与针对病毒载体的抗体反应无关，与其他的可评估因素如血红蛋白或ECOG评分也无关。在另一项较小的II期研究中，美国国立癌症中心的研究者在亚组分析中发现，那些出现最强烈的PSA特异性细胞毒性T淋巴细胞反应的患者，最终获得了生存提高。关于PSA-TRICOM的远期结论还有待于III期临床研究。

四、基于DNA的疫苗

基于DNA的疫苗由修改过的细菌质粒构成。这些质粒可能包含多个功能性的基因序列。比如，巨细胞病毒即刻早期启动子及其相邻的内含子序列。这些基因元素确保了兴趣抗原如PAP蛋白的DNA编码序列高效转录。以DNA为基础的制剂通过两条基本机制激活免疫系统。首先，与所包含的抗原DNA无关，细菌质粒本身可以激活Toll样受体，作为先天免疫反应的一部分，在识别微生物成分方面扮演着重要的角色。其次，质粒DNA可被人体细胞包括心肌细胞和角质形成细胞捕获，然后表达出来，并通过树突状细胞的交叉吸引作用将编码的蛋白质呈递给淋巴细胞。与病毒载体比较，以DNA为基础的制剂本身的免疫原性可能会减弱，但病毒载体也更容易引发对疫苗成分的免疫反应，这可能会影响所需的抗肿瘤免疫反应。

一项针对局部根治性治疗（根治术、根治性放疗，或包括前两者的治疗）后生化复发的激素敏感性前列腺癌患者的I、II期临床研究中，22例患者接受了剂量爬坡的皮下DNA质粒注射,同时辅以GM-CSF,2周1次,共6次。此疗法具有良好的耐受性。虽然没有出现PSA 50%以上的下降,但PSA倍增时间从治疗前的6.5个月延长至治疗中的8.5个月($P=0.033$),并且在治疗1年后达到9.3个月($P=0.054$)。另外,其中6例出现了PAP特异性CD4$^+$增殖T细胞3倍以上的增长,另有3例出现了CD8$^+$增殖T细胞3倍以上的增长。进一步研究发现,超过6次剂量的DNA质粒注射也是可以耐受的,而且可能增加免疫反应,从而增强对肿瘤的控制。

五、基于肽链的疫苗

肿瘤相关性肽链纯化简便,可以反复应用,而且这一领域的研究已经从单肽发展到了多价疫苗治疗,所采用的肽链基于患者个体自发性抗肿瘤免疫反应选择而来。其产生的反应类似于迟发型超敏反应(一种T4细胞介导的免疫反应,常在药物应用数天后发生),表明这些肽链本身能针对前列腺组织激发出有效的免疫反应,但其内在的免疫原性较弱。在另一项研究中,有23例mCRPC患者,人白细胞抗原(human leukocyte antigen, HLA)-A2$^+$或者HLA-A24$^+$,先接受血清评估,检测出抗肽链免疫球蛋白(IgG)抗体和肽链限制性循环细胞毒性淋巴细胞前体水平,基于此,在肽链库中选择出相应肽链,然后,接受包含多达4种HLA限制性肽链的混合制剂治疗。在此研究中,任何其他治疗,包括内分泌治疗均未采用。在17例至少对1个肽链出现免疫反应的患者中,有6例(35%)出现了细胞毒性淋巴细胞活性增强,而IgG抗原水平升高的患者有15例(88%)。相对于其他免疫治疗研究,少见的是上述17例患者中有4例出现了PSA超过30%的下降,鉴于大多数免疫治疗方案并不会影响PSA水平,这一点值得进一步研究。

第三节 被 动 免 疫

一、免疫刺激制剂

对于免疫系统的非特异性刺激可能导致自发性的抗肿瘤免疫反应。伊匹单抗（ipilimumab）是一种单克隆抗体，能阻断细胞毒性T淋巴细胞相关抗原4（cytotoxic T lymphocyte-associated antigen 4, CTLA-4）的活性，而且Ⅲ期临床研究发现其对化疗难治性恶性黑色素瘤有效。CTLA-4是一种免疫检查点分子，当它活化时，能够对激活细胞毒性T淋巴细胞发出抑制性信号，而阻断这一调节通路的转导则可能加强对于肿瘤细胞的免疫反应。在针对前列腺癌的Ⅰ期临床研究中，最严重的不良反应是重度结肠炎，需要糖皮质激素全身治疗，但有报道一例mCRPC患者出现了PSA下降，而且按照RECIST标准可判定为部分缓解。目前有两项关于ipilimumab治疗前列腺癌的大型Ⅲ期随机对照临床研究正在进行中。一项是ipilimumab与安慰剂对照，主要研究终点是总体生存率。另一项研究针对骨转移灶放疗后患者，将比较ipilimumab和安慰剂的效果；骨转移灶放疗的目的是导致肿瘤细胞死亡，并进行抗原呈递，在接受ipilimumab治疗后，有可能通过抗CTLA-4的免疫调节作用激发出潜在的特异性的抗肿瘤免疫反应。

二、单克隆抗体被动免疫

因为转移性的前列腺癌对于常规化疗反应不佳，对新的分子靶向治疗的需求就显得极为迫切。单克隆抗体在一系列实体肿瘤或血液恶性肿瘤的治疗中，都成功地体现了它们的价值，针对CD20、ErbB2、CD33、CD52、EGFR和VEGF的抗体目前都在临床应用中。单克隆抗体作为一种蛋白质，对于其分子靶点具有精确的特异性和高度的亲和力，因此具有天然的优势。单克隆抗体的原生形态就具有激发免疫学效应、阻断受体或者捕获配体的能力。另一方面，这些针对肿瘤形成的单克隆抗体也可以作为一种载体，向目标肿瘤细胞传递高毒性的放射性核素、药物或者毒物。

参照其他瘤种的治疗经验或针对前列腺癌的临床前研究，有一些单克隆抗体已经在前列腺癌患者中展开临床研究。前列腺癌是单克隆抗体治疗的理想靶点，其常见扩散部位即骨髓和淋巴结都能获得高水平的循环抗体，而且前列腺癌较小的肿瘤负荷特别有利于抗体的呈递并接触抗原。前列腺癌对放疗敏感，这就使其成为放射性元素标记单克隆抗体的理想靶点。另外，前列腺癌具有一些指示性标志物如PSA，这就允许对于单克隆抗体的潜在疗效做出快速的临床评价。

以PSMA为靶点的放射性元素标记单克隆抗体治疗是目前相关领域研究的热点。J591是一种无免疫原性的IgG单克隆抗体的,其靶点为PSMA的细胞外区域。放射性元素标记J591的临床前和早期阶段的研究已证明,其不仅能作用于肿瘤细胞,而且能使PSA水平下降。放射性J591耐受性良好,无免疫原性,可多剂量给药。剂量限制性毒性是可逆的骨髓抑制,非血液学毒性小。未来的研究将包括方法优化患者的选择,并纳入新的战略,以提高抗PSMA的放射免疫治疗的成功率。目前,没有单克隆抗体被批准用于临床治疗前列腺癌。

第四节 联 合 治 疗

疫苗接种和免疫刺激制剂与标准治疗联合可能增强疗效。标准治疗措施可以使前列腺癌达到稳定或减瘤效果,将为免疫反应争取起效的时间。更重要的是,标准治疗增加了抗原呈递,能够进一步加强两种治疗策略的疗效。例如,化疗药物能直接杀灭肿瘤细胞,同时增加抗原呈递,因此,能够触发免疫反应。以痘病毒为基础的疫苗联合多西紫杉醇在小鼠模型中的研究已经证明这一点。这些临床前研究结果表明,疫苗联合多西紫杉醇产生的免疫反应和抗肿瘤作用要强于其中任一种的单独使用。

有研究报道免疫接种联合放疗也能够增加免疫反应。在另一些临床前研究中,小剂量的放疗能增加抗原呈递,并且使肿瘤细胞对于疫苗介导的细胞毒性T淋巴细胞的杀伤作用更具易感性。早期研究中,以PSA痘病毒为基础的疫苗联合内分泌治疗也显示了其对于长期临床结局的改善。临床前模型显示,雄激素剥夺治疗可能通过增强T细胞功能以及降低其对于TAAs的耐受来强化免疫反应。另外,研究显示标准的药物去势治疗也能够增加T细胞向前列腺中的迁移。

另一潜在的策略是联合使用不同作用机制的免疫治疗制剂。疫苗接种联合免疫检查点抑制剂能加速免疫反应发生,同时也能将免疫反应的焦点聚集于疫苗所针对的特异性抗原。有两项正在开展的关于mCRPC的临床研究将验证这一假想。其中一项是评估ipilimumab联合肿瘤全细胞疫苗，初步结果显示有些患者的骨扫描检查中转移病灶获得缓解，不过这些疗效的提高伴随着免疫相关的一些不良反应，而且另外一些病情更重的患者并没有得到类似的改善。第二项研究联合应用了PSA-TRICOM和ipilimumab治疗mCRPC，PSA倍增时间获得了延长，而且免疫相关毒性与Ⅰ期临床研究结果类似。长期随访发现联合用药组的中位生存时间为31.8个月，而研究前预测的中位生存时间为18.5个月，提示PSA-TRICOM和ipilimumab联合应用可能使患者获得长期的生存益处。

综上，现代免疫治疗如肿瘤疫苗和免疫检查点抑制剂在前列腺癌的临床研究中得到了广泛的评估。目前研究显示，尽管免疫治疗对于病情进展的短期变化无影响，但能提高总体生存率。虽然疾病进展时间是细胞毒性药物研究的一个可靠观察终点，但这些研究表明，它可能不是现代免疫疗法的长期疗效的最佳评估指标，因此，需要寻找替代指标来充分评估患者接受的肿瘤免疫治疗。

如果单独使用，治疗性肿瘤疫苗与细胞毒性化疗相比毒性极小，考虑到多西他赛对于早期转移性疾病的益处并不清楚，这一特点可能使sipuleucel-T作为无症状mCRPC患者的首选治疗。仍需要进一步研究来评估肿瘤疫苗与标准的细胞毒疗法如化疗、放疗和内分泌治疗相结合的有效性。前列腺癌研究的初步数据已经显示了联合不同作用机制的免疫治疗可能获得的临床收益，如肿瘤疫苗联合免疫检查点抑制剂。

虽然现代免疫治疗在临床实践中的最佳实施方法仍在研究中，但有证据表明，癌症患者将受益于这一新兴的治疗方式。未来的临床研究将评估在不同阶段的前列腺癌及其他类型的癌症中免疫治疗的作用。当积累了更多的临床经验后，就可能确定免疫反应的生物标志物，让更多的患者受益于这种新的治疗方法，从而可能避免或减少与癌症标准治疗相关的不良反应。

------------------------------ **参 考 文 献** ------------------------------

[1] Arlen PM, Skarupa L, Pazdur M, et al. Clinical safety of a viral vector based prostate cancer vaccine strategy[J]. J Urol, 2007, 178(4 Pt 1): 1515-1520.

［ 2 ］ Becker JT, Olson BM, Johnson LE, et al. DNA vaccine encoding prostatic acid phosphatase (PAP) elicits long-term T-cell responses in patients with recurrent prostate cancer［ J ］. J Immunother, 2010, 33(6): 639−647.

［ 3 ］ Brill TH, Kubler HR, Pohla H, et al. Therapeutic vaccination with an interleukin-2-interferon-gamma-secreting allogeneic tumor vaccine in patients with progressive castration-resistant prostate cancer: a phase Ⅰ / Ⅱ trial［ J ］. Hum Gene Ther, 2009, 20(12): 1641−1651.

［ 4 ］ Brill TH, Kubler HR, von Randenborgh H, et al. Allogeneic retrovirally transduced, IL-2- and IFN-gamma-secreting cancer cell vaccine in patients with hormone refractory prostate cancer — a phase Ⅰ clinical trial［ J ］. J Gene Med, 2007, 9(7): 547−560.

［ 5 ］ Drake CG. Immunotherapy for prostate cancer: an emerging treatment modality［ J ］. Urol Clin North Am, 2010, 37(1): 121−129.

［ 6 ］ Fishman M. A changing world for DCvax: a PSMA loaded autologous dendritic cell vaccine for prostate cancer［ J ］. Expert Opin Biol Ther, 2009, 9(12): 1565−1575.

［ 7 ］ Garnett CT, Schlom J, Hodge JW. Combination of docetaxel and recombinant vaccine enhances T-cell responses and antitumor activity: effects of docetaxel on immune enhancement［ J ］. Clin Cancer Res, 2008, 14(11): 3536−3544.

［ 8 ］ Gerritsen W, van den Eertwegh AJ, de Gruijlet T, et al. Expanded phase Ⅰ combination trial of GVAX immunotherapy for prostate cancer and ipilimumab in patients with metastatic hormone-refractory prostate cancer (mHPRC)［ C ］. ASCO Annual Meeting 2008: abstr 5146.

［ 9 ］ Gulley JL, Arlen PM, Madan RA, et al. Immunologic and prognostic factors associated with overall survival employing a poxviral-based PSA vaccine in metastatic castrate-resistant prostate cancer［ J ］. Cancer Immunol Immunother, 2010, 59(5): 663−674.

［ 10 ］ Higano CS, Corman JM, Smith DC, et al. Phase 1/2 dose-escalation study of a GM-CSF-secreting, allogeneic, cellular immunotherapy for metastatic hormone-refractory prostate cancer［ J ］. Cancer, 2008, 113(5): 975−984.

［ 11 ］ Higano CS, Schellhammer PF, Small EJ, et al. Integrated data from 2 randomized, double-blind, placebo-controlled, phase 3 trials of active cellular immunotherapy with sipuleucel-T in advanced prostate cancer［ J ］. Cancer, 2009, 115(16): 3670−3679.

［ 12 ］ Hodge JW, Sabzevari H, Yafal AG, et al. A triad of costimulatory molecules synergize to amplify T-cell activation［ J ］. Cancer Res, 1999, 59(22): 5800−5807.

［ 13 ］ Kantoff PW, Higano CS, Shore ND, et al. Sipuleucel-T immunotherapy for castration-resistant prostate cancer［ J ］. N Engl J Med, 2010, 363(5): 411−422.

[14] Kantoff PW, Schuetz TJ, Blumenstein BA, et al. Overall survival analysis of a phase II randomized controlled trial of a Poxviral-based PSA-targeted immunotherapy in metastatic castration-resistant prostate cancer [J]. J Clin Oncol, 2010, 28(7): 1099−1105.

[15] Madan RA, Gulley JL, Schlom J, et al. Analysis of overall survival in patients with nonmetastatic castration-resistant prostate cancer treated with vaccine, nilutamide, and combination therapy [J]. Clin Cancer Res, 2008, 14(14): 4526−4531.

[16] McNeel DG, Dunphy EJ, Davies JG, et al. Safety and immunological efficacy of a DNA vaccine encoding prostatic acid phosphatase in patients with stage D0 prostate cancer [J]. J Clin Oncol, 2009, 27(25): 4047−4054.

[17] Tagawa ST, Beltran H, Vallabhajosula S, et al. Anti-prostate-specific membrane antigen-based radioimmunotherapy for prostate cancer [J]. Cancer, 2010, 116 (4 Suppl): 1075−1083.

[18] Uemura H, Fujimoto K, Mine T, et al. Immunological evaluation of personalized peptide vaccination monotherapy in patients with castration-resistant prostate cancer [J]. Cancer Sci, 2010, 101(3): 601−608.

第十七章

基于基因组学的前列腺癌的精准治疗

顾成元　戴波

近年来,癌症基因组高通量测序的兴起使前列腺癌的分子分型成为可能。将基础研究的成果转化为临床上对诊断、预后和治疗反应有预测价值的生物标志物,这在前列腺癌精准医学发展的过程中起着关键的作用。本章回顾了旨在改善前列腺癌筛查特异性和区分侵袭性与惰性前列腺癌的研究,以及包括ETS基因重排、PTEN失活及雄激素受体信号通路在内的相关研究。这些生物标志物可能提示异常的癌基因通路激活,并为临床试验中匹配分子靶向治疗的患者提供理论依据。将来应在临床试验设计中将肿瘤组织活检和分子生物学检测相结合以探索生物标志物并了解耐药机制。

[通信作者] 戴波,Email: bodai1978@126.com

第一节 ETS基因融合和尿液试验

虽然前列腺癌的治疗已取得了长足的发展，2013年以来有3种用于治疗转移性前列腺癌的新药获批，但如何为患者匹配合适的靶向治疗或合理应用联合治疗等挑战依然存在。有学者提出应在临床研究设计中联合生物标志物检测后分层来进行患者的筛选。前列腺癌的分子分型可能有助于提高疗效、最大限度地减少无效治疗的时间和不良反应等。高通量测序等技术促进了前列腺癌的分子分型，并为精准治疗的发展提供依据。在此我们回顾目前前列腺癌的分子分型的相关基础研究及其成果转化为临床应用的相关进展，以及前列腺癌中转化基因组学所面临的挑战。

基因组测序的结果可被转化为临床上可用于诊断、预后或者预测性的生物标志物。用于诊断的生物标志物有助于提高癌症诊断的准确性，可作为肿瘤筛查及确诊的一部分。预后生物标志物可提示疾病进展或死亡的风险，从而帮助确定哪些患者需要辅助治疗，如Gleason评分6分（低风险）和8分（高风险）的前列腺癌患者。预测性生物标志物可为临床决策提供依据。以下将阐述ETS基因重排等诊断生物标志物的应用，并对新型预后生物标志物的发展途径进行评价。种系突变是对早期诊断、预后以及预测性都具有应用潜力的生物标志物。最后，对分子靶向治疗临床试验中的预测性生物标志物进行回顾。

一、ETS基因融合

2005年，研究者首次使用生物信息学方法检测基因芯片中的异常转录表达，发现了前列腺癌中的基因融合。最常见的染色体重排涉及雄激素调控基因TMPRSS2的5′非翻译区以及ETS转录因子家族成员ERG和ETV1。前列腺癌中这些基因融合的出现特异度几乎是100%。随后的研究显示在50%的前列腺特异性抗原（PSA）筛查和15%～35%未筛查前列腺癌中存在ERG融合。

最常见的融合基因发生于TMPRSS2和ERG之间，约占ETS基因融合的90%。多个回顾性研究分析了基因融合与Gleason评分、病理分期和疾病特异性生存率的关系，但结果并不一致。这些不一致可能是由于研究人群和融合基因检测方法的差异所造成。然而，前列腺癌中融合基因的高度特异性具有诊断的潜在价值。

二、尿液试验

PSA检测广泛应用于前列腺癌的筛查，但是其局限性包括假阳性和潜在地导致对惰性前列腺癌的过度诊断。为了改善以PSA为基础的筛查，Tomlins等开发了PSA联合尿液检测TMPRSS2-ERG融合基因和PCA3（非编码RNA）的联合检测方法来预测活检前列腺癌可能性。该方法有可能减少良性前列腺增生患者接受穿刺活检的比例，但需要进一步的前瞻性研究来证明该方法可判断临床表现显著或高级别前列腺癌。

分子标志物有助于区别惰性和侵袭性前列腺癌。目前，已出现数个有前景的分子标志物，但受限于检测方法不统一、研究样本量小和验证研究缺乏等，尚未投入临床应用。此外，在前列腺癌前瞻性研究中，需要延长随访时间观察复发风险也增加了研究的难度。新的高通量测序技术如蛋白质组学和基因组学使系统地筛选分子标志物成为可能。例如，非编码RNA在肿瘤生物学中的新兴应用，其中可能包含可用于预后预测的候选生物标志物。

第二节 前列腺癌的预测性生物标志物

在过去5年里，核酸测序技术的迅速发展使肿瘤基因组大规模测序、拷贝数变异、体细胞点突变、结构重排和基因表达改变的系统检测成为现实。在NGS技术之前，Taylor等发表了前列腺癌基因组和转录组蓝图的整合方法。这项工作包括对218例前列腺癌样本（181例原发灶和37例转移灶）的拷贝数/基因表达和全外显子测序。后续研究采用NGS技术进一步描绘了前列腺癌基因组。Kumar等用外显子捕获和测序技术分析前列腺癌转移瘤。Berger等对7例原发性前列腺癌进行完整的全基因组测序。2013年，两项研究分别对112例前列腺癌和50例去势抵抗性前列腺癌（CRPC）转移瘤标本进行外显子捕获和测序。

上述和另外一些相关研究为原发性和转移性前列腺癌基因组描绘了大致的轮廓。迄今为止，前列腺癌中最常见的分子生物学改变包括雄激素受体基因突变或扩增、ETS转录因子的基因重排以及磷酸酶和张力蛋白同源物［PTEN；磷脂酰肌醇3-激酶（PI3K）激活］的丢失。此外，发生低频率（<5%）的异常相互排斥基因变化，包括Akt激活、PIK3CA和RAS突变以及BRAF突变或融合。

一、高频基因组突变

1. ETS基因融合

由于前列腺癌中ETS基因融合的发生率约为50%，针对ETS基因融合的靶向治疗将使大量患者获益，但目前尚无直接针对此靶点的临床试验。与其他涉及转录因子的基因融合一样，相关靶向药物的开发步履维艰。但是如合成致死靶点的系统筛选和阻断ETS转录因子的特定蛋白间的相互作用等新技术在逐步完善中。同时，有研究为研制以抑制聚（ADP-核糖）、多聚-ADP核糖聚合酶（recombinant poly ADP ribose polymerase，PARP）或DNAPK抑制的ETS转录因子相关复合物为基础的靶向药物提供了理论基础。此外，Knudsen等的研究结果显示PARP活性可调控下游的雄激素受体信号通路，为雄激素受体、PARP联合抑制提供了进一步的理论依据。数项关于转移性CRPC的临床试验评估了PARP和DNAPK抑制剂以及联合PARP和雄激素受体联合抑制的疗效，对ETS融合状态的理解将是研究的关键因素。

2. 雄激素受体

20世纪40年代，Charles Huggins发现激素调节前列腺癌生长，进而发明了对前列腺癌有效的全身治疗方法并获得了诺贝尔生理学或医学奖。20世纪90年代，研究揭示了雄激素受体通过突变或扩增逃逸雄激素阻断机制。这些耐药机制的研究表明，尽管睾酮达到去势水平，雄激素受体信号通路仍然起重要作用。雄激素的持续生成例如瘤内睾酮为开发二代雄激素合成抑制剂和雄激素受体拮抗剂提供了理论依据。阿比特龙是一种通过阻滞CYP17抑制肾上腺、睾丸和前列腺肿瘤内雄激素的高选择性药物。一项随机安慰剂对照试验表明,阿比特龙的应用延长了患者的总生存时间和无进展生存时间。二代抗雄药物如MDV3100和ARN509对转移性CRPC患者具有良好的疗效。

目前前列腺癌基因组数据表明,超过50%的转移性CRPC出现雄激素受体的扩增或突变。随着下一代针对雄激素信号通路靶向药物的开发,基因组测序策略将在确定潜在的耐药机制方面发挥作用。以雄激素合成和受体为靶点的联合治疗效果仍未可知。

除了雄激素受体的突变和扩增,Dehm等报道多种AR-Vs可导致雄激素受体信号通路的持续激活。这些变异体导致C-末端的配体结合域的损失、保存包含DNA结合及转录激活域的N-末端结构域和反式激活从而发挥作用。尽管已报道了多个亚型,NGS技术发现了新的亚型,并且可能有助于对理解其他潜在的耐药机制。转移性CRPC患者的AR-Vs发生频率尚未可知。因此,剪接体的相对意义及其是否与其他耐药机制如突变或扩增等同时发生尚未明确。进一步的研究显示,基因组改变如隐蔽的剪接位点或缺失可能会影响剪接过程。虽然,目前没有以阻止AR剪接为靶点的治疗,但已有研究尝试通过阻断包含DNA结合结构域的N-末端结构域来抑制雄激素受体信号通路。可通过对转移性CRPC患者进行全面的基因组和转录组分析来研究AR-Vs和二代抗雄激素药物之间的相互作用。

3. PTEN和PI3K通路

PTEN是一种具有双特异磷酸酶活性的抑癌基因。PTEN蛋白可通过拮抗酪氨酸激酶等磷酸化酶的活性参与细胞调控,并负向调节PI3K-AKT-Mtor信号通路。因此,PTEN基因丢失或失活将导致PI3K信号通路的激活。多种肿瘤中广泛出现PTEN丢失为PI3K通路抑制剂治疗肿瘤提供了理论依据。体内实验已证实PTEN基因的杂合性缺失与其他癌基因可共同作用促进前列腺肿瘤的生长。

在转移性CRPC患者中,点突变、缺失或重排等各种形式的PTEN缺失发生率至少在50%以上。这还未包括将其他功能性的PTEN失活机制如表观遗传学改变或翻译后调控。例如,Berger等发现PTEN相互作用基因MAGI2的丢失或突变会导致功能性的PTEN失活。近期研究发现,ERG融合与PTEN丢失导致雄激素受体信号通路激活之间的关系。在ERG融合的转基因小鼠模型中诱导PTEN杂合缺失将导致前列腺肿瘤的加速进展。该结果与基因组数据一致,表明PTEN缺失和ETS融合并不是相互排斥的事件。Carver等发现抑制雄激素受体或PI3K通路将导致另一条通路的激活。该研究提示在临床试验中应同时抑制雄激素受体和PI3K信号通路。

4. RB1基因

视网膜母细胞瘤1(retinoblastoma 1, RB1)基因是人类第一个分离克隆的肿瘤抑制基因。RB1具有多种生理功能,如通过抑制参与DNA合成和有丝分裂的基因转录参与细胞周期调控。在20%～60%的前列腺癌中可出现RB1基因的丢失。RB1通路的失活机制包括RB1突变或缺失、细胞周期蛋白D1的表达和p16Ink4的突变或缺失等。Sharma等证实RB1的失活将导致依赖于转录因子E2F1的雄激素受体表达增强。目前,研究人员正在积极探索MDM2和HDAC抑制剂介导的RB1失活的间接调控机制。

5. c-MYC

MYC癌基因激活在包括前列腺癌在内的多种肿瘤中出现。MYC基因过表达的小鼠均发生上皮内瘤变并最终进展为侵袭性前列腺癌。研究者发现c-MYC基因在CRPC组织中表达,进而探索MYC是否是雄激素抵抗发生的潜在机制,并且在体外实验中证实MYC表达与前列腺癌细胞雄激素受体非依赖性生长有关。同样,由于其往往与PI3K激活共同出现,Clegg等杂交出同时具有AKT1和MYC活性的小鼠,发现前列腺癌呈侵袭性且进展迅速。此外,雷帕霉素抑制剂对AKT1活性小鼠前列腺癌有效,但对具有AKT1/MYC双重活性的小鼠前列腺癌无效。最近的测序研究表明,在10%的转移CRPC中可检测到MYC扩增。然而,在神经内分泌分化前列腺癌中,Beltran等发现MYC扩增比例明显增高(40%)并且伴随着Aurora激酶A(AURKA)的扩增。AURKA可调节细胞周期进程,可能作为潜在的治疗靶点开展临床试验。体外和体内研究表明,MYC和AURKA共扩增的前列腺癌对AURKA抑制剂均敏感,为这一亚型进行靶向治疗临床试验提供了理论基础。由于与雄激素非依赖性、PI3K通路和AURKA激活相关,将MYC作为靶点成为前列腺癌研究的热点。

二、低频和个体基因组突变

1. PIK3CA

最初在对结直肠肿瘤组织进行外显子测序时发现PIK3CA激活突变,随后在乳腺和卵巢癌等肿瘤中也发现了类似现象。PIK3CA热点突变的功能研究显示PI3K通路下游激活包括AKT磷酸化等,同时伴有细胞增殖等表型改变。

在前列腺癌中,PIK3CA基因突变发生率约为5%,拷贝数改变约为10%。而PTEN缺失可达到50%。在研发PI3K抑制剂时,一个重要的问题是在PIK3CA基因突变与PTEN缺失的亚型之间是否存在临床或功能的差异。此外,PI3K抑制剂治疗PIK3CA突变前列腺癌后可能造成雄激素受体信号通路激活。因此,对于这一亚型采取双重抑制可能使患者获益。

2. AKT

AKT是一种丝氨酸/苏氨酸蛋白激酶,是PI3K通路的组成部分。对乳腺、结肠癌和卵巢癌组织中AKT1、AKT2和AKT3基因编码区进行测序后,发现AKT1存在激活突变。该突变造成E17K氨基酸替换,在同源结构域中影响蛋白定位,在体内和体外试验中改变了转换效率。Boormans等在188例前列腺癌中对AKT1基因进行测序,激活的E17K突变的比例大约为1.4%。

3. RAS-RAF通路

BRAF基因编码RAS信号转导级联通路中的一种丝氨酸/苏氨酸蛋白激酶。有研究假设RAS通路的下游可能存在致癌激酶突变,研究者在一系列肿瘤细胞系中对多个RAS通路基因进行外显子测序,在BRAF激酶结构域中发现一个频发突变V600E。该激活突变可导致RAF激酶持续活化。目前,RAF和MEK抑制剂用于BRAF突变黑色素瘤中的临床试验已取得积极的结果,还有一些其他抑制剂用于BRAF基因突变肿瘤治疗的研究也在进行中。

对于前列腺癌,北美前列腺癌基因组的研究发现典型的BRAF和KRAS突变占1%~2%。转录组测序发现除了点突变,涉及BRAF的基因融合发生率占1%~2%。体外实验中发现这些基因重排导致RAF激酶的表达和固有活性产生变化,对于RAF抑制剂是敏感的。转移性CRPC中KRAS基因融合发生率约为1%,体外敲除实验可抑制其发展。因此,对于这种亚型的患者存在靶向治疗的可能，这也提示低频驱动基因突变增加了治疗的复杂性，突变存在多样性（点突变或重排）。

第三节　前列腺癌新发现的基因组改变

最近的前列腺癌测序研究发现许多有潜在临床转化意义的新基因组改变。在原发性和转移性前列腺癌的两项研究中，采用NGS技术发现了高频拷贝数变化和点突变。以下一些基因的改变值得注意：SPOP（13%）、FOXA1（3%～4%）、AURKA（神经内分泌前列腺癌中约占40%）、MED12（4%～5%）、MAGI-2和CHD1，每个都有特定的生物学功能和潜在的临床意义。

SPOP基因编码产物为泛素连接酶复合物的亚基。在原发性前列腺癌的外显子测序研究中发现其突变，突变频率约为15%，其他研究中为6%～15%。有趣的是，SPOP突变主要影响蛋白的底物结合区域。SPOP突变与EST重排互相排斥，这意味着这两种突变在前列腺癌发生中是单独的事件。体外实验中SPOP突变的转染对细胞增殖并无影响，但细胞侵袭增加。总体来说，SPOP突变的前列腺癌可能代表一种新的分子亚型，有待进一步的生物学功能实验证实其是否具有潜在的治疗意义。

FOXA1基因编码产物是一种参与雄激素受体共调节的转录因子，其点突变影响DNA结合的叉头域。体外实验中FOXA1突变促进肿瘤生长，负向调节雄激素受体信号通路。研究证实神经内分泌分化前列腺癌中MYC和AURKA发生共同扩增，并对AURKA抑制剂敏感。这为在AURKA扩增的前列腺癌中应用AURKA抑制剂治疗提供了理论基础，已成为通过测序技术将基础研究成果迅速转化为临床试验的优秀案例。

MED12编码一种中介体复合物和细胞周期蛋白依赖性激酶的亚基，在子宫肌瘤中出现高频突变。在前列腺癌中该突变可能影响周期蛋白依赖性激酶功能。

CHD1编码一种参与染色质重塑的解旋酶DNA结合蛋白，在前列腺癌组织芯片和NGS技术研究中发现其纯合缺失的发生频率为8%～10%。在正常前列腺上皮细胞中，下调CHD1将导致侵袭性增加，但并不转化为癌。CHD1缺失与ETS重排是互相排斥的。

显然这些新发现的意义有待进一步的实验生物学来确定。然而，这是通过基因组技术对前列腺癌进行分子分型的进步，有望在将来转化为临床应用。

第四节　靶向治疗的临床进展

前列腺癌基因组数据的临床转化工作已经开展，目前进行的有针对雄激素受体信号通路、PI3K通路激活以及ETS基因家族重排的临床研究。以ETS重排和表达为靶点的PARP抑制剂临床试验的初步结果已被证实有效。随着对第二代雄激素受体拮抗剂的研究逐渐深入，目前焦点集中在疾病进展时雄激素受体信号通路是否已完全阻断以及耐药的机制。此外，以ETS融合和雄激素受体的N端为靶点的临床前研究工作正在逐步开展。由于ETS融合与雄激素受体异常的发生频率较高，这些潜在的治疗方法将适用于大多数晚期前列腺癌患者。

未来前列腺癌基因组学转化研究面临的主要挑战将是确定最佳的联合治疗策略以及低频或个体的驱动基因突变。例如，基于联合阻断PI3K通路和雄激素受体信号通路的基础研究结果，已经开展相应的临床试验来验证这些假设。然而大部分此类试验未常规纳入综合分子分型，如PTEN和PI3K信号通路异常。治疗前和治疗后分别取活检进行系统分子分型将有助于发现和证实预测性生物标志物将使哪些患者获益。此外，基于活检的分子分型将提供组织信息为分析耐药机制并为下一步治疗或联合治疗提供依据。

对于具有低频和个体化变异的患者（1%～2%），地域和费用将对临床试验定期访视造成严重的困难。此外，单中心研究的入组速度对制药企业来说可能过于缓慢。可能的解决方法是筛选时不局限于单个基因而是以信号通路为单位，并且入组任何病理类型的转移性前列腺癌。尽管这样的研究人群将出现异质性，但对于以探索为目的的研究是可以接受的。

为了促进这些罕见驱动突变患者的分子分型发展，研究人员已经开展了包括对转移性疾病组织活检采用NGS技术等在内的肿瘤测序工作。临床肿瘤测序工作包括对肿瘤进行全基因组外显子测序或转录组测序，通过多学科合作对结果进行分析总结，提供具有临床操作性的结果反馈。近期有两个多中心研究获得资助，对转移性CRPC和黑色素瘤患者进行临床肿瘤测序工作。这些工作将促进以分子分型为基础的精准医学概念逐步推广，寻找新的分子分型有助于理解靶向治疗的耐药机制。

第五节　未来方向和挑战

虽然前列腺癌基因组数据逐步转化为临床应用，但仅采用NGS技术也有一定的局限性，包括组织活检、肿瘤微环境、表观遗传学和异质性等也是需要考虑的因素。与其他上皮性肿瘤相比，相当一部分转移性前列腺癌患者仅有骨转移灶，对于肿瘤组织活检有相当大的挑战，限制了组织采集和测序方法处理。高达一半的骨组织活检取材量不足以用于测序分析。这些测序方法主要针对肿瘤细胞，可能忽略了肿瘤与宿主之间的相互作用，包括肿瘤微环境和免疫应答。前列腺癌本身具有多病灶异质性的特点。一个关键的问题是多个转移性病灶是否同样具有异质性。虽然这些病灶很可能都是驱动基因突变形成的优势克隆，但治疗方法和疗效是否将受到耐药性带来的异质性影响目前仍不清楚。未来测序技术的进步，如单细胞测序等将有助于探索微环境的特征。而NGS技术的临床应用主要集中在DNA和RNA水平的变异，在表观遗传分析层面的分析尚未广泛开展，可用于预测预后的表观遗传变异和相应治疗非常有限。随着表观遗传学预测性生物标志物和相应治疗的发展和测序技术成本的逐渐下降，表观遗传分析也将加入临床应用和基础研究之中。

尽管存在这些局限性，未来十年中基因组分析将广泛应用于晚期前列腺癌的治疗。前列腺癌的分子特征促进了个性化肿瘤治疗临床试验的发展。前列腺癌基因组学的转化研究将促进临床试验设计的创新和尖端基础科学的临床应用。

参 考 文 献

[1] Attard G, de Bono JS. Translating scientific advancement into clinical benefit for castration-resistant prostate cancer patients [J]. Clin Cancer Res, 2011, 17(12): 3867-3875.

[2] Barbieri CE, Baca SC, Lawrence MS, et al. Exome sequencing identifies recurrent SPOP, FOXA1 and MED12 mutations in prostate cancer [J]. Nat Genet, 2012, 44(6): 685-689.

[3] Berger MF, Lawrence MS, Demichelis F, et al. The genomic complexity of primary human prostate cancer [J]. Nature, 2011, 470(7333): 214-220.

[4] Boormans JL, Korsten H, Ziel-van der Made AC, et al. E17K substitution in AKT1 in prostate cancer [J]. Br J Cancer, 2010, 102(10): 1491-1494.

[5] Brenner JC, Ateeq B, Li Y, et al. Mechanistic rationale for inhibition of poly (ADP-ribose) polymerase in ETS gene fusion-positive prostate cancer [J]. Cancer Cell, 2011, 19(5): 664-678.

[6] Carver BS, Tran J, Gopalan A, et al. Aberrant ERG expression cooperates with loss of PTEN to promote cancer progression in the prostate [J]. Nat Genet, 2009, 41(5): 619-624.

[7] Cho NY, Choi M, Kim BH, et al. BRAF and KRAS mutations in prostatic adenocarcinoma [J]. Int J Cancer, 2006, 119(8): 1858-1862.

[8] Choudhury AD, Eeles R, Freedland SJ, et al. The role of genetic markers in the management of prostate cancer [J]. Eur Urol, 2012, 62(4): 577-587.

[9] Flaherty KT, Robert C, Hersey P, et al. Improved survival with MEK inhibition in BRAFmutated melanoma [J]. N Engl J Med, 2012, 367(2): 107-114.

[10] Garnett MJ, Edelman EJ, Heidorn SJ, et al. Systematic identification of genomic markers of drug sensitivity in cancer cells [J]. Nature, 2012, 483(7391): 570-575.

[11] Grasso CS, Wu YM, Robinson DR, et al. The mutational landscape of lethal castration-resistant prostate cancer [J]. Nature, 2012, 487(7406): 239-243.

[12] Jemal A, Siegel R, Ward E, et al. Cancer statistics, 2009 [J]. CA Cancer J Clin, 2009, 59(4): 225-249.

[13] Konstantinopoulos PA, Papavassiliou AG. Seeing the future of cancer-associated transcription factor drug targets [J]. JAMA, 2011, 305(22): 2349-2350.

[14] Kumar A, White TA, MacKenzie AP, et al. Exome sequencing identifies a spectrum of mutation frequencies in advanced and lethal prostate cancers [J]. Proc Natl Acad Sci U S A, 2011, 108(41): 17087-17092.

[15] Kumar-Sinha C, Tomlins SA, Chinnaiyan AM. Recurrent gene fusions in prostate cancer [J]. Nat Rev Cancer, 2008, 8(7): 497-511.

［16］ Li J, Yen C, Liaw D, et al. PTEN, a putative protein tyrosine phosphatase gene mutated in human brain, breast, and prostate cancer［J］. Science, 1997, 275(5308): 1943-1947.

［17］ Linja MJ Savinainen KJ, Saramäki OR, et al. Amplification and overexpression of androgen receptor gene in hormone-refractory prostate cancer［J］. Cancer Res, 2001, 61(9): 3550-3555.

［18］ Meyerson M, Gabriel S, Getz G. Advances in understanding cancer genomes through secondgeneration sequencing［J］. Nat Rev Genet, 2010, 11(10): 685-696.

［19］ Palanisamy N, Ateeq B, Kalyana-Sundaram S, et al. Rearrangements of the RAF kinase pathway in prostate cancer, gastric cancer and melanoma［J］. Nat Med, 2010, 16(7): 793-798.

［20］ Prensner JR, Iyer MK, Balbin OA, et al. Transcriptome sequencing across a prostate cancer cohort identifies PCAT-1, an unannotated lincRNA implicated in disease progression［J］. Nat Biotechnol, 2011, 29(8): 742-749.

［21］ Prensner JR, Rubin MA, Wei JT, et al. Beyond PSA: The next generation of prostate cancer biomarkers［J］. Sci Transl Med, 2012, 4(127): 127rv3.

［22］ Stratton MR, Campbell PJ, Futreal PA.The cancer genome［J］. Nature, 2009, 458(7239): 719-724.

［23］ Taplin ME, Bubley GJ, Shuster TD, et al. Mutation of the androgen-receptor gene in metastatic androgen-independent prostate cancer［J］. N Engl J Med, 1995, 332(21): 1393-1398.

［24］ Taylor BS, Schultz N, Hieronymus H, et al. Integrative genomic profiling of human prostate cancer［J］. Cancer Cell, 2010, 18(1): 11-22.

［25］ Tomlins SA, Aubin SM, Siddiqui J, et al. Urine TMPRSS2: ERG fusion transcript stratifies prostate cancer risk in men with elevated serum PSA［J］. Sci Transl Med, 2011, 3(94): 94ra72.

［26］ Tomlins SA, Rhodes DR, Perner S, et al. Recurrent fusion of TMPRSS2 and ETS transcription factor genes in prostate cancer［J］. Science, 2005, 310(5748): 644-648.

［27］ Visakorpi T, Hyytinen E, Koivisto P, et al. *In vivo* amplification of the androgen receptor gene and progression of human prostate cancer［J］. Nat Genet, 1995, 9(4): 401-406.

［28］ Vlietstra RJ, van Alewijk DC, Hermans KG, et al. Frequent inactivation of PTEN in prostate cancer cell lines and xenografts［J］. Cancer Res, 1998, 58(13): 2720-2723.

［29］ Wang Z, Gerstein M, Snyder M. RNA-Seq: a revolutionary tool for transcriptomics ［J］. Nat Rev Genet, 2009, 10(1): 57-63.

［30］ Young RC. Cancer clinical trials: a chronic but curable crisis［J］. N Engl J Med, 2010, 363(4): 306-309.

第三篇 膀胱癌

第十八章

膀胱癌的流行病学

沈益君

膀胱癌是人类常见的恶性肿瘤之一，近年我国膀胱癌的发病率呈现稳中有升的趋势。本章着重探讨膀胱癌的发病与吸烟史、职业暴露、性别、慢性尿路感染、膳食、饮水以及遗传易感性等的关系，并针对以上高危因素探讨膀胱癌的化学预防。

[通信作者] 沈益君，Email：luckysyj@gmail.com

第一节　吸烟和膀胱癌

膀胱癌是威胁人类健康的一大疾病。2012年，全球约有429 800例膀胱癌新发患者，约165 100例患者死亡。在我国，男性发病率为62.1/10万，女性发病率为18.4/10万。膀胱癌的发病有着明显的地域差异。欧洲、北美、西亚及北非地区发病率最高，东非、西非、中非地区发病率最低。近十年来，膀胱癌发病率在西方国家处于稳定或下降的趋势，但在我国呈现稳中有升的趋势。

膀胱癌是一种与年龄和环境较为相关的疾病。随着年龄增长，膀胱癌的发病率越来越高。环境中的很多致癌因素对膀胱癌的发病有着极为重要的影响。

发达国家30%的癌症患者的死因归咎于吸烟。有足够的证据表明吸烟导致的癌症涉及以下脏器和组织：肺、口腔、口咽和下咽、鼻腔和鼻旁窦、喉、食管、胃、胰腺、肝、肾、输尿管、膀胱、子宫颈和血液。烟草产生的烟雾中可能的致癌成分包括芳香胺（aromatic amine，AA），特别是强致癌物4-氨基联苯、多环芳烃（polycyclic aromatic hydrocarbons，PAH）、N-亚硝基化合物、杂环胺和各种环氧化物。

吸烟是膀胱癌最公认的危险因素。50%～65%的男性和20%～30%的女性膀胱癌与吸烟相关，约34%的男性膀胱癌患者和13%的女性膀胱癌患者因吸烟而死亡。一项吸烟与癌症相关性研究的荟萃分析显示，膀胱癌的发病风险与当前吸烟者和既往吸烟者存在显著相关性，两者患膀胱癌的相对危险度分别是2.77和1.72。随着吸烟持续时间的增加，膀胱癌的患病风险也增加，并呈现线性相关。吸烟20年后患膀胱癌风险增加约100%，吸烟50年后达到400%。每天吸烟的数量也与膀胱癌发病风险存在相关性。每天吸烟15～20支的人，相对风险度增加近3倍。但吸烟习惯持续时间要比每天吸烟数量与膀胱癌发病的相关性更强。戒烟者膀胱癌的发病风险可以立即降低。戒烟1～4年内可以减少约40%，戒烟25年后可以减少60%。但戒烟时间再长，膀胱癌的发病风险也达不到不吸烟者的水平。雪茄和烟管与香烟类似，均有致膀胱癌的强烈证据。此外，吸入烟草的烟雾（二手烟）也可能与膀胱癌的发病风险有关。

第二节　职业暴露和膀胱癌

职业暴露是膀胱癌的第二个最重要风险因素。20%～25%的膀胱癌患者存在与工作相关的风险因素。在一个多世纪前，化学暴露与膀胱癌之间的相关性首先被发现于制造含有芳香胺染料的工人，之后又有研究发现膀胱癌好发于制造煤焦油衍生品和金胺染料的工人。化学暴露所涉及的致癌物质是苯衍生物和芳香胺，包括2-萘胺、4-ABP、4,4'-亚甲基二苯胺和邻甲苯胺等。国际癌症研究机构（International Agency for Research on Cancer，IARC）已将11种特定的芳香胺分为1类（明确）、2A类（很可能）或2B类（可能）人类致癌物。与工作暴露相关的职业有染料、橡胶、纺织品、油漆、皮革和化学品相关的工种。

1976—1996年，在欧洲国家进行的11个病例-对照研究的荟萃分析发现，由于职业暴露的减少，膀胱癌的发病率有所下降。但有31个男性职业显示患膀胱癌的风险增加，这些职业分别为金属工人、纺织工人、画家、矿工和运输经营者。此外，在西方国家由于女性职业暴露引起的膀胱癌比例有所降低，只有8%的女性膀胱癌可归因于职业接触致癌物。一般来说，男性患者职业暴露致癌物的比例要比女性高，但有几项研究发现妇女的膀胱癌发病风险却在增加，包括从事橡胶工业和在医疗保健机构工作的女性。此外，女教师、家庭服务员、从事洗衣和干洗业务的工人膀胱癌的发病风险都有增加。

2008年发表的一项荟萃分析汇集了130个单一研究，包括66个队列研究和64个病例-对照研究，其中大多数来自欧洲国家、加拿大和美国、新西兰或澳大利亚，只有4个研究来自亚洲国家。对于每个职业，通过随机效应模型计算总相对风险（SRR）如下：矿工（$SRR=1.31$，$95\%CI$：$1.09\sim1.57$），公共汽车司机（$SRR=1.29$，$95\%CI$：$1.08\sim1.53$），橡胶工人（$SRR=1.29$，$95\%CI$：$1.06\sim1.58$），运动力学（$SRR=1.27$，$95\%CI$：$1.10\sim1.46$），皮革工人（$SRR=1.27$，$95\%CI$：$1.07\sim1.49$），铁匠（$SRR=1.27$，$95\%CI$：$1.02\sim1.58$），理发师（$SRR=1.23$，$95\%CI$：$1.11\sim1.37$）和机械工（$SRR=1.21$，$95\%CI$：$1.12\sim1.31$）。研究结论认为，这9个职业会在一定程度上增加膀胱癌的发病风险。

第三节　膀胱癌的遗传易感性和家族性膀胱癌

　　吸烟和职业暴露是膀胱癌发病的高危因素。然而，不是所有的吸烟者都会发展成膀胱癌，也不是所有的膀胱癌均发生在吸烟者或具有职业暴露的人群。因此，除了可能影响尿路上皮癌发生的环境因素之外，或许存在其他可能致癌的因素，其中包括与致癌作用相关的遗传学改变，即遗传易感性。

　　芳香胺是尿路上皮的致癌物质，可以通过乙酰化途径失活。研究发现具有缓慢乙酰化能力的人群比快速乙酰化的人群更容易发生膀胱癌。氨端乙酰转移酶基因1（N-acetyltransferase，NAT-1）和NAT-2是位于人8号染色体短臂上的N-乙酰转移酶基因并参与胺的失活。研究发现，NAT-2活性降低将使暴露于环境致癌物质（如芳香胺）的人群更容易发生膀胱癌。NAT-2编码的外显子中包含多个单核苷酸多态性（SNP），其中单倍型超过35个，单倍型NAT-2中存在几个NAT-2慢乙酰化表型和NAT-2慢乙酰化基因型，这些均与患膀胱癌的发病风险升高有关。

　　西班牙的一项膀胱癌病例-对照研究评估了NAT和GST基因的多态性与膀胱癌风险及其与吸烟相互作用的关系，结果发现与快速/中速乙酰化人群相比，NAT-2慢乙酰化人群患膀胱癌的风险增加了40%，同时NAT-2慢乙酰化基因型与吸烟之间存在关联，即NAT-2慢乙酰化人群特别容易受到吸烟使膀胱癌患病风险升高的不利影响。荟萃分析发现，NAT-2慢乙酰化人群患膀胱癌的相对危险度是快速/中速乙酰化人群的1.4倍。

　　核苷酸切除修复（nucleotide excision repair，NER）途径可以修复DNA损伤和阻止癌变。NER途径包括几个基因，这些基因上的不同SNP与膀胱癌发病风险升高相关。对7个NER基因的22个SNP进行评估后发现，其中4个SNP与膀胱癌患病风险增加有关。与既往吸烟者相比，从未吸烟者膀胱癌发病风险与切除修复交叉互补基因2（ERCC2）基因的多态性有显著相关性。

　　家族性膀胱癌很罕见。有研究报道膀胱癌家族一级亲属患膀胱癌的发病风险为5.1（95%*CI*：1.0～12.5）。荷兰进行的一项家族性尿路上皮癌的病例-对照研究,包括1 193例新诊断的尿路上皮癌和853例对照,发现8%的膀胱癌患者具有尿路上皮癌的家族史。尿路上皮癌显示家族聚集的模式,患者的一级亲属患膀胱癌风险增加1.8倍。

一项针对美国10个地区的2 982例膀胱癌患者和5 782名对照人群的研究,旨在评估环境危险因素的作用,还获得了关于一级亲属患尿路上皮癌的信息。研究发现尿路上皮癌的家族史显著提高了患膀胱癌的风险($RR=1.45$),在45岁以下的患者中观察到更高的风险。与阳性家族史相关的膀胱癌风险要高于环境暴露所致的风险,特别是吸烟较多的人群(每天吸烟3包或以上)($RR=10.7$)。

最近的一项荟萃分析包含了9篇病例-对照和4篇队列研究的结果,其中膀胱癌的家族史被定量评估为风险因素。虽然这些研究在样本大小、方法和分析、入选标准、诊断确认等方面差异很大,但令人惊讶的是,所有这些研究发现患膀胱癌的风险比均相似。

膀胱癌的家族聚集原因目前仍有争议,但大多数证据表明膀胱癌具有潜在的遗传倾向。这些遗传因素可能不常见,但具有高外显率,并且不如其他癌症那么高。

第四节 膀胱癌的高危因素和预防

一、高危因素

1. 性别因素

膀胱癌在女性中发生比率较男性低,男女比约为3∶1。同时,女性被诊断为膀胱癌时分期较男性偏晚,生存率也低于男性。

一项回顾性研究纳入了1991—2001年诊断的31 009例膀胱癌患者,结果发现女性诊断为膀胱癌时的年龄要比男性大,22.9%的女性诊断为膀胱癌时年龄>80岁,而只有15.8%的男性在该年龄段被诊断出膀胱癌。在接受膀胱癌根治手术的患者中,女性为肌层浸润性肿瘤的比例也比男性高(85% *vs.* 51%)。

此外，男性和女性之间膀胱癌发病的差异可能与性激素水平的差异有关。

2. 其他高危因素

慢性尿路感染可能与膀胱癌相关，特别是与膀胱鳞状细胞癌相关。国际癌症研究机构（International Agency for Research on Cancer, IARC）认为埃及血吸虫病是导致膀胱癌的一个确切病因，感染者患膀胱癌的风险可增加5倍。虽然确切原因目前仍未知，但可能的原因首先是慢性炎症增殖促进遗传学的改变，并最终导致癌症发病率增加。另一方面，在感染血吸虫病患者的尿中发现了致癌物质如亚硝胺，其可促进尿道上皮向鳞状上皮的转化。尽管血吸虫感染的膀胱炎症和膀胱鳞状细胞癌之间存在相关性，但对于其他原因的炎症导致膀胱癌的作用机制仍不清楚。迄今为止没有一项前瞻性研究能够明确感染在膀胱癌发生中的作用。

对于膀胱癌与饮食因素的相关性目前的研究结果仍有争议，膀胱癌中一小部分患者可能会受到饮食习惯的影响。饮用水对患膀胱癌的风险具有保护作用，摄入量每增加240 ml，膀胱癌的患病风险可下降7%。但如果饮用水中含有致癌物（如砷），膀胱癌的患病风险就会增加。

黄绿色蔬菜和水果摄入量也与膀胱癌患病风险相关。每周食用黄绿色蔬菜超过5次的人群，患膀胱癌的风险要显著低于每周食用0～1次的人群，这可能是因为水果和蔬菜中含有的类胡萝卜素和维生素C有一定的抗膀胱癌作用。柑橘类水果和十字花科蔬菜对膀胱癌也有一定抗癌作用。其他可能增加膀胱癌患病风险的饮食是腌制肉、烤肉、猪肉、腌制蔬菜、盐、大豆制品、香料和人造甜味剂等。

二、化学预防

膀胱癌的预防策略包括三个级别。一级预防是预防健康人群发生膀胱癌；二级预防是防止膀胱的癌前病变进展到膀胱癌；三级预防则是避免浅表性膀胱癌复发和进展为侵袭性疾病。但由于膀胱癌的发生率不高，暴露因素往往先于膀胱癌之前存在较长时间，且该病没有明确的癌前病变，因此在膀胱癌中如何进行化学预防是一大挑战。

戒烟是目前循证依据最强的预防膀胱癌的手段。其他预防手段如增加液体、水果和蔬菜的摄入，补充维生素、叶酸，以及使用抗炎药物等，研究仍在初级阶段，目前还没有明确证据发现可以预防膀胱癌的发生和发展。

-------------------------- 参 考 文 献 --------------------------

［ 1 ］ Aben KK, Macville MV, Smeets DF, et al. Absence of karyotype abnormalities in patients with familial urothelial cell carcinoma［ J ］. Urology, 2001, 57(2): 266−269.

［ 2 ］ Abol-Enein H. Infection: is it a cause of bladder cancer［ J ］. Scand J Urol Nephrol Suppl, 2008, (218): 79−84.

［ 3 ］ Brennan P, Bogillot O, Cordier S, et al. Cigarette smoking and bladder cancer in men: a pooled analysis of 11 case-control studies［ J ］. Int J Cancer, 2000, 86(2): 289−294

［ 4 ］ Chen W, Zheng R, Baade PD, et al. Cancer statistics in China, 2015［ J ］. CA Cancer J Clin, 2016, 66(2): 115−132.

［ 5 ］ Gandini S, Botteri E, Iodice S, et al. Tobacco smoking and cancer: a meta-analysis ［ J ］. Int J Cancer, 2008, 122(1): 155−164.

［ 6 ］ Garcia-Closas M, Malats N, Silverman D, et al. NAT2 slow acetylation, GSTM1 null genotype, and risk of bladder cancer: results from the Spanish Bladder Cancer Study and meta-analyses［ J ］. Lancet, 2005, 366 (9486): 649−659.

［ 7 ］ Grossman HB. Chemoprevention of bladder cancer［ J ］. Urology, 2006, 67 (3 Suppl 1): 19−22.

［ 8 ］ Kantor AF, Hartge P, Hoover RN, et al. Familial and environmental interactions in bladder cancer risk［ J ］. Int J Cancer, 1985, 35(6): 703−706.

［ 9 ］ Kirkali Z, Chan T, Manoharan M, et al. Bladder cancer: Occupation and bladder cancer among men in Western Europe［ J ］. Cancer Causes Control, 2005, 14(10): 907−914.

［ 10 ］ Kogevinas M, Mannetje A, Cordier S, et al. Occupation and bladder cancer among men in Western Europe［ J ］. Cancer Causes Control, 2003, 14(10): 907−914.

［ 11 ］ McGrath JP, Capon DJ, Goeddel DV, et al. Comparative biochemical properties of normal and activated human ras p21 protein［ J ］. Nature, 1984, 310 (5979): 644−649.

［ 12 ］ Mueller CM, Caporaso N, Greene MH. Familial and genetic risk of transitional cell carcinoma of the urinary tract［ J ］. Urol Oncol, 2008, 26(5): 451−464.

［ 13 ］ Nagano J, Kono S, Preston DL, et al. Bladder-cancer incidence in relation to vegetable and fruit consumption: a prospective study of atomic-bomb survivors［ J ］. Int J Cancer, 2000, 86(1): 132−138.

[14] Pelucchi C, Bosetti C, Negri E, et al. Mechanisms of disease: the epidemiology of bladder cancer[J]. Nat Clin Pract Urol, 2006, 3(6): 327−340.

[15] Reulen RC, Kellen E, Buntinx F, et al. A meta-analysis on the association between bladder cancer and occupation[J]. Scand J Urol Nephrol Suppl, 2008, (218): 64−78.

[16] Torre LA, Bray F, Siegel RL, et al. Global cancer statistics, 2012 [J]. CA Cancer J Clin, 2015, 65(2): 87−108.

[17] Vaidya A, Soloway MS, Hawke C, et al. De novo muscle invasive bladder cancer: is there a change in trend[J]. J Urol, 2001, 165(1): 47−50.

第十九章

膀胱癌发生的分子机制

陆骁霖　叶定伟

　　膀胱癌的发生源于一系列致癌因素的驱动。致癌物会与DNA形成复合物导致突变、染色体异常的发生。本章前半部分阐述致癌物代谢相关酶类以及编码这些酶蛋白的基因多态性与膀胱癌发生的相关性。而膀胱癌发生过程中不同的信号通路导致其异质性的发生,从低级别到高级别,从低侵袭转移到高度侵袭性转移性,都与不同的信号通路相关。本章的后半部分重点讨论信号通路与低级别、高级别膀胱癌的关系。

[通信作者]　叶定伟,Email: dwyeli@163.com

第一节　膀胱癌的发生

　　膀胱癌的发生源于一系列致癌因素的驱动。暴露于致癌物比如多环芳烃、芳香胺、亚硝胺类，这些在烟草、职业暴露、染发剂和其他化工产品常见的化学物质会极大地增加罹患膀胱癌的风险。致癌物会与DNA形成复合物导致突变、染色体异常的发生。这一过程往往在代谢酶的作用下发生，致癌物在代谢酶的作用下被激活。基因多态性也与膀胱癌的患病风险相关。在这一部分内容中，首先讨论化学致癌物与膀胱癌发生的关系，进而了解致癌物代谢相关酶类以及编码这些酶蛋白的基因多态性与膀胱癌发生的相关性。膀胱与尿道反复受到尿液中致癌物的刺激与膀胱癌复发及多灶性有关。而膀胱癌发生过程中不同的信号通路导致其异质性的发生，从低级别到高级别，从低侵袭转移到高度侵袭性转移性，都与不同的信号通路相关。

一、膀胱致癌物和DNA复合物的形成

　　膀胱癌发生的重要因素之一是尿路上皮暴露于化学致癌物。目前，多环芳烃和芳香胺是最为广为人知的膀胱癌致癌物。这些致癌物质在机体解毒的反应过程中被激活，在尿路上皮细胞中与DNA形成复合物称为DNA加合物。DNA加合物会使DNA发生点突变，一旦原癌基因（如H-ras）或抑癌基因（如p53）发生点突变，细胞异型即可能发生。另外，DNA修复酶点突变的发生也会导致染色体的不稳定，从而造成细胞异型性。染色体不稳定是侵袭性膀胱癌发生的重要机制。

二、异物代谢酶

　　在异物代谢过程中，两类酶在膀胱癌的发生中有作用。反应第一阶段的酶类（如细胞色素P450单加氧酶）主要参与氧化（如形成N-羟基、苯酚或二氢

中间体）或降解过程，使得致癌物激活。例如，芳香胺在CYP-A2作用下生成N-羟基胺。N-羟基芳基胺与血红蛋白形成复合物从而通过血液进行运输。N-羟基芳基胺从肾脏滤过，接触到膀胱尿路上皮与尿路上皮细胞DNA形成复合物。事实上，膀胱癌发生与吸烟患者尿脱落细胞中4-氨基联苯加合物水平相关。从吸烟患者尿液的化学物质分析中发现，多环芳烃和芳香胺是突变发生的因素。

三、细胞色素P450单加氧酶

细胞色素P450（CYP450）是一个有20个成员微粒体酶类超家族。这些酶极具多态性，并且这种多态性与膀胱癌发生相关。不同的CYP参与不同肿瘤的发生过程，比如在膀胱尿路上皮中CYP1B1和CYP4B1曾被报道。在一项病例-对照研究中，Grando等发现CYP1A1多态性与膀胱癌的发生息息相关。但是Srivastava等却发现，在北印度人群CYP1A1*2A基因型与膀胱癌风险无关。同样，Fontana等发现CYP1A1和CYP1B1多态性与膀胱癌无关。在日本人群中，携带CYP4B1*1/*2或*2/*2基因型的人群相较携带CYP4B1*1/*1基因型的人群更易罹患膀胱癌。广泛的代谢基因型CYP2D6*1A被报道与膀胱移行细胞癌相关，而与膀胱鳞癌无关。与之相反，携带有CYP2A6*4等位基因的人群不易发生膀胱癌。但是，Ouerhani等则报道，在突尼斯人群中，CYP2D6*4等位基因与膀胱癌风险并无任何联系。Altayli等也报道CYP1A2和CYP2D6与膀胱癌发生无关。

综上，CYP基因的多态性与膀胱癌有不同程度的联系，但这些联系也与种族、吸烟史等相关。

四、Phase Ⅱ 酶

Phase Ⅱ 酶主要参与了化学致癌物如多环芳烃或芳香胺的解毒过程。Phase Ⅱ 酶的诱导因子含有亲电烯烃基团或者相关的缺电子基团，易被亲核物质攻击。因此，所有Phase Ⅱ 酶的诱导因子都是"迈克尔反应受体"，是烯键或炔键与吸电子基团共轭相连形成的官能团。膀胱癌中最被广为研究的Phase Ⅱ

酶是N-乙酰基转移酶（NAT）和谷胱甘肽-S-转移酶（GSTs），它们与膀胱癌发生相关。

五、N-乙酰基转移酶

NAT1和NAT2同工酶催化细胞内多种蛋白质乙酰化，包括芳香族和杂环胺N端（失活）和O端（激活）。它们的催化作用使得乙酰-COA上乙酰基转移到芳香胺和肼基上。NAT的两种同工酶都可以使芳香胺和多环芳烃的O端乙酰化。虽然NAT1和NAT2有87%的核苷酸同源性（290个氨基酸中只有55个不同），NAT2对膀胱致癌物亲和力是NAT1的3～4倍。NAT1多态性与膀胱癌的联系并不紧密。NAT2则与之相反。

在编码区的一系列单核苷酸多态性（SNP）所导致的慢乙酰化表型（如NAT2）使得膀胱癌的致癌物多环芳烃和芳香胺不能被有效地乙酰化。慢乙酰化表型与一系列肿瘤发生相关，包括膀胱癌。其机制可能是由于NAT2乙酰化作用减慢，与其竞争的酶CYP活性相对提高，使得AA代谢性激活。因此，带有慢乙酰化表型和快CYP表型的人群患膀胱癌概率更高。目前，已有多篇综述阐释了NAT2多态性与膀胱癌的关系，并且在女性中风险更高。但在黑白人种间两者并没有差异，而吸烟患者风险更高。

六、谷胱甘肽-S-转移酶

人体中8个不同的基因家族编码着不同的谷胱甘肽-S-转移酶（GST）。在膀胱癌的发生和发展中，GSTM1、GSTT1和GSTP1被研究得最为透彻。在Franekova的综述中指出，GSTT1对较小的碳氢化合物有解毒作用，而GSTM1对多环芳烃有解毒作用。GSTM1、GSTT1和GSTP1的多态性在膀胱癌中早有记载。早期研究发现，相比正常组织，膀胱癌中GSTP1和GSTM1活性更高。大部分人群的GSTT1-1和GSTM1-1是缺失的（非功能区的等位基因GSTT1*0和GSTM1*0），这一差异各种族间互不相同。比如，20%的高加索人GSTT1*0等位基因缺失。同样，50%的高加索人GSTM1缺失。GSTM1或GSTT1缺失会增加膀胱癌发生的风险，两者同时缺失风险更高。相似地，带有GSTP1基因G/

G型的人群容易罹患膀胱癌。有趣的是,Rouissi等也发现同时带有慢乙酰化NAT2、GSTM1和GSTT1缺失的患者罹患膀胱癌的风险最高。

醌氧化还原酶1(NQO1)可以从多环芳烃或芳香胺中激活或解除醌类的毒性。同样地,硫酸基转移酶超家族可以催化多种外源性化合物磺化作用。磺化作用可以使亲核基团的活性下降;但同时也可产生亲电物质,从而形成DNA加合物。硫酸基转移酶有三大家族(SULT1、SULT2和SULT3),每个家族都包含了十多个成员。NQO1和SULT基因的多态性与膀胱癌相关。同时携带NQO1 C/T、T/T基因表型以及SULT1A1 G/G基因表型的个体患膀胱癌的风险会升高4倍。若携带者吸烟,患病风险会再升高1倍。NQO1 cDNA上609号位点碱基由C变为T会使得NQO1表达下降,并且失活。带有NQO1(P187S)等位基因的携带者更易罹患高级别的膀胱癌。带有NQO1(R139W)等位基因的携带者和若患有Ta或T1期高级别膀胱癌者,他们的无进展生存期更短。与NQO1相似,SULT基因也存在着GA碱基多态性,使得213位上的精氨酸变为组氨酸。213位替换为组氨酸的SULT活性更低,热稳定性也会下降。膀胱癌的风险会升高。一项包含2 000人的对照研究发现,阿尔多酮还原酶基因AKR1C3和芳香烃核转运蛋白基因多态性与膀胱癌发生密切相关。

综上所述,膀胱癌的发生有赖于致癌物的暴露以及Phase Ⅰ和Ⅱ酶类的激活。同时携带有快乙酰化Phase Ⅰ酶类、慢乙酰化NAT2酶类基因型或GST的基因多态性表型(Phase Ⅱ酶活性下降)人群罹患膀胱癌的风险较高。

第二节　染色体异常与膀胱癌

超过50%膀胱肿瘤中发现9号染色体异常或重排,从低级别非肌层浸润型到高级别肌层浸润型膀胱癌这一现象均存在。9号染色体特定区域的缺失与早期膀胱癌相关,这些区域主要包括短臂上的9p21,长臂上的9q22、9q32~33和9q34。研究发现一些抑癌基因存在于这些区域内,包括CDKN2A/ARF(p16/p14ARF; 9p21)、CDKN2B(p15; 9p21)、PTCH(9q22)、DBC1(9q32~33)和TSC-1(9q34)。另外,7号染色体获得突变在膀胱癌中也十分常见,7号染色体的突变会使表皮生长因子等位基因表达增加。

膀胱癌中高发的其他染色体异常包括1、8和11号染色体的重排。比如，通过微阵列比较基因组杂交技术在全基因组BAC/PAC黏粒检测中发现，膀胱癌中存在染色体1Q32的扩增。这一区域MDM4基因被扩增，并且扩增发生在表达野生型p53的组织中。染色体1q36等位基因失衡被报道与全膀胱切除术后接受全身化疗的肌层浸润膀胱癌患者的不良预后相关。与膀胱癌相关的最常见的染色体异常主要是8号染色体短臂缺失和长臂的获得突变。CMYC是8q24上的原癌基因，CMYC的改变包括拷贝数的变化会导致膀胱癌的发生。一项包括4 000例膀胱癌患者和3 700例对照组全基因组SNP相关研究中发现，8q24上基因多态性与吸烟相关的9种肿瘤相关，包括膀胱癌。与之相反，抑癌基因包括人β-防御素-1和MTUS1存在于染色体8p23和8p22上，这就解释了为什么8号染色体短臂的缺失与膀胱癌发生相关。

在70%的膀胱癌中可以发现11号染色体异常。其中包括11q13的扩增，这一区域包含了一系列假定的癌基因，包括CCND1（cyclin D1: PRAD1, bcl-1）、EMS1、FGF3（Int-2）及FGF4（hst1, hstf1）。Zaharieva等在2 000例膀胱癌标本中通过FISH检测这些基因，结果发现70%的标本中均存在这4个基因的扩增，并且与肿瘤的级别和分期、疾病的不良预后及T1期肿瘤的进展相关。类似的研究包括膀胱癌中发现的CCND1的扩增和异位。与11q13扩增相反，也有研究发现11p与膀胱癌相关。

膀胱癌中一系列区域的染色体不平衡现象也很常见，这些区域包括1q、2q、4q、10p、10q、11p、11q、12q、13q、15q、17p和19q。通过比较基因组杂交技术发现常见的染色体改变包括1p、1q、12q、16p、17q和19p的获得改变以及4q和9p的缺失改变。低级别和高级别膀胱癌存在着不同的等位基因不平衡。比如，FGFR3与低级别膀胱癌相关，而10q上的LOH与肌层浸润膀胱癌相关，LOH中包含PTEN基因，他是Akt通路上的一个负调节因子。

膀胱癌中TP53突变被广为研究，其与肿瘤进展和膀胱癌发生的分子通路有关。p53存在于染色体17p13。尤其在侵袭性膀胱癌中，p53突变广泛存在。野生型p53蛋白半衰期是15～30 min，而突变的p53蛋白半衰期显著延长。因此，通过免疫组化技术可以检测出细胞核中蓄积的突变的p53蛋白。75%的p53突变是错义替换，其他包括框移突变和缺失突变。错义突变往往发生在

DNA结合区域,因此,突变导致p53蛋白失去转录激活活性。60%的浸润性癌含有p53突变,T1G3膀胱癌中p53通路是失活的。据报道,膀胱癌中p53突变往往意味着无进展生存期的缩短。同时,突变的p53也是全膀胱切除术后疾病相关死亡的独立预测因子。当然,野生型p53也可在细胞核内聚集影响疾病预后。George等报道,不仅是p53突变,p53突变的位点与临床结局也相关。比如据他们报道,在外显子5区域的突变临床结局与野生型p53相当,外显子8区域的突变预后较差,而多个外显子部位突变的患者预后最差。目前,已经有超过500项研究包括p53基因,其在膀胱癌中的作用不容小视。

在高级别浸润性膀胱癌中视网膜母细胞瘤(retinoblastoma, Rb)通路的抑制或改变与膀胱癌相关。Miyamoto等报道,Rb区域的杂合性丢失存在于80%的侵袭性膀胱癌中;而在低级别肿瘤中,这一比例只有20%。因此,Rb区域的杂合性丢失与膀胱癌分级、分期紧密相关。

近来,通过组织学和基因定位研究发现,6个染色体区域与原位癌基因扩增紧密相关,它们包括3q22～24、5q22～31、9q21～22、10q26、13q14和17p13。从形态正常的区域到侵袭性的癌组织都可以发现这些区域杂合缺失。同时,这些区域中发现了一些基因与膀胱癌的发生相关,其中p53和Rb基因也存在于这6个区域中。基于这6个区域,又发现ITM2B和P2RY5通过甲基化被沉默后也会导致膀胱癌的发生。进一步研究发现,GPR38、CAB39L、RCBTB1和ARL11与膀胱癌的发生相关。目前,有关这些基因的具体作用还不得而知,有待进一步研究。

第三节　表观遗传学与膀胱癌

表观遗传学被定义为在基因组序列不变的情况下,可以决定基因表达与否并可稳定遗传下去的调控密码。这些密码包括DNA的后天性修饰(如甲基化修饰)、组蛋白的各种修饰等。与经典遗传学以研究基因序列决定生物学功能为核心相比,表观遗传学主要研究基于染色质事件对于这些表观遗传密码的建立和维持的机制,及其如何决定细胞的表型和个体的发育。因此,表观遗传密码构成了基因（DNA序列）和表型（由基因表达谱式和环境因素所决定）间的关键信息界面，它使经典的遗传密码中所隐藏的信息产生了意义非凡的扩展。

一些血清、尿液中的DNA甲基化标志物在膀胱癌检测中被发现。但目前为止，没有单独一个基因的甲基化是能在大多数肿瘤中发现的，往往是以一个基因谱的形式呈现。在膀胱癌检测中，RASSF1A、INK4a、ARF、DAPK、LAM-5和APC这些基因甲基化检测被证明有效。应用这一表达谱，从尿液中检测膀胱癌敏感度可达49%～91%。并且有研究表明，应用基因甲基化检测膀胱癌的总体敏感度要高于脱落细胞学（91% *vs.* 50%）。甲基化检测与脱落细胞不同，它的好处是可以在早期检测膀胱癌。

近来，TWIST1和NID2双基因在尿液中甲基化的检测也被证实对膀胱癌诊断存在价值，其特异度和敏感度均高达90%。而通过全基因组检测方法GDF15、TMEFF2和VIM三基因甲基化检测也被发现。尿液中检测其敏感度高达94%，特异度也很可观。另外，可喜的是，这个基因谱检测可以区别出正常个体、前列腺癌患者和肾癌患者，因此很可能成为膀胱癌检测的常规项目。

有关膀胱癌诊断的其他表观遗传学研究较少。EZH2和LSD1在膀胱癌中表观遗传学改变与正常组织相比明显升高，但该研究并没有进一步在尿液样本中进行验证。另外，有研究发现尿液中miR-126和miR-182水平可以协助诊断膀胱癌，敏感度和特异度分别为72%和82%。

在预后方面发现，CpG启动子超甲基化与膀胱癌进展、分期、复发和生存等相关；CDH1、RASSF1A、APC和CDH13这4个基因甲基化与肿瘤分级、生长方式、肌层浸润和分期相关；RASSF1A、CDH1、TNFSR25、EDNRB和APC甲基化与疾病进展相关；另外，BCL2甲基化与肿瘤分期分级相关，RASSF1A和ARF甲基化只与分期相关，而TERT和EDNRB可预测肿瘤分级。另外，一些单基因甲基化检测被发现也与膀胱癌预后相关。比如，DAPK启动子甲基化、PMF1超甲基化、OPCML启动子甲基化、p14/ARF启动子异常甲基化等。

有关组蛋白修饰方面，在低度恶性潜能尿路上皮乳头状瘤中发现了H3K9ac低表达，并且与复发相关。H2AX磷酸化与低级别尿路上皮癌复发相关。有研究发现，H3K4me1、H4K20me1、H4K20me2和H4K20me3的免疫组化表达水平与膀胱癌分期相关，H4K20me3表达水平是膀胱癌特异性死亡的独立预测因子。最后，EZH2高表达也与疾病进展和不良预后相关。

在有关miRNA方面，有研究发现miR-129、miR-133b和miR-518c与不良预后相关，在淋巴结转移膀胱癌患者中也发现了miR-452和miR-452*的高表达。

第四节　膀胱癌发生的分子通路

根据临床病理特征的不同，可以将膀胱癌分为三种不同的类型，各有不同的分子通路。第一种为低级别膀胱癌，它由过度增殖的细胞组成，在诱导血管增殖的情况下形成非肌层浸润的病灶。这种类型的肿瘤能在膀胱黏膜内延伸，但不会往深层浸润。一般而言，低级别膀胱癌占尿路上皮癌的75%～80%。理论上，低级别膀胱癌不会进展为高级别肿瘤，因为它们的分子通路并不相同。第二种类型是高级别膀胱癌，这些肿瘤由高度增殖的细胞组成，它们可以穿破固有层。从分子机制上而言，Ta期肿瘤与T1期不同，因为后者侵袭性更强。第三种类型是原位癌，它们增殖迅速，侵袭性很强，但不会形成明显的隆起的病灶。2%～30%的原位癌会突破基底层，最终30%～50%的原位癌会发生进展。

早在1993年，Jones和Droller就提出了膀胱癌这三种不同类型是由不同的信号通路导致的。根据当时已知的分子标志物，Spruck等提出了膀胱癌的双通路模型。通路之一代表了低级别的膀胱癌，主要涉及9号染色体的杂合性缺失；通路之二代表了高级别膀胱癌，主要由p53突变引起。他们观察到相比原位癌和不典型增生，低级别膀胱癌（34%）9号染色体的杂合性缺失比例更高；相反，只有3%的Ta期肿瘤会发生p53突变，而在原位癌和不典型增生中这个比例高达65%。原位癌和高级别膀胱癌又有不同的信号通路，这也证实了膀胱癌三通路模型的说法。超过50%的膀胱癌会发生9号染色体的杂合性缺失，不论其级别或分期。另外，在原发灶和转移灶中可以发现相同的9号染色体的杂合性缺失，因此可以认为它是一个膀胱癌发生早期的分子机制，要早于肿瘤发生低级别向高级别转变的过程。

FGFR3和p53的突变在低级别和高级别膀胱癌的分子机制中发挥不同的作用。成纤维细胞生长因子受体3（FGFR3）的突变主要发生在低级别非浸润性膀胱癌中（占60%～80%），而p53突变更多地发生在高级别尿路上皮癌和原位癌中。FGFR3可以与多个FGF家族受体的配体结合并形成二聚体,从而激活酪氨酸激酶的活性。FGFR3的突变会使突变的FGFR3蓄积,导致Akt下调、细胞周期调控能力下降、MAP激酶的通路激活。生殖系FGFR3的突变可以导致软骨发育不全,短肢发育异常,新生儿致死性侏儒症等。

通过比较基因组杂交技术,Junker等发现FGFR3的突变与染色体异常呈负相关。另外,FGFR3突变与分期(Ta: 69%; T1: 38%; T2: 0)和分级(G1: 72%; G2: 56%; G3: 4%)也呈负相关。早期研究也证实,FGFR3突变主要与低级别的早期膀胱癌相关。也有研究报道,FGFR3突变可以在良性尿路上皮乳头状瘤和扁平上皮增生中发现,但在正常尿路上皮中并不存在。FGFR3突变主要发生在7号外显子。Kompier等在一项包括118人且随访了8.8年的研究中发现,不论是原发灶还是复发灶(63%)都普遍存在FGFR3的突变,并且不同的肿瘤会发生不同的突变。但是81%复发灶的突变类型与原发灶相同。

正如上面所提到的FGFR3突变主要发生在低级别的早期膀胱癌中; p53突变发生于高级别膀胱癌。进一步研究发现,FGFR3突变与p53突变是互斥的,说明它们代表了膀胱癌发生的两个不同的分子通路机制。基于这个发现,Kompier等也观察到FGFR3突变更多地发生在低级别表浅的肿瘤,但是相比于G1期的肿瘤(FGFR3突变占54%; TP53突变占23%),G2期肿瘤FGFR3突变率与p53突变率相差更大(85% *vs.* 3%)。而在G3期肿瘤中两者并没有差异。在一项包含T1G3期肿瘤的研究中并没有发现FGFR3和p53突变的互斥现象,TP53/FGFR3突变也与肿瘤复发无关。因此,作者提出T1G3肿瘤发生更多的分子机制的改变,FGFR3这个代表预后良好的标志物在这一类肿瘤中并不适用。

以上研究表明双通路模型可以很大程度上解释膀胱癌的发生机制,但是这两个通路间仍存在着很多交叉和重叠。基于目前对于分子机制的认识,以及临床上观察到的低级别膀胱癌可以进展为高级别膀胱癌,反之则不行,其中的机制很可能是带有FGFR3突变的肿瘤获得了p53突变,或者其他的改变比如9号染色体的杂合性缺失(包括p16缺失,pRb、p21、p27kip-1的下调,MIB-1过表达和TSC-1杂合性缺失)。研究发现,FGFR3突变和MIB-1过表达共同存在是膀胱癌预后的独立预测因子。因此,除了FGFR3和p53,MIB-1过表达和TSC-1杂合性缺失也是高级别膀胱癌的分子标志物。

膀胱癌发生的机制目前已被广泛研究。据我们所知,在吸烟和职业暴露下尿路上皮暴露于多环芳烃和芳香胺等致癌物质是膀胱癌发生的主要原因。低级别膀胱癌大约占了尿路上皮癌的80%，易复发是它的特点。而患有转移性高级别膀胱癌的患者预后较差。就个人而言，与种族和性别相关的Phase Ⅰ和Ⅱ酶类的基因多态性与膀胱癌发生相关，带有快Phase Ⅰ乙酰化基因型和慢Phase Ⅱ乙酰化基因型的人群风险最高。另外，一系列染色体基因改变比如9号染色体缺失、7号和11号染色体扩增、基因突变（pRb、FGFR3和TP53），都与膀胱癌的发生和进展相关。除了FGFR3和TP53，MIB-1和TSC-1也被认为是膀胱癌从低级别向高级别转变的分子标志物。

参 考 文 献

[1] Altayli E, Gunes S, Yilmaz AF, et al. CYP1A2, CYP2D6, GSTM1, GSTP1, and GSTT1 gene polymorphisms in patients with bladder cancer in a Turkish population [J]. Int Urol Nephrol, 2009, 41(2): 259−266.

[2] Antonova O, Toncheva D, Grigorov E. Bladder cancer risk from the perspective of genetic polymorphisms in the carcinogen metabolizing enzymes [J]. J BUON, 2015, 20(6): 1397−1406.

[3] Bonberg N, Taeger D, Gawrych K, et al. Chromosomal instability and bladder cancer: the UroVysion(TM) test in the UroScreen study [J]. BJU Int, 2013, 112(4): E372−E382.

[4] Costa VL, Henrique R, Danielsen SA, et al. Three epigenetic biomarkers, GDF15, TMEFF2, and VIM, accurately predict bladder cancer from DNA-based analyses of urine samples [J]. Clin Cancer Res, 2010, 16(23): 5842−5851.

[5] Czerniak B, Dinney C, McConkey D. Origins of bladder cancer [J]. Annu Rev Pathol, 2016, 11: 149−174.

[6] Dawson MA, Kouzarides T. Cancer epigenetics: from mechanism to therapy [J]. Cell, 2012, 150(1): 12−27.

[7] Duarte-Pereira S, Paiva F, Costa VL, et al. Prognostic value of opioid binding protein/ cell adhesion molecule-like promoter methylation in bladder carcinoma [J]. Eur J Cancer, 2011, 47(7): 1106−1114.

[8] Dyrskjot L, Ostenfeld MS, Bramsen JB, et al. Genomic profiling of microRNAs in

bladder cancer: miR-129 is associated with poor outcome and promotes cell death *in vitro*[J]. Cancer Res, 2009, 69(11): 4851-4860.

[9] Fontana L, Delort L, Joumard L, et al. Genetic polymorphisms in CYP1A1, CYP1B1, COMT, GSTP1 and NAT2 genes and association with bladder cancer risk in a French cohort[J]. Anticancer Res, 2009, 29(5): 1631-1635.

[10] Franekova M, Halasova E, Bukovska E, et al. Gene polymorphisms in bladder cancer [J]. Urol Oncol, 2008, 26(1): 1-8.

[11] George B, Datar RH, Wu L, et al. p53 gene and protein status: the role of p53 alterations in predicting outcome in patients with bladder cancer[J]. J Clin Oncol, 2007, 25(34): 5352-5358.

[12] Grando JP, Kuasne H, Losi-Guembarovski R, et al. Association between polymorphisms in the biometabolism genes CYP1A1, GSTM1, GSTT1 and GSTP1 in bladder cancer[J]. Clin Exp Med, 2009, 9(1): 21-28.

[13] Hanke M, Hoefig K, Merz H, et al. A robust methodology to study urine microRNA as tumor marker: microRNA-126 and microRNA-182 are related to urinary bladder cancer[J]. Urol Oncol, 2010, 28(6): 655-661.

[14] Hayami S, Kelly JD, Cho HS, et al. Overexpression of LSD1 contributes to human carcinogenesis through chromatin regulation in various cancers[J]. Int J Cancer, 2011, 128(3): 574-586.

[15] Hinz S, Kempkensteffen C, Christoph F, et al. Expression of the polycomb group protein EZH2 and its relation to outcome in patients with urothelial carcinoma of the bladder[J]. J Cancer Res Clin Oncol, 2008, 134(3): 331-336.

[16] Jones PA, Droller MJ. Pathways of development and progression in bladder cancer: new correlations between clinical observations and molecular mechanisms[J]. Semin Urol, 1993, 11(4): 177-192.

[17] Junker K, van Oers JM, Zwarthoff EC, et al. Fibroblast growth factor receptor 3 mutations in bladder tumors correlate with low frequency of chromosome alterations [J]. Neoplasia, 2008, 10(1): 1-7.

[18] Kompier LC, van der Aa MN, Lurkin I, et al. The development of multiple bladder tumour recurrences in relation to the FGFR3 mutation status of the primary tumour [J]. J Pathol, 2009, 218(1): 104-112.

[19] Lee R, Droller MJ. The natural history of bladder cancer. Implications for therapy [J]. Urol Clin North Am, 2000, 27(1): 1-13, vii.

[20] Lott S, Wang M, Zhang S, et al. FGFR3 and TP53 mutation analysis in inverted urothelial papilloma: incidence and etiological considerations[J]. Mod Pathol, 2009, 22(5): 627-632.

[21] Miyamoto H, Shuin T, Ikeda I, et al. Loss of heterozygosity at the p53, RB, DCC and APC tumor suppressor gene loci in human bladder cancer[J]. J Urol, 1996, 155(4): 1444-1447.

[22] Otto W, Denzinger S, Bertz S, et al. No mutations of FGFR3 in normal urothelium in the vicinity of urothelial carcinoma of the bladder harbouring activating FGFR3 mutations in patients with bladder cancer[J]. Int J Cancer, 2009, 125(9): 2205-2208.

[23] Ouerhani S, Marrakchi R, Bouhaha R, et al. The role of CYP2D6*4 variant in bladder cancer susceptibility in Tunisian patients[J]. Bull Cancer, 2008, 95(2): E1-E4.

[24] Renard I, Joniau S, van Cleynenbreugel B, et al. Identification and validation of the methylated TWIST1 and NID2 genes through real-time methylation-specific polymerase chain reaction assays for the noninvasive detection of primary bladder cancer in urine samples[J]. Eur Urol, 2010, 58(1): 96-104.

[25] Rouissi K, Ouerhani S, Marrakchi R, et al. Combined effect of smoking and inherited polymorphisms in arylamine N-acetyltransferase 2, glutathione S-transferases M1 and T1 on bladder cancer in a Tunisian population[J]. Cancer Genet Cytogenet, 2009, 190(2): 101-107.

[26] Sanyal S, Ryk C, De Verdier PJ, et al. Polymorphisms in NQO1 and the clinical course of urinary bladder neoplasms[J]. Scand J Urol Nephrol, 2007, 41(3): 182-190.

[27] Sasaki T, Horikawa M, Orikasa K, et al. Possible relationship between the risk of Japanese bladder cancer cases and the CYP4B1 genotype[J]. Jpn J Clin Oncol, 2008, 38(9): 634-640.

[28] Schneider AC, Heukamp LC, Rogenhofer S, et al. Global histone H4K20 trimethylation predicts cancer-specific survival in patients with muscle-invasive bladder cancer[J]. BJU Int, 2011, 108(8 Pt 2): E290-296.

[29] Shariat SF, Lotan Y, Karakiewicz PI, et al. p53 predictive value for pT1-2 N0 disease at radical cystectomy[J]. J Urol, 2009, 182(3): 907-913.

[30] Siegel D, McGuinness SM, Winski SL, et al. Genotype-phenotype relationships in studies of a polymorphism in NAD(P)H: quinone oxidoreductase 1[J]. Pharmacogenetics, 1999, 9(1): 113-121.

[31] Spruck CH, 3rd, Ohneseit PF, Gonzalez-Zulueta M, et al. Two molecular pathways to transitional cell carcinoma of the bladder[J]. Cancer Res, 1994, 54(3): 784-788.

[32] Srivastava DS, Mandhani A, Mittal RD. Genetic polymorphisms of cytochrome P450 CYP1A1 (*2A) and microsomal epoxide hydrolase gene, interactions with tobacco-users, and susceptibility to bladder cancer: a study from North India[J]. Arch Toxicol, 2008, 82(9): 633-639.

[33] van Rhijn BW, van der Kwast TH, Vis AN, et al. FGFR3 and p53 characterize

alternative genetic pathways in the pathogenesis of urothelial cell carcinoma [J]. Cancer Res, 2004, 64(6): 1911-1914.

[34] Veerla S, Lindgren D, Kvist A, et al. MiRNA expression in urothelial carcinomas: important roles of miR-10a, miR-222, miR-125b, miR-7 and miR-452 for tumor stage and metastasis, and frequent homozygous losses of miR-31 [J]. Int J Cancer, 2009, 124(9): 2236-2242.

[35] Zaharieva B, Simon R, Ruiz C, et al. High-throughput tissue microarray analysis of CMYC amplificationin urinary bladder cancer [J]. Int J Cancer, 2005, 117(6): 952-956.

第二十章

膀胱癌的分子分型和基因模型的开发应用

万方宁　沈益君

随着第二代测序(NGS)技术的进步和精准医学的提出,膀胱癌分子分型和基因模型的开发成为热点。本章简要介绍已有的肌层浸润性膀胱癌分子分型,如TCGA、Lund、MDA、Unc模型;非肌层浸润分子分型,以及一些基因模型的开发和应用。此外,还简单讨论了在该领域中具有创新意义的思考,如何在分子模型的开发中将基础研究与临床应用相结合。

[通信作者]　沈益君,Email: luckysyj@gmail.com

第一节　分子分型的研发平台

尽管肿瘤的分子分型有很多种方式,但万变不离其宗的是肿瘤细胞和肿瘤周围细胞的分子构成特点。肿瘤和正常组织之间因关键基因的改变导致它们在增殖、凋亡、侵袭和自稳态等生物学行为的千差万别。这些关键基因构成了分子分型的理论和物质基础。现如今,人们发现了大量的癌症相关基因对肿瘤的生物学行为具有重要作用。随着高通量测序和生物信息技术的发展以及分子研究水平的进步,预测肿瘤诊断和疗效的分子模型呈现井喷态势。

分子分型是通过系统生物学研究,从DNA、RNA或蛋白质水平为疾病分类提供更多信息,从而使疾病分类的基础从宏观形态学转向以分子特征为基础的新分类体系。分子分型的研究目的是区分肿瘤不同的生物学行为。

一、蛋白组学

将组织或血液中提取的蛋白通过高分辨率的双向电泳(two-dimensional gel electrophoresis, 2-DE)、表面增强激光解吸离子化(surface-enhanced laser desorption ionization, SELDI)、电喷射离子化(electrospray ionization, ESI)或质谱分析法(MS)进行分析的蛋白组学研究,一直在肿瘤的早期诊断、疗效随访和预后中扮演着重要角色。

二、表观遗传学

表观遗传学被定义为在DNA序列未发生改变的情况下,基因表达水平发生可以遗传的改变。表观遗传学涉及DNA甲基化修饰、组蛋白乙酰化和甲基化修饰以及miRNA等领域。该领域目前发展迅速,高通量微阵列(microarray)分析使该领域不断有新研究成果出现。

三、DNA

DNA测序根据测序材料不同分为生殖细胞（germline）突变和体细胞（somatic）突变。全基因组关联分析（genome-wide association study，GWAS）通过检测血液样本DNA，从人类全基因组范围内找出存在的序列变异，即单核苷酸多态性（SNP），从中筛选出与疾病相关的SNPs。全外显子组测序常采用肿瘤组织，旨在发现肿瘤细胞中存在的编码蛋白区域的突变。拷贝数变异（copy number variations，CNVs）是新兴的一个基因组研究领域。研究对象是部分基因组区域，基因拷贝数在个体之间和肿瘤组织之间存在变异。

四、RNA

近年来，RNA高通量研究飞速发展，RNA测序技术（RNA sequencing，RNA-seq）用于研究细胞转录组变化，除了可以得知表达量的改变外，RNA-seq还可以提供剪接变异、转录后修饰和基因融合、SNP信息。RNA芯片技术同样可以检测两个样本之间的基因表达差异，虽然其不能发现剪接变异等，但可以排除线粒体RNA和核糖体RNA的干扰。

五、生物信息学

生物信息学（bioinformatics）是研究生物信息的采集、处理、存储、传播，分析和解释等各方面的学科，也是研究和分析分型必不可少的技术环节。尽管有不同的芯片和测序平台，但得到的高通量数据却有很多共同点。通过质控、差异比较、聚类分析等系列常用策略可以发现组间的分子差异。

第二节　肌层浸润性和非肌层浸润性膀胱癌的分子分型

一、肌层浸润性膀胱癌的分子分型

近年来膀胱癌相关基因模型的研究发展迅速。基因模型经历了从个别基因到基因组和再到基因网络的进化。我们选择了较有影响力的5个膀胱癌分子分型研究与读者分享。

2012年，瑞典隆德大学（LUND）主导的研究对308个膀胱癌肿瘤组织通过转录组筛选、热点突变检测和组织芯片免疫组化检测将膀胱癌分成5种主要类型：urobasal A、基因不稳定型、urobasal B、鳞状细胞癌样和浸润型。该5种类型的膀胱癌在细胞周期基因、酪氨酸激酶受体，尤其是FGFR3、ERBB2、EGFR、细胞角蛋白和细胞黏附基因的表达方面有明显差异。FGFR3、PIK3CA和TP53突变谱也明显不同。2015年，Patschan等通过相同的免疫组化检测将167例T1期膀胱癌成功分为三种亚型，urobasal（32%）、基因组不稳定型（58%）和鳞状细胞癌样（10%），验证了三种亚型具有明显不同的表达谱和进展模式。

2014年，TCGA研究组主导的研究发表在《自然》（*Nature*）杂志。该研究共纳入了131例未经化疗的肌层浸润性膀胱癌（muscle invasive bladder carcinoma，MIBC）。运用全外显子组测序、SNP芯片等手段，依据腔细胞标志物、鳞状上皮分化特征、FGFR3表达等情况分为 I～Ⅳ个亚型。

美国北卡罗来纳大学主导的研究将膀胱癌分为Basal-like和Luminal两个亚型。该研究发现膀胱癌与乳腺癌在分子分型上存在一定对应关系。Basal-like表达泌尿上皮基底细胞相关蛋白，如KRT14和KRT5等。Luminal表达泌尿上皮伞细胞特征的蛋白，如UPK2和UPK3A。该研究组在2 393个差异表达的基因中挑选出47个基因构成BASE47基因组，能够准确区分Basal-like与Luminal亚型。

2014年，MDA通过全基因组mRNA表达谱测定对73例新鲜冰冻的MIBC

标本进行研究，将膀胱癌分为Basal-like、Luminal和p53-like亚型；并用57例经甲醛固定的MIBC标本进行了验证。Basal-like亚型高表达基底细胞标志物，Luminal亚型高表达腔细胞标志物。Basal-like亚型比Luminal亚型更具侵袭性，预后更差。p53-like亚型膀胱癌对新辅助化疗不敏感。

癌症和肿瘤基因图谱（TCGA）完成后，整合不同分子层面的模型开始陆续出现。2014年，Hoadley等通过对12种不同组织来源的TCGA肿瘤进行分析，结果发现膀胱癌可以分为C1-LUAD-enriched、C2-Squamous-like和C8-BLCA subtypes 三种类型。前两种类型分别与肺癌、鳞癌具有相似的分子基础，与膀胱癌固有类型相比预后更差。C2-Squamous-like的TP53突变极少且活性较其他两种类型明显升高。不同分子分型的MIBC系统性总结**见图20-2-1**。

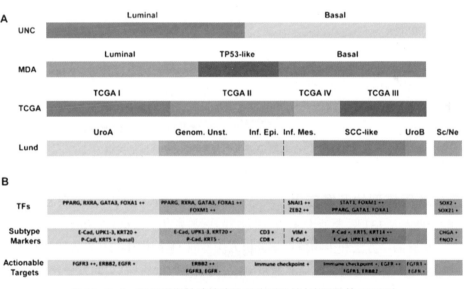

图20-2-1　肌层浸润性膀胱癌分子分型总结（彩图见第325页）

A. 在不同的分类体系中，每种分类的比例和分型间的重叠部分被匹配地绘出。亚型的颜色依据发表时原文所绘；B. 亚型的制订和转录因子（TFs）、肿瘤标记物（markers）以及可治疗靶点相关。Genom. Unst.：基因组不稳定型（genomically unstable）；Inf. Epi.：上皮浸润型（infiltrated epithelial）；Inf. Mes.：间质浸润型（infiltrated mesenchymal）；MDA：安德森肿瘤中心（MD Anderson Cancer Center）；SCC：鳞状细胞癌（squamous cell carcinoma）；Sc/Ne：小细胞/神经内分泌分化（small cell/neuroendocrine）；TCGA：癌症基因组计划（The Cancer Genome Atlas）；TFs：转录因子（transcription factors）；UNC：北卡罗林那大学（University of North Carolina）；UroA：尿路基底细胞型A（urobasal A）；UroB：尿路基底细胞型B（urobasal B）

引自 Aine M, Eriksson P, Liedberg F, et al. On Molecular Classification of Bladder Cancer: Out of One, Many [J]. Eur Urol, 2015 Dec; 68(6): 921-923.

二、非肌层浸润性膀胱癌的分子分型

非肌层浸润性膀胱癌(non-muscle invasive bladder carcinoma, NMIBC)同样具有不同的分子分型。2016年，欧洲多国多中心前瞻性研究(FP7: UROMOL)通过对460例非肌层浸润性尿路上皮癌(345例Ta、112例T1和3例原位癌)进行系统的转录组学研究，发现NMIBC可以分为三种亚型：Ⅰ型预后最好，常见为低级别尿路上皮癌；Ⅱ型预后最差，和Ⅲ型同样常见于高级别膀胱癌。与LUND研究相比，Ⅰ型常为UroA(71%)；Ⅲ型中65%可归于UroA；Ⅱ型57%归为基因组不稳定型，37%归为浸润型。与BASE47分型相比，Ⅲ型中67%与Basal-like具有重叠的基因改变。**图20-2-2**显示了三种类型的关联。

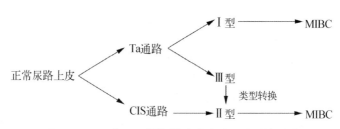

图20-2-2　非肌层浸润性膀胱癌分子分型的关联

三、基因模型的开发应用

尽管测序方法和生物信息学分析方法不同，基因模型的开发思路却有很多互通之处。简单的流程包括高通量测序、高通量数据质控、组间差异比较、差异基因聚类分析、建立模型并检测模型的效力、外部验证模型以及与以往模型比较。具体研究参见膀胱癌分子靶标研究章节。

膀胱癌分子分型和基因模型的开发经历了从简单到复杂，从单个分子到基因组合再到多维基因网络的演变。模型的验证是基因模型开发和应用的关键环节。因开发模型时常使用高通量手段，而推广时常需改为更经济便捷的方式，这使得跨平台的验证变得至关重要。验证有效的模型方能推广和应用。

-------------------------- **参 考 文 献** --------------------------

［ 1 ］ Aine M, Eriksson P, Liedberg F, et al. On molecular classification of bladder cancer: Out of one, many［ J ］. Eur Urol, 201, 68(6): 921-923.

［ 2 ］ Cancer Genome Atlas Research Network.Comprehensive molecular characterization of urothelial bladder carcinoma［ J ］. Nature, 2014, 507 (7492): 315-322.

［ 3 ］ Choi W, Porten S, Kim S, et al. Identification of distinct basal and luminal subtypes of muscle-invasive bladder cancer with different sensitivities to frontline chemotherapy ［ J ］. Cancer Cell, 2014, 25(2): 152-165.

［ 4 ］ Damrauer JS, Hoadley KA, Chism DD, et al. Intrinsic subtypes of high-grade bladder cancer reflect the hallmarks of breast cancer biology［ J ］. Proc Natl Acad Sci U S A, 2014, 111(8): 3110-3115.

［ 5 ］ Hedegaard J, Lamy P, Nordentoft I, et al. Comprehensive transcriptional analysis of early-stage urothelial carcinoma［ J ］. Cancer Cell, 2016, 30(1): 27-42.

［ 6 ］ Hoadley KA, Yau C, Wolf DM, et al. Multiplatform analysis of 12 cancer types reveals molecular classification within and across tissues of origin［ J ］. Cell, 2014, 158(4): 929-944.

［ 7 ］ Maher CA, Kumar-Sinha C, Cao X, et al. Transcriptome sequencing to detect gene fusions in cancer［ J ］. Nature, 2009, 458 (7234): 97-101.

［ 8 ］ Patschan O, Sjodahl G, Chebil G, et al. A molecular pathologic framework for risk stratification of stage T1 urothelial carcinoma［ J ］. Eur Urol, 2015, 68(5): 824-832.

［ 9 ］ Sjodahl G, Lauss M, Lovgren K, et al. A molecular taxonomy for urothelial carcinoma ［ J ］. Clin Cancer Res, 2012, 18(12): 3377-3386.

第二十一章

膀胱癌的影像学诊断

曹达龙　叶定伟

膀胱癌是泌尿生殖系统中常见的恶性肿瘤。在中国,近年来膀胱癌的发病率和病死率均呈逐步上升态势。在临床上,非肌层浸润性膀胱癌(NMIBC)的特征是高复发率和低病死率,而约50%的肌层浸润性膀胱癌(MIBC)存在潜在致死的特性。影像学手段有助于泌尿外科医师评估膀胱癌的分期并做出合适的处理方案,同时其在疗效评估、随访中亦发挥着重要作用。

[通信作者]　叶定伟,Email: dwyeli@163.com

第一节　局限性膀胱癌的诊断

　　膀胱癌是泌尿生殖系统常见的恶性肿瘤。大多数膀胱癌发现时为临床局限型，但是约25%的患者确诊时已存在局部或远处转移。影像学检查手段有助于评估局部或进展膀胱癌，从而辅助泌尿外科医师做出合适的处理方法；同时其在确定性治疗后的随访中以及术后并发症检测方面也发挥着重要作用。

　　需要注意的是，大多数患者确诊时已经做过一些影像学检查。在这一节中，主要讨论不同影像学检查在局部和进展膀胱癌诊断和分期中的应用。同时也将综述影像学方法在新辅助化疗和癌症治疗后随访中的作用。

　　大约75%的膀胱癌患者初诊时仅为NMIBC，也就是局限于黏膜层或黏膜固有层。但是，影像学检查仍是进行准确的临床分期和评估上尿路同时性或异时性病变的重要手段。这些手段包括超声、对比增强影像学（如静脉肾盂造影，逆行肾盂造影）、CT和MRI等检查。

一、X线、静脉肾盂造影和超声检查

1. X线和静脉肾盂造影检查

　　X线片因为没有软组织对比而无法评估NMIBC，尽管一些病例报道描述X线片可以显示膀胱内的结石。另一方面，静脉肾盂造影（intravenous pyelography，IVP）已在泌尿生殖系统疾病诊断领域应用多年。IVP在静脉注射对比剂后通过泌尿系统排泄时获取肾脏、输尿管和膀胱的图片。在临床上，IVP联合膀胱镜评估血尿已有多年，CT和MRI检查出现后其作用相对减弱。在目前的《美国泌尿外科学会临床指南》中，对于如何处理无症状镜下血尿，IVP和超声因其低敏感度和易漏诊已不被推荐作为最有效的评估手段。尿路肿瘤在IVP上表现为膀胱内或上尿路的充盈缺损（**见图21-1-1**）。乳头状肿瘤呈分叶状向膀胱内腔生长，表现为边缘不光滑的充盈缺损。一些原位癌在IVP表现为膀胱壁增厚。IVP的另一个缺点是易把增生的前列腺中叶看成充盈缺损或膀胱肿瘤。

2. 超声检查

超声对膀胱和尿道疾病的诊断在理论上有诸多优势。例如，方便、不需要患者做特殊的准备、便宜、无射线暴露。除此之外，还能同时评估上尿路和诊断肾盂积水、肾结石和肾肿瘤。超声检查发现膀胱肿瘤的准确性取决于膀胱充盈程度和肿瘤特征（如大小、形态和位置）以及操作者本身的水平。新的对比增强技术有助于提高超声对血尿（怀疑膀胱肿瘤）的诊断率。但是，不管超声检查结果如何，膀胱镜检查仍是诊断膀胱肿瘤的"金标准"。

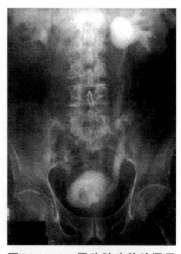

图21-1-1　尿路肿瘤静脉肾盂造影（IVP）表现为膀胱内或上尿路充盈缺损（彩图见第325页）

超声无法对膀胱癌进行分期，在病理诊断明确后也很少使用。一般而言，膀胱偶发病变主要在对肾脏行超声检查同时行膀胱超声检查时发现。膀胱肿瘤的在超声上表现为突向膀胱腔的低回声、斑片状或水草样病变。多普勒超声能够显示肿块的血流情况，尤其是乳头状肿瘤。在一些无明确病变的病例中，膀胱壁亦可能呈增厚表现。

超声检查诊断膀胱肿瘤的准确性变化很大，同时依赖于肿瘤的大小和位置。Datta等人发现在1 000例以上血尿患者中超声检查诊断膀胱癌的敏感度为63%，特异度为99%。小的病变很难被发现。Malone等研究显示，超声检查只能发现38%的直径 < 5 mm的病变，但能发现82%的直径 > 5 mm的病变。一系列研究均显示，肿瘤位置与超声诊断敏感性有关系。超声检查发现膀胱颈、顶壁和前壁肿瘤的能力有限，并有可能漏诊。

对比增强超声（contrast enhanced ultra-sound，CEUS）检查是超声的一种新方法，以期能改善超声诊断的准确性。这种检查方法依赖于静脉注射微球对比剂和特殊的超声探头。血管内微球及其特性有助于超声检查时产生更高的回声。这有助于进一步评估脉管和新生血管病变（如肿瘤）。其已应用于脾脏、肝脏和肾脏的检查。既往研究显示，膀胱CEUS检查中黏膜层和黏膜下层早期强化，而逼尿肌则相对呈低回声。一项小型研究表明，在CEUS检查中膀胱肿瘤和膀胱壁之间出现低回声层则表示为非浸润性肿瘤。近期，Nicolau等报道了在43例行经尿道膀胱肿瘤电切术（transurethral resection of bladder tumor，

TURBT）患者中使用CEUS的经验。患者在TURBT之前1天均行CEUS和常规超声检查。CEUS发现膀胱癌的准确性高于常规超声（分别为88.3%和72.09%）。CEUS诊断直径≥5 mm和直径＜5 mm肿瘤的敏感度分别为94.7%和20.0%。最近亦有三维超声联合CEUS以期能改善膀胱肿瘤的发现率和预测其浸润程度。这一新技术能够对膀胱肿瘤进行三维重建（**见图21-1-2**）。有研究对60例拟行TURBT术的患者行三维超声联合CEUS检查，结果16例MIBC均被准确诊断。

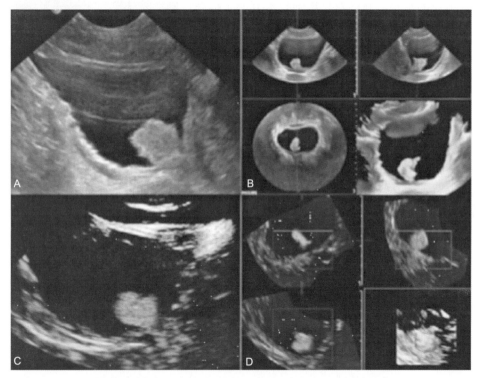

图21-1-2　三维超声联合对比增强超声（CEUS）对膀胱肿瘤进行三维重建（彩图见第326页）
A. 传统的二维超声中膀胱肿瘤特征；B. 不同矩形平面上三维超声中膀胱肿瘤特征；C. 对比增强二维超声中膀胱肿瘤特征；D. 对比增强三维超声中膀胱肿瘤特征

　　尽管超声诊断膀胱癌有诸多优势，然而对于小膀胱癌的诊断准确性欠佳。对于膀胱癌的诊断和分期，常规超声仍劣于CT和MRI检查。对于血尿的评估，超声检查仍是次要的选择。联合使用微球对比剂和三维成像，超声检查能更好地诊断膀胱癌，若没有这些技术的进步则超声检查的作用不明显。

二、CT扫描在NMIBC中的应用

多排CT扫描目前已被广泛应用与膀胱癌的评估中。在实际临床工作中，由于CT常规用于血尿的评估故在膀胱镜检查和TURBT之前患者已获得各种CT检查结果。有必要说明CT检查在血尿评估和膀胱癌分期中的重要性。下面将讨论CT检查在NMIBC中的作用。

除非患者肾功能不好或者对增强剂过敏，否则对于膀胱癌的评估均使用增强CT检查。延迟成像有助于评估集合系统、输尿管和膀胱。CT检查还可以重建冠状位和矢状位图像，这有助于进一步评估尿路情况。

1. 低危NMIBC

大多数非浸润性膀胱癌均为低级别和乳头状，恶性程度也较低，进展风险低于5%。这些肿瘤在大小、数目和特性上变化较大。乳头状肿瘤在CT片上表现为突向膀胱的充盈缺损或者膀胱壁的不均匀增厚；较大的肿瘤表现为突向膀胱腔增强的软组织密度影，或者在延迟相上表现为充盈缺损（**见图21-1-3**）。

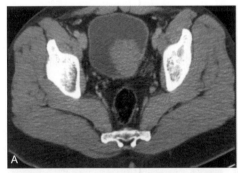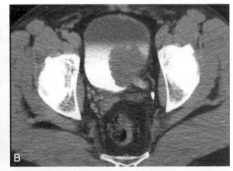

图21-1-3　非肌层浸润性膀胱癌的CT表现

A. 动脉期膀胱肿瘤表现为突向膀胱内的增强的软组织影；B. 延迟期膀胱肿瘤表现为膀胱内的充盈缺损

对于NMIBC治疗后需要定期随访以确保无肿瘤复发。低级别NMIBC的术后定期随访首选膀胱镜。在高级别肿瘤中，需要每1~2年或者更频繁地行上尿路评估，因此CT尿路成像（CTU）被优先用于随访这类肿瘤患者的上尿路情况。

2. 高危NMIBC

高危NMIBC包括原位癌、T1和高级别Ta。形态学上T1和高级别Ta与低危NMIBC在CT片上很难鉴别，而原位癌很难在CT片上被发现。CT扫描作为高危NMIBC术后随访的手段与其用于低危患者中的作用类似。

CTU已广泛用于NMIBC的评估，在血尿的评估中先于膀胱镜检查。CTU诊断膀胱癌的敏感度和特异度分别为79%～95%和83%～99%。尽管它具有较高的诊断性能，但是对膀胱癌分期的能力有限。同时，CTU不能发现原位癌，也可能遗漏小的病变，尤其是直径＜1 cm的肿瘤。因此，CT扫描仍然无法取代膀胱镜检查和TURBT，它们仍然是膀胱癌最重要的诊治手段。

三、MRI检查在NMIBC中的应用

MRI扫描毫无疑问能够提供更好的软组织图像。它虽然没有射线暴露，但是耗时且较贵。MRI的分辨力取决于组织暴露于磁场中时组织内部质子的队列运动。MRI的构建最基本地分为T1和T2相。钆对比剂亦用于获得更好的组织图像。与CT扫描对比，MRI扫描可以获得更多的横断面、矢状面和冠状面图像。

MRI扫描用于评估NMIBC的资料较少。然而，若患者对碘过敏，MRI可用于评估血尿患者的尿路情况。MRU与CTU类似，应用钆作为对比剂在延迟相评估尿路系统。在T1加权像，水（例如尿液）呈低信号。因此，膀胱在T1像呈低信号。在T2像，水呈高信号。在T1和T2像上，膀胱肿瘤的信号均与尿和膀胱壁不同。例如，在T1像上膀胱肿瘤呈中等信号，而在T2像上膀胱肿瘤呈低信号。膀胱逼尿肌呈低信号，并且在NMIBC中其连续性完整（见**图21-1-4**）。

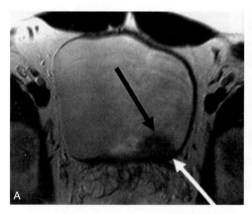
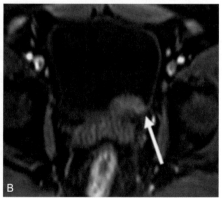

图21-1-4 非肌层浸润性膀胱癌的磁共振成像（MRI）表现

A. T2相上膀胱肿瘤表现为低信号肿块（黑色箭头）；B. T1相上膀胱肿瘤表现为高信号肿块。白色箭头表示逼尿肌层完整

第二节　影像学在肌层浸润性膀胱癌中的应用

仅25%的患者在诊断时出现肌层浸润,因此影像学评估在这类肿瘤患者的诊治中发挥着重要作用。影像学检查有助于发现是否存在膀胱外、淋巴结和(或)远处转移,这些检查结果又将影响治疗的决策。治疗的模式又随着局部进展膀胱癌新辅助化疗效果的变化而变化。

一般而言,X线片和超声因其敏感性低、分辨力低和缺乏整体观而不作为MIBC的常规评估手段。IVP检查过去主要用于排除上尿路疾病,其评估局部进展膀胱癌的作用也有限。如同在NMIBC中一样,CT和MRI检查因能提供全面的分期信息而在MIBC的评估中发挥着重要作用。其他的影像学检查包括PET和ECT。在进行根治性切除手术之前有必要进行这些检查,因为有些患者在一开始并不适合手术治疗,如非器官局限的包膜外侵犯的、淋巴结阳性的和远期淋巴结或内脏转移的。另外,由于大多数MIBC最终需要行根治性膀胱切除术,故全身的影像学评估有助制订手术方案和发现一些解剖异常如双肾盂输尿管或异位肾等。

一、CT检查在MIBC中的应用

尽管膀胱癌原发灶的评估主要依赖于TURBT,多排CT检查也已常规用于MIBC的评估。这归因于CT扫描的快捷、易推广和多器官同时成像等优点。进行CT扫描时也应当考虑到它存在射线暴露和碘过敏或者肾功能不全的患者无法使用造影剂等问题。

尽管CT扫描已广泛应用,但是仍无法对膀胱癌进行准确分期。完全的膀胱腔内病变(T1)很容易鉴别,但是很难鉴别T2和T3期肿瘤(**见图21-2-1**)。诸多研究已显示CT扫描诊断膀胱癌浸润深度的能力有限。Paik等发现,CT扫描诊断的准确率只有54.9%,分期不足或者分期过度的比例分别为39.0%和6.1%。在这项研究中,8例患者在CT片上表现为膀胱外侵犯,最终病理证实存在膀胱外侵犯的只有4例。

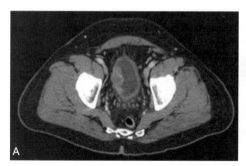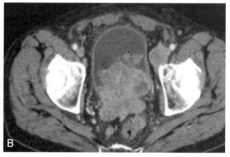

图21-2-1　肌层浸润性膀胱癌的CT影像学表现（彩图见第326页）

A. T2期；B. T3期

近期，在Baltaci等的研究中，57例在CT片上表现为膀胱外侵犯的病例中只有22例最终被病理证实存在膀胱外侵犯。由于膀胱镜检查和TURBT可能引起膀胱周围炎症而误认为膀胱外侵犯，故此时评估是否存在膀胱外侵犯更困难。为了避免这种情况，最好在TURBT术前进行影像学检查。

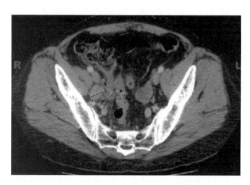

图21-2-2　CT评估肌层浸润性膀胱癌淋巴结侵犯

淋巴结阳性是MIBC重要的预后因子。CT扫描评估淋巴结侵犯主要基于淋巴结的解剖大小而非功能评估（**见图21-2-2**）。最短径＞1 cm则表示淋巴结侵犯。转移的淋巴结形态上显得更圆。但是，CT扫描发现淋巴结侵犯的准确率仅为5%～50%，如此低的发现率预示着CT扫描无法发现微转移灶。

二、MRI在MIBC中的应用

MRI在MIBC评估中的作用与CT类似，可评估膀胱外侵犯、淋巴结转移和转移转移情况。MRI被认为在原发灶分期上优于CT，但是耗时、不易推广以及有症状或幽闭恐怖症的患者无法耐受等使得MRI对于大多数患者来说不是最佳的选择。尽管MRI能更准确地评估软组织病变，但是目前还未见有研究报道其在膀胱癌分期中的优势。近期Tekes等报道了67例膀胱癌患者使用增强

MRI进行临床分期，并与最终的病理分期进行对比。他们发现MRI的准确率为62%，其中32%的患者出现过度分期。该研究所报道的MRI分期的准确率低于以往研究报道的准确率（72%～95%），但是与Vargas等报道的MRI分期准确率（56%）相似。在Vargas等的前瞻性研究结果显示，MRI分期准确率为56%，其中38%的患者出现过度分期。

由于淋巴结周围存在脂肪组织，故MRI能更好地发现盆腔淋巴结，但是这并不意味着其发现淋巴结转移的准确性更高。Vargas等报道MRI发现淋巴结转移的敏感度和特异度分别为50%和71%。转移淋巴结和正常淋巴结在增强MRI上的表现类似。

三、骨扫描在MIBC中的应用

与肺和肝转移相似，骨转移亦是膀胱癌最常见的远处转移部位之一。与PET扫描类似，骨扫描通过静脉注射放射性核素在病变部位聚集而在图像上表现为热点。不仅转移灶，其他良性病变如炎症或损伤亦可以在骨扫描上表现为高摄取。尽管骨扫描对骨病变的敏感度高，但是其特异度较低。既往在全膀胱切除术之前常规行骨扫描，若骨扫描提示转移则提示已失去手术时机。相反，Braendengen等分析了91例全膀胱切除术前行骨扫描的病例。骨扫描上的灰度显示骨转移的可能性。他们发现术前骨扫描的异常与最终发生骨转移之间无显著关联。另外，他们还分析了54例术前行骨扫描的MIBC，结果只有3例因骨扫描异常而停止手术治疗改用全身化疗，随访结果显示只有1例为假阳性结果。因此，他们认为没有必要行术前骨扫描检查，因为对临床决策并无获益。在今天的临床决策中，出现临床症状如骨痛则需要行骨扫描。尽管在上述研究中未得到证据支持，血清间变性淋巴瘤激酶（anaplastic lymphoma kinase，ALK）升高亦要求行骨扫描检查。

四、PET扫描在MIBC中的应用

PET扫描是一项功能性检查，能发现体内摄取核素的高代谢细胞（如肿瘤细胞）。在膀胱癌的诊断中，由于核素从尿路排泄，故PET的作用有限。理论上PET能在出现解剖学异常之前发现早期病变。然而，临床实际工作显示，PET

扫描在发现淋巴结转移上并不优于CT扫描，同时在淋巴结直径<1cm时其诊断的敏感度亦不高。公开发表的关于PET用于膀胱癌的资料较少。

如今，影像学的进步已能将PET和CT融合从而同时获得解剖和功能成像（PET/CT）。PET/CT扫描的准确率较PET或CT扫描均高。Kibel等比较了CT与PET/CT发现转移灶的差别，结果发现在42例传统CT表现正常的患者中PET/CT发现了7例隐匿的转移灶。该研究中，PET/CT扫描的阳性预测率、阴性预测率、敏感度和特异度分别为78%、91%、70%和94%，与之前的研究所报道的60%的敏感度和88%的特异度相似。另外，一些研究者还发现PET能提供预后信息。Drieskens等发现PET/CT扫描显示阴性和阳性的膀胱癌患者的中位总生存期分别为32个月和13.5个月。在新辅助化疗治疗后，PET扫描还可用于评估复发和进展（**见图21-2-3**）。在全膀胱切除术后，若出现可疑病灶亦可使用PET扫描评估是否存在局部或远处转移。

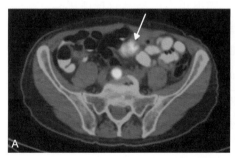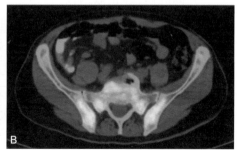

图21-2-3　PET扫描评估膀胱癌复发和进展（彩图见第327页）

A. 新辅助化疗前呈现高代谢状态的骶前淋巴结转移，白色箭头为假阳性的小肠；B. 新辅助化疗后骶前转移淋巴结消退

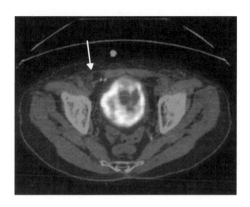

PET扫描的缺点之一是假阳性（**见图21-2-4**）。假阳性病变可出现于肠道或炎症部位。应通过临床病史、CT扫描或者其他诊断程序对这些假阳性病变进行鉴别。

图21-2-4　PET扫描显示膀胱内为高代谢状态的膀胱肿瘤，白色箭头为假阳性的腹股沟疝修补术后的肉芽肿（彩图见第327页）

------------------------------ 参 考 文 献 ------------------------------

[1] Amling CL. Diagnosis and management of superfi cial bladder cancer [J] . Curr Probl Cancer, 2001, 25(4): 219-278.

[2] Baltaci S, Resorlu B, Yagci C, et al. Computerized tomography for detecting perivesical infi ltration and lymph node metastasis in invasive bladder carcinoma [J] . Urol Int, 2008, 81(4): 399-402.

[3] Blick CG, Nazir SA, Mallett S, et al. Evaluation of diagnostic strategiesfor bladder cancer using computed tomography(CT) urography, fl exible cystoscopy and voided urinecytology: results for 778 patients from a hospital haematuriaclinic [J] . BJU Int, 2012, 110(1): 84-94.

[4] Braendengen M, Winderen M, Fossa SD. Clinical signify cance of routine pre-cystectomy bone scans in patients with muscle-invasive bladder cancer [J] . Br J Urol, 1996, 77(1): 36-40.

[5] Caruso G, Salvaggio G, Campisi A, et al. Bladder tumor staging: comparisonof contrast-enhanced and gray-scale ultrasound [J] . Am J Roentgenol, 2010, 194(1): 151-156.

[6] Cowan NC, Crew JP. Imaging bladder cancer [J] . Curr Opin Urol, 2010, 20(5): 409-413.

[7] Datta SN, Allen GM, Evans R, et al. Urinary tract ultrasonography in the evaluation of haematuria — a report of over 1,000 cases [J] . Ann RColl Surg Engl, 2002, 84(3): 203-205.

[8] Davis R, Jones JS, Barocas DA, et al. Diagnosis, evaluation and followup of asymptomatic microhematuria (AMH) in adults: AUA guideline [J] . J Urol, 2012, 188(6 Suppl): 2473-2481.

[9] Dighe MK, Bhargava P, Wright J. Urinary bladdermasses: techniques, imaging spectrum, and staging [J] . J Comput Assist Tomogr, 2011, 35(4): 411-424.

[10] Drieskens O, Oyen R, Van Poppel H, et al. FDG-PET for preoperativestaging of bladder cancer [J] . Eur J Nucl Med Mol Imaging, 2005, 32(12): 1412-1417.

[11] Green DA, Rink M, Hansen J, et al. Accurate preoperative prediction of nonorgan-confi ned bladder urothelial carcinoma at cystectomy [J] . BJU Int, 2013, 111(3): 404-411.

[12] Grossman HB, Natale RB, Tangen CM, et al. Neoadjuvant chemotherapy plus cystectomy compared with cystectomy alone for locally advanced bladder cancer [J] . N Engl J Med, 2003, 349(9): 859-866.

［13］ Husband JE. Computer tomography and magnetic resonance imaging in the evaluation of bladder cancer［J］. J Belge Radiol, 1995, 78(6): 350-355.

［14］ Kibel AS, Dehdashti F, Katz MD, et al. Prospective study of [18F] fluorodeoxyglucose positron emission tomography/computed tomography for staging of muscle-invasive bladder carcinoma［J］. J Clin Oncol, 2009, 27(26): 4314-4320.

［15］ Kundra V, Silverman PM. Imaging in oncology from the University of Texas M. D. Anderson Cancer Center. Imaging in the diagnosis, staging, and followup of cancer of the urinary bladder［J］. Am J Roentgenol, 2003, 180(4): 1045-1054.

［16］ Li QY, Tang J, He EH, et al. Clinical utility of three-dimensional contrastenhancedultrasound in the differentiation betweennoninvasive and invasive neoplasms of urinary bladder ［J］. Eur J Radiol, 2012, 81(11): 2936-2942.

［17］ Malone PR, Weston-Underwood J, Aron PM, et al. The use oftransabdominal ultrasound in the detection of earlybladder tumours［J］. Br J Urol, 1986, 58(5): 520-522.

［18］ Nicolau C, Bunesch L, Peri L, et al. Accuracy of contrast-enhancedultrasound in the detection of bladder cancer［J］. Br Jradiol, 2011, 84(1008): 1091-1099.

［19］ Ozden E, Turgut AT, Turkolmez K, et al. Effect of bladder carcinoma location on detectionrates by ultrasonography and computed tomography［J］. Urology, 2007, 69(5): 889-892.

［20］ Paik ML, Scolieri MJ, Brown SL, et al. Limitations of computerized tomography in staging invasive bladder cancer before radical cystectomy［J］. J Urol, 2000, 163(6): 1693-1696.

［21］ Quaia E. Microbubble ultrasound contrast agents: anupdate［J］. Eur Radiol, 2007, 17(8): 1995-2008.

［22］ Rajesh A, Sokhi HK, Fung R, et al. Bladder cancer: evaluation of staging accuracyusing dynamic MRI［J］. Clin Radiol, 2011, 66(12): 1140-1145.

［23］ Setty BN, Holalkere NS, Sahani DV, et al. State-of-the-art cross- sectional imaging in bladder cancer［J］. Curr Probl Diagn Radiol, 2007, 36(2): 83-96.

［24］ Siegel R, Naishadham D, Jemal A. Cancer statistics, 2012［J］. CA Cancer J Clin, 2012, 2(1): 10-29.

［25］ Tekes A, Kamel I, Imam K, et al. Dynamic MRI of bladder cancer: evaluation of staging accuracy［J］. Am J Roentgenol, 2005, 184(1): 121-127.

［26］ Tilki D, Brausi M, Colombo R, et al. Lymphadenectomy for bladder cancer at the time of radical cystectomy［J］. Eur Urol, 2013, 64(2): 266-276.

［27］ Vargas HA, Akin O, Schoder H, et al. Prospective evaluation of MRI, C-acetate PET/ CT and contrast-enhanced CT for staging of bladder cancer［J］. Eur J Radiol, 2012,

81(12): 4131-4137.

[28] Verma S, Rajesh A, Prasad SR, et al. Urinary bladder cancer: role of MR imaging [J]. Radiographics, 2012, 32(2): 371-387.

[29] Wang LJ, Wong YC, Ng KF, et al. Tumor characteristics of urothelial carcinomaon multidetector computerized tomographyurography [J]. J Urol, 2010, 183(6): 2154-2160.

[30] Yaman O, Baltaci S, Arikan N, et al. Staging with computed tomography, transrectal ultrasonography and transurethral resection of bladder tumour: comparison with fi nal pathological stage in invasive bladder carcinoma [J]. Br J Urol, 1996, 78(2): 197-200.

第二十二章

膀胱癌的分子标志物

谢湖阳　沈益君

　　非肌层浸润性膀胱癌（NMIBC）占初诊膀胱癌70%以上，这部分患者因超过50%的复发和30%的疾病进展而使其治疗后的随访成为目前临床的焦点问题。因而开发微创的分子标志物来减少甚至代替术后随访中侵入性膀胱镜检查显得尤为重要。本章针对研究较多的尿液可溶性蛋白标志物，根据其研究的可信度分成经验证的、可能性大和可能性小的蛋白标志物三类进行阐述。同时还对基因相关标志物，包括基因转录水平、基因突变、微卫星/杂合性缺失、DNA甲基化和miRNA等方面分别进行总结。此外，针对近期热门的液体活检技术，分析循环肿瘤细胞（CTCs）、外泌体和循环miRNAs在膀胱癌诊治中的应用。

［通信作者］　沈益君，Email: luckysyj@gmail.com

第一节　蛋白质标志物

　　膀胱癌的分子标记主要由肿瘤细胞及其周围组织的分子组成特征所决定。正常细胞和癌细胞的主要差异来自控制细胞增殖、凋亡、侵袭和维持内稳态的特异基因的细微改变。各种肿瘤中已发现众多的基因与其自然病程相关。而随着分子技术的进步和对疾病机制认识的不断加深，目前发现的肿瘤分子标志物呈指数增长，一些分子还可以同时作为诊断标记和治疗的靶点。

　　本节将重点探讨膀胱癌的分子特征。除了讨论目前临床应用中的膀胱癌分子标志物，更重要的是寻找新的标志物，以及运用批判性思维去架设连接基础研究和临床应用的桥梁。

　　随着蛋白质组学技术的不断发展和应用，特别是高通量技术的应用，使得蛋白质类标志物的数量激增。目前研究中，尿液中可溶性蛋白标志物检测的研究最多，但大量的研究结论没有经过多中心不同队列验证，也有部分研究纳入患者不科学，有的研究为了增加标志物的敏感度，大量纳入高级别和晚期的膀胱癌患者，而减少低级别、低分期患者的数量；也有的研究为了提高特异性，对照组采用健康志愿者；还有的研究目的是为了早期筛查小肿瘤，但纳入的患者初发肿瘤体积都比较大。为了科学评估当前已发表的蛋白标志物，我们采取以下手段来鉴定研究质量：纳入患者和对照的数量都超过20例，给出了标志物的敏感性和特异性指标，超过25%的患者为Ta期，超过15%的患者为低级别，符合以上所有条件的为明确结论，否则为模棱两可的结论。而符合明确结论的研究进一步分成三类，有3项或以上研究证实的为经验证的蛋白标志物；而少于3项研究验证的标志物，如果（敏感度+特异度）/2＞80%，则为可能性大的标志物；否则为可能性小的标志物。通过文献检索，满足以上条件的标志物均列于**表22-1-1**。

一、经验证的蛋白标志物

　　文献检索发现符合要求的161个蛋白中，有27个经过多项明确的研究证

表22-1-1　符合高质量研究的明确蛋白标志物

蛋白名称	基因符号	敏感度（%）	特异度（%）	癌（n）	对照（n）
α₁抗胰蛋白酶	SERPINA1	70.6	71.8	206	102
血管生成蛋白	ANG	66	75.0	50	20
载脂蛋白A4	APOA4	79.2	100	110	66
自分泌运动因子受体	AMFR	84	75.0	45	62
BIGH3	TGFβ₁	70	80.0	30	30
膀胱肿瘤抗原（BTA）	BTA#	64	76.6	2 258	2 994
钙防卫蛋白	S100A8 &S100A9	80.4	92.5	46	135
组织蛋白酶B	CTSB	55.7	56.1	122	107
组织蛋白酶L	CTSL	71.3	74.8	122	107
CCL18	CCL18	70.4	67.7	206	102
CD147（EMMPRIN）	BSG	96.7	100	30	30
CEACAM1	CEACAM1	74	95.0	93	82
簇集素	CLU	76.3	86.5	168	151
冠蛋白-1A	CORO1A	66.7	100	110	66
CYFRA21-1	KRT19	64.4	85.5	293	331
DJ-1	PARK7	83.3	100	110	66
EN2	EN2	82	75.0	466	52
FDP	FGA&FGB	52	91.0	57	139
纤连蛋白	FN1	89	85.6	126	41
NMP22	NUMA1	61.8	80.3	4 528	7 728
PDGFRβ	PDGFRB	70.6	81.2	117	68
凝血酶原	F2	71.1	75.0	76	80
Reg-1	REG1A	81.3	81.2	32	48
精胶蛋白-2	SEMG2	66.7	80.0	110	66
抑微管装配蛋白-1	STMN1	90	86.7	30	30
尿路膀胱癌抗原	KRT8&KRT18	64.4	80.3	753	1 072
γ-突触核蛋白	SNCG	87.5	90.0	110	66

实。但仅4个蛋白是经3项或以上独立研究证实,符合经验证的蛋白标志物。这4个蛋白是被公认的膀胱癌生物标志物,包括核基质蛋白22(nuclear matrix protein 22, NMP22)、膀胱肿瘤抗原、以角蛋白为基础的尿路膀胱癌抗原检测和CYFRA21-1。前3个标志物是已成熟的产品,有定量检测试剂盒和床旁简易检查产品。NMP22是膀胱癌细胞过表达的一种核基质蛋白,已在25项不同研究中得到验证,其平均敏感度和特异度分别达到61.8%和80.3%(4 528例膀胱癌患者比7 728例非肿瘤患者)。膀胱肿瘤抗原是膀胱癌释放的补体因子H相关蛋白,其在23项研究中验证得到平均敏感度和特异度分别达到64.0%和76.6%(2 258例膀胱癌患者比2 994例非肿瘤患者)。尿路膀胱癌抗原时检测细胞角蛋白8和18的可溶性片段,在11项研究中得到验证,其平均敏感度和特异度分别达到64.4%和80.3%(753例膀胱癌患者比1 072例非肿瘤患者)。Cyfra 21-1检测细胞角蛋白19的可溶性片段,其在3项研究中得到的平均敏感度和特异度分别达到64.4%和85.5%(293膀胱癌例患者比331例非肿瘤患者)。

以上4个得到验证的蛋白标志物的平均敏感度和特异度在不同的研究中都很相似,在同一队列中头对头进行比较时结果也类似,指标之间没有发现明显差异。而且这4个标志物都显示出在高分期、高分级膀胱癌中相对低分期、低级别膀胱癌有更高的敏感度和特异度。**表22-1-1**中的部分研究分别列出了在不同病理分级的肿瘤中,这些标志物的敏感度和特异度。针对1级和3级膀胱癌,NMP22的敏感度分别达到53.4%和77.4%,膀胱肿瘤抗原分别达到51.4%和87.5%,尿路膀胱癌抗原分别达到48.5%和76.0%,Cyfra 21-1分别达到55.7%和91.9%。因此,这些标志物这对低级别膀胱癌的敏感度均高于尿细胞学检查(但特异度都低),但达不到膀胱镜检查的敏感度和特异度。因此在使用这些标志物对高危的NMIBC进行监测时(肿瘤分期分级已知),不能单单依靠这些标志物的结果来判断复发情况。

二、可能性大的蛋白标志物

有11个蛋白指标符合标准,虽少于3项研究验证,但综合的敏感度和特异度指标均高于80%。我们认为这些指标为较大可能性的标志物,包括以下11

个蛋白：载脂蛋白A4、钙防卫蛋白、CD147、CEACAM1、簇集素、冠蛋白-1A、DJ-1、纤连蛋白、Reg-1、stathmin-1和γ-突触核蛋白。有些指标只在一些不符合前述标准的研究中有过验证。这些标志物将在下文中简单讨论，它们都需要在合适的患者队列中进行独立的验证。

尿液纤连蛋白检查有2项明确研究和9项模糊研究，其中5项研究显示了略高的平均敏感度和特异度，分别达到82.5%和80.2%（390例患者比520例对照）。尽管有重要的证据表明纤连蛋白升高预示着膀胱癌可能，但Alias-Melgar等在研究中发现尿石症患者尿液中该蛋白也升高，而且Eissa等在并列对照研究中发现NMP22优于纤连蛋白。

尿液簇集素有2项明确研究和1项模糊研究，后者报道的敏感度达73%但仅有55%的特异度。簇集素是具有不同剪切形式和不同细胞定位的多功能分子伴侣蛋白。Hazzaa等在研究中发现簇集素在膀胱癌中表达增加，尤其是在浸润性癌组织中，与不良预后相关。尽管簇集素广泛表达并在所有体液中均能检出，但这限制了其特异度，对其不同剪切体的检测而非对总簇集素表达量检测值的后续进一步研究。

癌胚抗原相关分子黏附分子1（carcinoembryonic antigen-related cell adhesion molecule 1，CEACAM1；CD66a）是Tilki等研究者发现的一个新的膀胱癌标志物。他们的研究纳入93例患者和82例对照，当尿液CEACAM1特异度为95%时，敏感度达到74%。与大部分尿液标志物相似，其敏感性在MIBC中高于NMIBC。尽管未能表明肿瘤是偶发还是复发，并且研究中将糖尿病患者排除，但CEACAM1仍值得深入研究。Tilki等还在报道中指出CEACAM1染色定位于内皮细胞而非膀胱癌细胞。目前尚未阐明尿液中CEACAM1是缺乏跨膜区的可溶性片段还是蛋白水解后的胞外段。

Ebbing等报道，当尿液中钙防卫蛋白（具有抗微生物特性的S100A8和S100A9异二聚体蛋白）的特异度为92%时，检测膀胱癌的敏感度达到80%，其研究纳入46例患者和40例健康对照。膀胱癌患者尿液中的钙防卫蛋白中位值比健康对照高10倍，比前列腺癌和肾癌患者升高少于2倍。钙防卫蛋白在膀胱癌患者组织和血清中都有升高，被认为是一个预后因子。然而钙防卫蛋白是由中性粒细胞在炎症反应过程中释放出来，这减弱了其作为肿瘤标志物的作用。

另有2个尿液蛋白在Bhagirath等的研究中敏感度和特异度分别达到90%和87%（抑微管装配蛋白-1；癌蛋白-18）以及97%和100%（CD147；basigin或EMMPRIN）。该研究纳入了30例患者和30例对照，尽管该研究样本很小，但抑微管装配蛋白-1和CD147都是肿瘤相关蛋白，而且2个蛋白高表达都与侵袭性和不良预后相关。

Kumar等报道了另外4个可能的标志物：γ-突触核蛋白（敏感度87.5%，特异度90.0%）、DJ-1（敏感度83.3%，特异度100%）、载脂蛋白A4（敏感度79.2%，特异度100%）和冠蛋白-1A（敏感度66.7%，特异度100%）。这项研究纳入173例患者和212例对照。各种载脂蛋白在膀胱癌患者尿液中都有升高的报道，且在血浆中也呈中度升高，其特异性不能保证。以载脂蛋白A4为例，Chen等发现无证据表明其在膀胱癌患者的尿液中浓度升高。有研究发现，当γ-突触核蛋白特异度为96.5%时，敏感度仅为40.2%，其纳入112例患者和230例对照。尽管有报道发现DJ-1在侵袭性高级别膀胱癌中高表达，但在尿液中未发现其升高。有一项预实验表明DJ-1在MIBC中明显升高，但能否检出所有分期分级的膀胱肿瘤其敏感性不足。冠蛋白-1A是在膀胱癌中未曾报道过的细胞骨架蛋白。以上所有分析表明Kumar等在研究中高估了这4个标志物的作用。

利用蛋白组学技术，Orenes-Piñero等鉴定出Reg-1（lithostathine-1α）在膀胱癌患者尿液中浓度升高。免疫组化检查显示膀胱癌中Reg-1表达升高。一项纳入32例患者和48例对照的研究显示，当Reg-1特异度为81%时，其敏感度也达到81%。

三、可能性小的蛋白标志物

另外的16个蛋白指标的综合敏感度和特异度低于80%（包括4个得到验证的标志物）。因为这些标志物的诊断效力低于膀胱软镜检查，因此这些标志物不太可能在临床上得到广泛应用。尽管如此，仍有证据发现在部分患者中这些蛋白的浓度升高，与其他标志物联合可以提高诊断效力。

第二节　基因相关标志物

一、Aurora 激酶

Aurora激酶是丝苏氨酸激酶的一种，在有丝分裂过程中调控基因稳定性。膀胱癌中可用FISH检测该激酶过表达，敏感度为87%，特异度为97%，ROC曲线下面积（AUC）达0.94。还可以用RT-qPCR的方法检测AURKA mRNA转录水平，总体敏感度为84%，特异度为65%。与尿液脱落细胞学相比，AURKA的准确度在低级别膀胱肿瘤中更高，可达73%，而前者只有59%。这个标志物具有很好的应用前景，目前尚需更深入的研究来确认。

二、FGFR3

FGFR3突变在超过50%的膀胱癌患者尿液中可以检出，而且在低分级和低分期肿瘤中更常见，检出率分别达到70%和60%。多重PCR可用于FGFR3突变的检测。FGFR3突变可视为膀胱癌复发的独立预测因子，而且对于低级别肿瘤，其敏感度也达到58%，高于尿脱落细胞检查。而且这二者联合，总体敏感度可达到76%。针对血尿的患者，该检查的敏感度、特异度、阳性预测值和阴性预测值分别达到25%、99%、17%和99%。一项成本-效益分析显示，用FGFR3突变检测来代替膀胱镜检查是安全、有效并且合算的。这个标志物具有很大潜力，因为可应用于肿瘤筛查、治疗靶标及疗效监测等多个方面。

三、微卫星/杂合性缺失

微卫星是在基因组中发现的具有高度多态性的短串联重复DNA序列，是由基因错配修复失败而导致，在肿瘤细胞转化过程中具有重要作用。杂合性缺失是致癌的标志。尿液中微卫星改变可与肿瘤组织提取的DNA匹配。报道的总体敏感度在79%～84%，随肿瘤分级增加逐步由75%升高至96%；特异度在85%～100%。这项检查的准确性太低（敏感度58%，特异度73%），因而不适用于膀胱癌的随访检查，也不具有成本效益。相对于膀胱癌而言，这个标志物可能在上尿路癌中有其独特价值。

四、DNA甲基化

表22-2-1总结了在膀胱癌中出现甲基化表观改变的基因，这些研究报道的敏感度为65%～100%，特异度为77%～100%。对DNA甲基化在随访中的价值少有研究，Reinert等在纳入了184例患者的研究中报道6个基因集合的敏感度为82%～89%，特异度为77%～100%。后续应采用标准检测技术进一步评估尿液DNA甲基化在膀胱癌患者的筛查和随访中的作用。甲基化也可作为表观修饰的靶点和其他治疗方式的增效剂。

表22-2-1　尿液DNA甲基化标志物

基　因	检测方式	队列例数(n)		临床应用	敏感度（%）	特异度（%）
		病例组	对照组			
TWIST1、NID2	qMSP	209	—	检测	67	78
CCND2、CCNA1、CALCA	qMSP	148	56	监测	73	70
SOX1、LINE-1、IRAK3	Pyrosequencing	90	—	监测	89	97
TWIST1、NID2	qMSP	111	—	监测	75	71
OSR1、SIM2、OTX1、MEIS1、ONECUT2	Bisulfite-PCR	54	115	检测	82	82
SOX1、VAMP8	Pyrosequencing	73	18	检测	100	100
APC_a、TERT_a、TERT_b、EDNRB	MS-MLPA	385	—	筛查	25	90
APC_a、TERT_a、TERT_b、EDNRB	MS-MLPA	49	60	监测	63～72	55～58
BCL2、CDKN2A、NID2	qMSP	42	21	检测	81	86

（续表）

基　因	检测方式	队列例数(n)		临床应用	敏感度（%）	特异度（%）
		病例组	对照组			
EOMES、HOXA9、POU4F2、TWIST1、VIM、ZNF154	qMSP	184	35	监测	82～89	94～100
APC、RARb；Survivin	MSP	32	—	检测	94	—
VAX1、KCNV1、TAL1、PPOX1、CFTR	methylCap/seq	212	190	检测	89	87
RAR-b2	qMSP	100	116	检测	65	90
IRF8、p14或sFRP1	qMSP	30	19	检测	87	95
MYO3A、CA10、NKX6-2、DBC1、SOX11或PENK	qMSP	128	110	检测	85	95
GDF15、TMEFF2、VIM	qMSP	51	59	检测	94	90
BCL2、hTERT	qMSP	108	105	检测	76	98
IFNA、MBP、ACTBP2、D9S162和（或）RASSF1A、WIF1	qMSP	40	—	监测	86	8
CDKN2A、ARF、MGMT、GSTP1	qMSP	175	94	检测	69	100
DAPK、BCL2、TERT	MSP	37	20	检测	78	100
DAPK、RARb、E-cadherin、p16	MSP	22	17	检测	91	77

五、miRNA

miRNAs是可结合mRNA的非编码小RNA，起到转录后调节作用。miRNA表达的改变可诱导成瘤，并可用RT-qPCR检测。一些miRNA由膀胱癌细胞产生并排泄入尿液中，可形成一些miRNA特征，总结于**表22-2-2**中。总体敏感度为71%～94%，特异度为51%～100%，ROC曲线下面积为0.73～0.92。一些miRNA

导致基因沉默已被证实与膀胱癌进展相关。一项关于miR-137、miR-124-2、miR-124-3和miR-9-3的甲基化研究发现敏感度为81%，特异度为89%，ROC曲线下面积（AUC）可达0.92。多个标志物联合的应用前景优于单个标志物。

表22-2-2　尿液miRNAs标志物

microRNA	队列例数（n）		敏感度（%）	特异度（%）	AUC-ROC（操作者曲线下面积）
	肿瘤组	对照组			
Ratio of miRNA-126:miRNA-152	29	18	82	72	0.77
miR-96	78	74	71	89	—
miR-183			74	77	
miR-125n、miR-126	8	3	80	100	—
miRs-135b/15b/1224-3p	68	53	94	51	0.77
miR-1224-3p			76	83	
miR-145	207	144			
NMIBC			78	61	0.73
MIBC			84	61	0.79
miR-187、miR-18a、miR-25、miR-142-3p、miR-140-5p、miR-204	151	126	85	87	0.92
miR-92a、miR-125b			85	74	0.83
miR-106b	112	78	77	72	0.80
miR-99a、miR-125b	50	21	87	81	—

第三节　液体活检在膀胱癌诊治中的应用

高级技术采用患者的血液或者尿液代替膀胱肿瘤组织分析得到肿瘤的预后，探索新的预后或预测标志物。液体活检是指在肿瘤患者的血液或尿液中分析循环肿瘤细胞（CTCs）、外泌体和循环miRNAs。在晚期结直肠癌的研究中，分析患者血浆中的循环DNA中的KRAS和PIK3CA突变，得到与肿瘤组织相一致的结果。而在对去势抵抗性前列腺癌的研究中发现，患者CTCs中出现AV-R7，则预示着患者对恩杂鲁胺和阿比特龙耐药。

　　CTCs检测在膀胱癌的治疗中也有一席之地。NGS技术在50%的经过新辅助化疗的患者中发现体细胞突变。利用叶酸受体α配体靶向PCR技术定量检测血液和尿液中的CTCs是一项非常具有前景的早期诊断膀胱肿瘤的方法，而且CTCs与不良预后相关。有研究显示，在20%高危的NMIBC中可检测到CTCs，可有效预测肿瘤复发和进展。另一项研究提示转移性膀胱癌中测出CTCs也与较差预后相关。但CTCs在局部早期的膀胱癌中并无这种预后关系。对非转移性的晚期膀胱癌患者，可在23%的患者外周血中检测到CTCs。而且患者HER2在CTCs中的表达水平与患者组织和转移淋巴结中的HER2扩增状态在CTCs阳性的患者中是一致的。但这些研究都存在样本量较小的缺陷。

　　外泌体是直径在30～100 nm的小囊泡结构，由细胞多泡体与细胞膜融合后向细胞外环境所分泌。外泌体通过在细胞间转送蛋白、mRNA和miRNA等物质，在免疫调节、免疫细胞抗原呈递以及细胞间信息沟通等生理过程中发挥着重要作用。有研究发现，MIBC患者尿液中的外泌体可以诱导尿路上皮的EMT过程。这是外泌体在膀胱癌发生、发展作用机制的新发现，可以成为预测膀胱癌进展和探索新的治疗靶点的平台。

　　miRNAs可以在细胞内、血清和其他体液中检出。目前，细胞外循环miRNAs的作用机制尚不明确，而外泌体中包裹的miRNAs可以作为肿瘤患者的预后标志物。膀胱癌患者血浆中的循环miR-497和miR-663b有明显的表达差异，可以作为诊断指标。因而，这些血液或尿液的循环miRNAs可在不同的临床分期中作为标志物，在诊断、预测肌层浸润和不良预后中发挥作用。已有报道发现，尿液中miR-214和miR-155可作为膀胱癌的诊断标志物。目前，关于循环miRNAs和膀胱癌的研究还不多。

　　在不远的将来，检测CTCs、外泌体以及循环miRNAs的液体活检可以成为预测患者预后和选择合适治疗方案的有效工具。尽管液体活检因为便利和微创而具有广阔的前景，但目前依然受限于标本收集方法不统一，缺乏理想的敏感性和特异性，以及高昂的检测成本。

综上所述，很多尿液中的标志物可以用于评估膀胱肿瘤，还有更多的通过高通量分析技术（如蛋白组学、代谢组学以及基因组学）不断涌现。多个瘤标联合可以提高评估的有效性。但这些肿瘤标志物的临床意义尚不明确，因而限制其广泛应用，而且这些标志物的绝大多数都未能达到生物标志物的标准规范。在临床试验检验这些标志物之前，采用标准检测技术运用于多中心前瞻性分析需要先行开展，不同的临床背景下所要求的检测有效性也不同。

------------------------------ **参 考 文 献** ------------------------------

［ 1 ］ Alías-Melgar A, Neave-Sánchez E, Suárez-Cuenca JA, et al. Association of urine oncofetal fibronectin levels with urology's most common disorders［J］. Ann Clin Lab Sci, 2013, 43(4): 420-423.

［ 2 ］ Antonarakis ES, Lu C, Wang H, et al. AR-V7 and resistance to enzalutamide and abiraterone in prostate cancer［J］. N Engl J Med, 2014, 371(11): 1028-1038.

［ 3 ］ Bangma CH, Loeb S, Busstra M, et al. Outcomes of a bladder cancer screening program using home hematuria testing and molecular markers［J］. Eur Urol, 2013, 64(1): 41-47.

［ 4 ］ Bensalah K, Montorsi F, Shariat SF. Challenges of cancer biomarker profiling［J］. Eur Urol, 2007, 52(6): 1601-1609.

［ 5 ］ Bhagirath D, Abrol N, Khan R, et al. Expression of CD147, BIGH3 and Stathmin and their potential role as diagnostic marker in patients with urothelial carcinoma of the bladder［J］. Clin Chim Acta, 2012, 413(19-20): 1641-1646.

［ 6 ］ Boman H, Hedelin H, Holmäng S. Four bladder tumor markers have a disappointingly low sensitivity for small size and low grade recurrence［J］. J Urol, 2002, 167(1): 80-83.

［ 7 ］ Chen CL, Lin TS, Tsai CH, et al. Identification of potential bladder cancer markers in urine by abundant-protein depletion coupled with quantitative proteomics［J］. J Proteomics, 2013, 85: 28-43.

［ 8 ］ Du M, Shi D, Yuan L, et al. Circulating miR-497 and miR-663b in plasma are potential novel biomarkers for bladder cancer［J］. Sci Rep, 2015, 5: 10437.

［ 9 ］ Ebbing J, Mathia S, Seibert FS, et al. Urinary calprotectin: a new diagnostic marker in urothelial carcinoma of the bladder［J］. World J Urol, 2014, 32(6): 1485-1492.

[10] Eissa S, Zohny SF, Zekri AR, et al. Diagnostic value of fibronectin and mutant p53 in the urine of patients with bladder cancer: impact on clinicopathological features and disease recurrence[J]. Med Oncol, 2010, 27(4): 1286–1294.

[11] Flaig TW, Wilson S, van Bokhoven A, et al. Detection of circulating tumor cells in metastatic and clinically localized urothelial carcinoma [J]. Urology, 2011, 78(4): 863–867.

[12] Franzen CA, Blackwell RH, Todorovic V, et al. Urothelial cells undergo epithelial-to-mesenchymal transition after exposure to muscle invasive bladder cancer exosomes [J]. Oncogenesis, 2015, 4: e163.

[13] Frigerio S, Padberg BC, Strebel RT, et al. Improved detection of bladder carcinoma cells in voided urine by standardized microsatellite analysis [J]. Int J Cancer, 2007, 121(2): 329–338.

[14] Gazzaniga P, de Berardinis E, Raimondi C, et al. Circulating tumor cells detection has independent prognostic impact in high-risk non-muscle invasive bladder cancer [J]. Int J Cancer, 2014, 135(8): 1978–1982.

[15] Giannopoulos A, Manousakas T, Gounari A, et al. Comparative evaluation of the diagnostic performance of the BTA stat test, NMP22 and urinary bladder cancer antigen for primary and recurrent bladder tumors [J]. J Urol, 2001, 166(2): 470–475.

[16] Hazzaa SM, Elashry OM, Afifi IK. Clusterin as a diagnostic and prognostic marker for transitional cell carcinoma of the bladder [J]. Pathol Oncol Res, 2010, 16(1): 101–109.

[17] Iwaki H, Kageyama S, Isono T, et al. Diagnostic potential in bladder cancer of a panel of tumor markers (calreticulin, gammasynuclein, and catechol-o-methyltransferase) identified by proteomic analysis [J]. Cancer Sci, 2004, 95(12): 955–961.

[18] Knowles MA. Role of FGFR3 in urothelial cell carcinoma: biomarker and potential therapeutic target [J]. World J Urol, 2007, 25(6): 581–593.

[19] Kumar P, Nandi S, Tan TZ, et al. Highly sensitive and specific novel biomarkers for the diagnosis of transitional bladder carcinoma [J]. Oncotarget, 2015, 6(15): 13539–13549.

[20] Li LY, Yang M, Zhang HB, et al. Urinary fibronectin as a predictor of a residual tumour load after transurethral resection of bladder transitional cell carcinoma [J]. BJU Int, 2008, 102(5): 566–571.

[21] Lotan Y, Roehrborn CG. Sensitivity and specificity of commonly available bladder tumor markers versus cytology: results of a comprehensive literature review and meta-analyses [J]. Urology, 2003, 61(1): 109–118.

[22] Orenes-Piñero E, Cortón M, González-Peramato P, et al. Searching urinary tumor

markers for bladder cancer using a two-dimensional differential gel electrophoresis (2D-DIGE) approach[J]. J Proteome Res, 2007, 6(11): 4440-4448.

[23] Park HS, Park WS, Bondaruk J, et al. Quantitation of aurora kinase A gene copy number in urine sediments and bladder cancer detection[J]. J Natl Cancer Inst, 2008, 100(19): 1401-1411.

[24] Reinert T, Borre M, Christiansen A, et al. Diagnosis of bladder cancer recurrence based on urinary levels of EOMES, HOXA9, POU4F2, TWIST1, VIM, and ZNF154 hypermethylation[J]. PLoS One, 2012, 7(10): e46297.

[25] Rink M, Chun FK, Dahlem R, et al. Prognostic role and HER2 expression of circulating tumor cells in peripheral blood of patients prior to radical cystectomy: a prospective study[J]. Eur Urol, 2012, 61(4): 810-817.

[26] Shariat SF, Lotan Y, Vickers A, et al. Statistical consideration for clinical biomarker research in bladder cancer[J]. Urol Oncol, 2010, 28(4): 389-400.

[27] Shimizu T, Suzuki H, Nojima M, et al. Methylation of a panel of microRNA genes is a novel biomarker for detection of bladder cancer[J]. Eur Urol, 2013, 63(6): 1091-1100.

[28] Tilki D, Singer BB, Shariat SF, et al. CEACAM1: a novel urinary marker for bladder cancer detection[J]. Eur Urol, 2010, 57(4): 648-654.

[29] Wang J, Zhang X, Wang L, et al. Downregulation of urinary cell-free microRNA-214 as a diagnostic and prognostic biomarker in bladder cancer[J]. J Surg Oncol, 2015, 111(8): 992-999.

[30] Zhang X, Zhang Y, Liu X, et al. Direct quantitative detection for cell-free miR-155 in urine: a potential role in diagnosis and prognosis for non-muscle invasive bladder cancer[J]. Oncotarget, 2016, 7(3): 3255-3266.

第二十三章

不同光源膀胱镜在膀胱癌诊治中的应用

朱一平

随着光学和影像技术的发展,在膀胱癌的早期诊断方面出现了许多新的技术。白光膀胱镜应用最普遍,但其敏感性较差,尤其是对于原位癌的诊断常常容易误诊。光动力学诊断能够在一定程度上弥补白光膀胱镜在扁平状肿瘤诊断上的不足。窄带光膀胱镜和光学相干断层扫描技术有助于提高膀胱癌,特别是原位癌的诊断准确率。目前,尚处于研究阶段的多光子显微镜、共聚焦激光显微内镜及拉曼光谱等技术在未来很可能成为膀胱癌的辅助诊断方法。这些技术的研究及发展提高了膀胱癌诊断的准确性,有助于指导针对膀胱癌患者的早期治疗从而改善预后。

[通信作者]　朱一平,Email: qdzhuyiping@gmail.com

第一节　白光膀胱镜

多数膀胱癌患者发病时属于非肌层浸润性膀胱癌（NMIBC），可以通过微创手术治疗。因此，早期诊断和治疗对改善膀胱癌患者的预后以及提高生活质量起着至关重要的作用。膀胱镜检查仍然是目前诊断膀胱癌的"金标准"。然而普通的白光膀胱镜检查存在敏感度和特异度的不足等问题，因此亟须更加先进的技术以提高膀胱癌的正确诊断率并指导治疗。近年来，随着荧光物质和成像技术在膀胱镜中的应用，荧光膀胱镜、窄带成像膀胱镜、光学相干断层扫描膀胱镜以及虚拟膀胱镜等检查手段得到了发展，为提高膀胱癌的正确诊断率带来了希望。

白光膀胱镜（white light cystoscopy，WLC）是诊断膀胱癌最常用的工具，技术成熟、价格低廉，可以直观地判断肿瘤的位置、数量和大小，操作简便，并且可以对肿瘤和可疑病变部位进行活检以明确病理诊断，判断肿瘤分级和分期，进一步指导临床治疗。然而它对于扁平状肿瘤（特别是原位癌）和一些微小肿瘤的诊断敏感度低，通常因难以发现导致漏诊，最终延误治疗时机。Sim等通过对41例膀胱癌患者179处可疑病变部位的研究表明，WLC的敏感度和特异度分别为62%和98%，阳性似然比和阴性似然比分别为0.31和0.39。

第二节　荧光膀胱镜

荧光膀胱镜（fluorescence cystoscopy）检查也称为光动力学诊断（photodynamic diagnosis，PDD），它的应用始于20世纪60年代。PDD通过使用能够更多聚集于肿瘤组织的感光物质，在适当波长的光照射下显示出与正常组织不同的颜色，从而发现肿瘤组织。目前，在膀胱癌的诊断和治疗中应用最广泛的光敏剂是5-氨基乙酰丙酸（5-ALA）及其衍生物hexaminolevulinate（HAL），金丝桃素等新型荧光物质目前还处于早期应用阶段。

一、5-ALA荧光膀胱镜检查

5-ALA为亚铁血红素生物合成的前体，可产生细胞内荧光物质原卟啉IX（PP IX）。PP IX在波长为375～440 nm的紫光照射下跃迁为激发态，激发态的PP IX释放能量后又回到稳态形成肉眼可见的红色荧光。在正常细胞中PP IX通常不会聚集，但在肿瘤组织中PP IX大量积聚。因此，在5-ALA的作用下，肿瘤细胞中大量积聚的PP IX经光刺激后产生强烈的红色荧光，明显区别于正常膀胱黏膜的蓝色荧光，据此可发现WLC不易发现的微小病变、不典型增生或原位癌。一项随机、双盲、多中心对照研究显示，口服5-ALA后进行荧光膀胱镜检查，诊断NMIBC的敏感度较WLC高（84.4% *vs.* 67.5%），特别是在原位癌的检出率上。

二、HAL荧光膀胱镜检查

HAL为5-ALA的己基酯，作用原理与5-ALA相似，但HAL能够在更短时间里产生不少于5-ALA 2倍的荧光，且分布在尿路上皮的全层而不仅局限于浅黏膜层。HAL荧光膀胱镜检查于2005年在欧洲被批准用于膀胱癌的诊断，一项最新的荟萃分析表明HAL荧光膀胱镜对NMIBC的早期检出率较WLC明显提高，特别是对于原位癌的诊断价值更大。尽管HAL膀胱镜可以提高膀胱癌的检出率，但对于HAL荧光下进行经尿道电切手术是否能够降低术后复发率目前并无统一结论。

三、金丝桃素荧光膀胱镜检查

金丝桃素（hypericin）是从金丝桃属中提取的一种物质。有研究表明金丝桃素膀胱肿瘤细胞的集聚能力明显高于正常尿路上皮细胞，PVP-金丝桃素荧光膀胱镜的II期临床试验表明其安全有效，是一种很有希望的新型荧光物质。

第三节　窄带成像膀胱镜

窄带成像膀胱镜（narrow band imaging，NBI）是一种新兴的内镜下显像诊断技术，它利用滤光器对宽带光谱进行过滤，仅留下窄带光波。因血红蛋白的最大吸收光谱正好对应于415 nm蓝光和540 nm绿光这2种波长的窄带光，NBI选择这2种波长的光作为照射光以进行疾病检测。血管中的红细胞含有丰富的血红蛋白，从而使得毛细血管和黏膜下血管得以显现。一般而言，肿瘤组织较正常组织血管更丰富，正是因为肿瘤的这个特性使得NBI技术能够用于肿瘤的诊断。

已有多篇国内外文献证实NBI膀胱镜可以提高膀胱肿瘤病灶检出率，并且它对于尿脱落细胞阳性而WLC检查未发现肿瘤的患者也有帮助。Cauberg等研究发现，NBI和白光作为光源的经尿道膀胱肿瘤切除术在第一次随访中的肿瘤残余率分别为15%和30.5%，差异有统计学意义（$P = 0.03$）。

第四节　光学相干断层扫描

光学相干断层扫描（optical coherence tomography，OCT）是一种可以提供实时高分辨率的组织横断面影像技术。它与超声的工作原理相似，所不同的是OCT收集的是光波而不是声波的反射信号，根据组织的特性选择性发射700～1 500 nm的红外线或近红外线光束。OCT通过收集不同距离组织的反射信号，经过干涉器合并后产生干涉信号并将其重建成像，再由计算机显示出来。肿瘤细胞核浆比例增加，反射信号增强，从而可以区别于正常组织。OCT图像较超声更清晰，并且由于红外线光束是低能量光子，所以OCT对于组织的损失微乎其微。

将OCT技术与膀胱镜检查相结合，可以对膀胱壁浅层结构进行横断面显像。Karl等研究表明，OCT膀胱镜检查对膀胱恶性病变及浸润深度超过黏膜固有层病变的敏感度均高达100%，但特异度却只有65%。交叉极化OCT（CPOCT）可以同时提供交叉极化和共极化影像，其诊断膀胱恶性扁平病变的敏感度、特异度和准确率均高于普通型OCT。

目前，WLC仍然是膀胱癌诊断的"金标准"，但其敏感性较差，尤其是对于原位癌的诊断容易误诊，导致患者错过最佳治疗时机。光动力学诊断能够在一定程度上弥补WLC在扁平状肿瘤诊断上的不足，较高的诊断准确率使其已在部分地区的临床上用于膀胱癌的诊断。NBI和OCT技术与膀胱镜的结合有助于提高膀胱癌的诊断准确率。目前，尚处于研究阶段的多光子显微镜检查、共聚焦激光显微内镜及拉曼光谱等技术与膀胱镜的结合在未来很可能成为膀胱癌的辅助诊断方法。这些技术的研究及发展提高了膀胱癌诊断的准确性，有助于指导针对膀胱癌患者的早期治疗从而改善预后。

参 考 文 献

［1］ Cauberg EC, Mamoulakis C, de la Rosette JJ, et al. Narrow band imaging-assisted transurethral resection for non-muscle invasive bladder cancer significantly reduces residual tumour rate［J］. World J Urol, 2011, 29(4): 503-509.

［2］ Di Stasi SM, De Carlo F, Pagliarulo V, et al. Hexaminolevulinate hydrochloride in the detection of nonmuscle invasive cancer of the bladder［J］. Ther Adv Urol, 2015, 7(6): 339-350.

［3］ Gkritsios P, Hatzimouratidis K, Kazantzidis S, et al. Hexaminolevulinate-guided transurethral resection of non-muscle-invasive bladder cancer does not reduce the recurrence rates after a 2-year follow-up: a prospective randomized trial［J］. Int Urol Nephrol, 2014, 46(5): 927-933.

［4］ Gladkova N, Streltsova O, Zagaynova E, et al. Cross-polarization optical coherence tomography for early bladder-cancer detection: statistical study［J］. J Biophotonics, 2011, 4(7-8): 519-532.

［5］ Hermann GG, Mogensen K, Carlsson S, et al. Fluorescence-guided transurethral resection of bladder tumours reduces bladder tumour recurrence due to less residual tumour tissue in Ta/T1 patients: a randomized two-centre study［J］. BJU Int, 2011,

108(8): 297−303.

[6] Inoue K, Anai S, Fujimoto K, et al. Oral 5-aminolevulinic acid mediated photodynamic diagnosis using fluorescence cystoscopy for non-muscle-invasive bladder cancer: A randomized, double-blind, multicentre phase Ⅱ / Ⅲ study [J]. Photodiagnosis Photodyn Ther, 2015, 12(2): 193−200.

[7] Karl A, Stepp H, Willmann E, et al. Optical coherence tomography for bladder cancer — ready as asurrogate for optical biopsy? Results of a prospective mono-centre study [J]. Eur J Med Res, 2010, 15: 131.

[8] Shen P, Yang J, Wei W, et al. Effects of fluorescent light-guided transurethral resection on non-muscle-invasive bladder cancer: a systematic review and meta-analysis [J]. BJU Int, 2012, 110(6): 209−215.

[9] Shen YJ, Zhu YP, Ye DW, et al. Narrow-band imaging flexible cystoscopy in the detection of primary non-muscle invasive bladder cancer: a "second look" matters [J]. Int Urol Nephrol, 2012, 44(2): 451−457.

[10] Sim HG, Lau WK, Olivo M, et al. Is photodynamic diagnosis using hypericin better than white-light cystoscopy for detecting superficial bladder carcinoma [J]. BJU Int, 2005, 95(9): 1215−1218.

[11] Straub M, Russ D, Horn T, et al. A phase IIA dose-finding study of PVP-hypericin fluorescence cystoscopy for detection of nonmuscle-invasive bladder cancer [J]. J Endourol, 2015, 29(2): 216−222.

[12] Ye Z, Hu J, Song X, et al. A comparison of NBI and WLI cystoscopy in detecting non-muscle-invasive bladder cancer: A prospective, randomized and multi-center study [J].Sci Rep, 2015, 5: 10905.

[13] Zhu YP, Shen YJ, Ye DW, et al. Narrow-band imaging flexible cystoscopy in the detection of clinically unconfirmed positive urine cytology [J]. Urol Int, 2012, 88 (1): 84−87.

第二十四章

膀胱癌的预测因素及危险度评估

马春光　朱一平

　　膀胱尿路上皮癌是一种高度侵袭性及异质性疾病,发病率及复发率均较高。评估非肌层浸润性膀胱癌(NMIBC)复发的预测因素,可以为患者制订合适的随访方案和膀胱灌注治疗方案。对于接受膀胱癌根治术的肌层浸润性膀胱癌(MIBC)患者而言,评估预测淋巴结转移及术后复发的预测因素,可以选择合适的患者进行新辅助和(或)辅助全身化疗,这样可以使患者获益。因此,预测及危险度评估在制订治疗方案、患者咨询及临床试验入组决策方面具有重要作用。

[通信作者]　朱一平,Email: qdzhuyiping@gmail.com

第一节　预　测　工　具

解剖性分期系统是根据疾病不同分期具有不同预后的最简单的预测工具。AJCC的TNM分期系统是目前使用最广泛地用于膀胱癌根治术后预测疾病复发的工具。此分期系统提供了有效的生存预后预测。然而，由于肿瘤内在的异质性、患者之间不同的特征以及手术分期的差异，相同分期的患者预后可能会出现不同的结局。目前，膀胱尿路上皮癌的分期系统并未将重要的与预后相关的临床、病理及分子标志物纳入。许多膀胱尿路上皮癌的患者年龄较大，并且有严重的合并疾病。因此，在评估预后及选择个体化治疗方案时需要同时考虑这些因素。

近期，膀胱尿路上皮癌危险度评估取得了重要的进展，如危险分层、列线图和分期评分等预测工具的制定，都有助于患者的预后预测。目前，列线图在肿瘤预后预测方面是使用最广泛的工具，并且预测准确性也最高。

准确性是预测模型重要的一个方面，经过外部验证后的模型才是理想的预测模型。通常情况下，采用内部验证来代替外部验证，以自举法（bootstrapping）进行准确性评估是最接近于外部验证法的评估方法。目前，尚没有一个完全准确的模型，通常情况下，一个模型的准确度达到70%～80%可以被接受采用。应用列线图作为预测模型可以更好地进行研究分组，使各组之间的分布达到均衡，也可以使危险分层更准确。校准度（calibration）是用于评估预测工具的预测效能。校准度曲线描述了预测与实际观察到的概率之间的关系。因此，临床医师在临床实际应用预测工具时，需要了解预测工具的预测效能。

由于日常临床患者与制定预测工具时的病例之间具有不同的特征，在临床实际应用预测工具时，医师需要注意预测工具预测结果的准确性。由于疾病的异质性及患者之间不同的疾病特征，同时由于疾病分期及分级的改变，预测工具的应用推广往往受到限制。例如，因为分子标志物已发生改变，同时疾病的分期谱也出现了改变，在PSA之前时代制定的预测工具就不能应用于PSA时代之后的患者。因此，了解一个预测工具制定所采用的病例特征十分重要，将此工具应用于相似特征的病例,预测才更准确。

预测工具的复杂性也是在临床应用时所需要考虑的一个方面。如果一个预测工具应用时需要计算机等辅助设施,在应用推广时就会受到限制。

第二节　临床因素

一、NMIBC

1. 年龄

研究显示,NMIBC确诊时的年龄与疾病复发、进展、肿瘤特异性病死率和卡介苗反应相关。高龄患者的预后较差,可能与肿瘤及患者的生物学改变及患者选择相对保守的治疗措施有关。

2. 种族

一项采用SEER数据库病例的研究显示,非裔美国人的5年疾病特异性生存率显著低于其他种族患者,并且随着时间推移,这种生存差异持续存在。为了更好地了解种族差异及社会经济状态的差异对NMIBC患者预后的影响,需要从治疗的获得途径、治疗质量、暴露史、分子特征和治疗策略等方面研究这些因素对疾病预后的影响。

3. 性别

男性发生膀胱尿路上皮癌较女性更常见。目前,并无一致性研究结果显示女性发生膀胱尿路上皮癌后的预后更差。一些研究结果显示,相较于男性,女性NMIBC的预后较差。一项回顾性研究显示,在146例原发性T1高分期(T1HG)膀胱尿路上皮癌患者中,单因素分析结果显示女性具有更高的疾病复发率,多因素分析结果显示女性的疾病进展和病死率更高。另一项916例T1HG膀胱尿路上皮癌多中心研究显示,女性是疾病复发的独立预测因素。还需要更多的研究来评估性别对于NMIBC预后的预测作用。

4. 肥胖

有研究发现,诊断为T1HG的NMIBC患者中,肥胖患者具有更高的疾病复发、进展及疾病特异性病死率。在此项研究中，BMI ≥ 30 kg/m² 被定义为肥胖患者。作者假设导致此种现象的原因可能是由于肥胖引起了肿瘤分子生物学行为的改变、患者免疫系统的改变、经尿道切除及膀胱灌注疗效的改变、合并疾病及社会经济状态的改变等。需要进一步研究肥胖对于膀胱尿路上皮癌预后的影响及相关机制。

5. 吸烟

吸烟是明确的引起膀胱尿路上皮癌的危险因素。无论是原发性或复发性NMIBC，吸烟状态及吸烟时间与疾病复发、进展及卡介苗反应率有关。戒烟超过10年后，吸烟对膀胱癌的影响明显减少，这也提示戒烟可以影响NMIBC的预后。

二、MIBC

1. 年龄

膀胱癌根治术的年龄限制及年龄对于膀胱癌根治术的预后预测具有争议性。一些小型的临床研究显示，高龄患者接受膀胱癌根治术后的并发症和围手术期预后与相对年轻患者相似。相关研究显示，888例膀胱尿路上皮癌患者接受膀胱癌根治术，年龄大的患者膀胱外侵犯、病理分期上升及疾病特异性病死率的比例更高。另外几项研究也同样显示相似的结果。年龄对于治疗耐受性及肿瘤生物学行为的影响，最终可能会影响疾病的预后，需要进一步研究证实。

2. 性别

目前，性别对膀胱癌的发生、分期、预后及生存影响的研究较少。近期，流行病学及转化性研究结果提示了些许性别与膀胱尿路上皮癌之间的关系。研究结果显示，尽管男性发生尿路上皮癌的比例较女性更常见，但女性的NMIBC和MIBC的生存预后较男性更差。

激素状态的差异可能是导致不同性别膀胱尿路上皮癌不同生物学行为的原因之一。另一个原因可能是由于不同性别在接受治疗方面的不一致性。例如，女性患者接受膀胱癌根治术时手术时间更长、失血量更多、输血率更高以及围手术期并发症发生率更高。荷兰的一项纳入超过20 000例膀胱尿路上皮癌的回顾性研究结果显示,女性患者的肿瘤分期较男性更高。导致这种现象的原因可能是女性初始肉眼血尿症状时被误诊为尿路感染治疗,耽误了治疗时间。此外,分期分布的差异可能是导致女性膀胱尿路上皮癌特异性病死率高的另一个原因。然而,一些大型研究显示,在校准了肿瘤分期的影响后,女性患者的预后依然较差。据一项多中心研究报道,8 102例男性及1 605例女性膀胱尿路上皮癌患者接受膀胱癌根治术,单因素分析显示女性患者疾病复发率更高;多因素分析结果显示,性别与疾病复发率并无相关性。尽管性别是疾病特异性病死率的独立预测因素,然而性别与疾病分期、淋巴结转移或淋巴血管浸润并无相关性。

3. 体力状态和合并疾病

体力状态差及合并疾病多的患者具有较高的病死率。一项单中心研究评估了5项不同的合并疾病指数对于891例膀胱癌根治术患者的预后预测作用,包括ASA评分(American Society of Anesthesiologists score)、CCI(Charlson comorbidity index)、EI(Elixhauser index)、ECOG。结果发现,EI、ASA和ECOG与围手术期90 d时的病死率显著相关。此外,在中位随访10年时,CCI、EI、ASA和ECOG是5年疾病特异性生存率的独立预测因素。上述研究结果与近期的研究结果一致,合并疾病多的患者手术后死亡风险显著升高。

4. 实验室检查结果

一些研究显示,膀胱癌根治术时的实验室检查结果与疾病的预后相关。一项单中心246例膀胱癌的研究结果显示,根治术时CRP值是肿瘤特异性病死率的独立预测因素。这项研究结果与近期一项筛查研究结果相一致,CRP值高的健康人群发生膀胱尿路上皮癌的风险明显升高。有研究报道,在仅接受放化疗的MIBC患者中,CRP值与预后相关。白细胞计数值是一项敏感但非特异性的炎症指标,并与癌症转移相关。血小板计数升高常见于癌症患者中,并被报道在一些肿瘤中具有预后作用。一项回顾性研究结果显示,在258例膀胱癌根治术患者中,血小板计数增多与肿瘤特异性病死率升高相关。围手术期白蛋白水平与膀胱尿路上皮癌根治术后的生存相关。

5. 肥胖

研究报道,肥胖(BMI $\geq$ 30 kg/m^2)与MIBC根治术后疾病复发、肿瘤特异性病死率及总病死率相关。这些结果提示,代谢综合征对膀胱尿路上皮癌治疗效果具有一定影响作用，值得进一步研究。有文献报道，接受根治性手术的膀胱癌患者的BMI与疾病特异性生存并无显著相关性。然而，此项研究病例数较少，并且患者接受围手术期治疗的比例较高，因此研究结果具有一定的局限性。

6. 吸烟

研究表明，当前吸烟者膀胱癌根治术后复发的风险较以往吸烟者或从不吸烟者明显升高。这项研究结果与之前的研究结果一致，吸烟时间的长短及吸烟量与肿瘤分期及分级相关。相对于戒烟时间不足10年和当前吸烟者，术前戒烟超过10年的膀胱癌根治术患者的肿瘤分期更早，预后更好。

7. 淋巴结清扫范围

一些研究报道显示，膀胱尿路上皮癌盆腔淋巴结未转移的患者，盆腔外淋巴结也不会发生转移。相反，一项多中心研究结果显示少部分患者会出现跳跃式转移。因此，膀胱尿路上皮癌淋巴结清扫的程度及其对生存的影响具有争议性。

许多研究尝试建立膀胱癌根治术淋巴结清扫的最少淋巴结数目，以避免低估分期，最大限度提高患者的生存率。一项单中心大型研究结果显示，膀胱癌根治术后淋巴结转移的患者中，淋巴结转移数≤8个的患者的10年无复发生存率显著高于淋巴结转移数>8个的患者。在淋巴结病理分期阴性的患者中，增加淋巴结清扫数可提高生存率。一项多中心研究报道显示，4 188例膀胱癌根治术后病理分期pN0的患者中，淋巴结清扫数>20个的患者生存显著获益。然而，这些回顾性研究可能只是代表了疾病分期的改变，而并不一定是治疗效果。

三、转移及复发性膀胱癌

膀胱癌根治术后复发及转移的膀胱尿路上皮癌患者的预后很差。尽管手术技巧的提高及系统性化疗的应用，疾病复发后多数患者在1年内死亡，仅极少数患者生存时间超过2年。挽救性化疗可延长部分化疗有效患者的生存时间。尽管膀胱癌根治术后至肿瘤复发的自然病程已被广泛研究，但对预测疾病复发及转移依然所知甚少。疾病复发后准确预测临床结局有助于与患者沟通及临床试验的设计和分析。

一些研究结果显示,在膀胱癌根治术后复发的患者中,手术至疾病复发的中位时间小于12个月。有研究表明,术后至复发时间小于12个月的患者预后较差。另有研究证实,手术至复发的时间长短可预测复发后患者的预后。手术至复发的时间越短,生存时间越短。

手术至复发的时间可作为疾病负荷的替代指标,时间越短表明隐匿性转移病灶变成临床可测病灶的时间越快。因此,对于根治术后复发的膀胱癌患者而言,手术至复发的时间长短可作为复发患者的预后因素。

第三节 病 理 因 素

一、NMIBC

1. 复发次数

研究显示,复发次数与NMIBC的预后相关。CUETO研究显示,既往复发情况是预测疾病进展的重要因素。有研究比较了原发和复发性肿瘤的情况,结果显示复发性肿瘤进展的风险更高。卡介苗诱导灌注治疗后肿瘤未达到完全缓解的患者,疾病特异性病死率更高。

2. 肿瘤大小及数目

研究显示,肿瘤大小与疾病复发及进展相关,通常以直径3 cm作为分界值。肿瘤数目是一项预后因素,但具有较大的争议,通常认为与疾病复发更具相关性。

3. 肿瘤分期

根据经尿道手术(TUR)标本所获得的病理分期与疾病预后相关。相对于Ta而言,T1期肿瘤具有更高的疾病复发、进展及疾病特异性病死率。一些研究显示,浸润程度的不同预后也不同,T1a、T1b及T1c期肿瘤预后不同。然而,T1期肿瘤的细分由于在病理科医师中并未达成共识,因此并未在临床上使用。一项新的可重复的细分系统正在验证阶段,该系统将T1期肿瘤细分为T1m(T1微小型浸润,T1-microinvasive)和T1e(T1广泛型浸润,T1-extensive)。

4. 肿瘤分级

传统上，由于1973年分级系统缺乏对于三种分级的明确定义以及2级肿瘤的比例越来越高，不同病理科医师之间的判断存在差异。WHO及ISUP新的分级系统发表于2004年。新的分级系统详细介绍了组织标准以校准不同病理科医生之间的判断差异。新的分级系统删除了传统的2级肿瘤。目前，尽管两种分级系统都被验证使用，但两种分级系统之间的比较并不能证实新的分级系统优于传统分级系统。研究显示，3级肿瘤及高级别肿瘤的复发及进展风险最高。即便如此，3级肿瘤似乎比高级别肿瘤的预后更差，原因是高级别肿瘤组内存在异质性。《欧洲泌尿外科学会指南》推荐，在新的分级系统未被前瞻性研究证实之间，两种分级系统均可以使用。

5. 合并存在的原位癌成分

合并存在原位癌成分是NMIBC疾病复发及进展的预测因素。研究发现，146例T1G3接受卡介苗治疗的膀胱癌患者中，10%的患者前列腺尿道合并存在原位癌，并且与疾病复发及进展相关。研究结果表明，怀疑为高级别膀胱癌或合并原位癌成分的膀胱癌患者需要常规进行前列腺尿道活检评估。

6. 淋巴血管浸润

研究表明，淋巴血管浸润可预测疾病进展及疾病特异性病死率。此项指标的缺点是不同的病理科医师在判定淋巴血管浸润性方面可重复性差。《欧洲泌尿外科学会指南》推荐，病理报告中必须要有淋巴血管浸润与否这项指标。

7. 组织学变异成分

组织变异成分与NMIBC的预后相关，如微乳头成分是不良的预后因素。在病理学上，区分微乳头尿路上皮癌浸润与否十分重要。一些非浸润性微乳头尿路上皮癌的预后并不差。浸润性微乳头尿路上皮癌侵袭性高，是疾病转移及高分期的预测因素。有研究报道，微乳头尿路上皮癌对卡介苗治疗无效，这也预示着在疾病进展前就需要考虑对非肌层浸润性微乳头尿路上皮癌进行根治性手术治疗。

8. 其他因素

既往治疗的反应性与预后相关。卡介苗治疗后复发或无反应的患者，进展风险显著升高。再次经尿道电切后的分期与预后相关。T1期再次电切标本中无浸润性肿瘤的患者对卡介苗治疗具有更好的反应；再次电切标本中存在残留

T1肿瘤时,卡介苗治疗后进展的风险明显升高。

二、MIBC

1. 病理分期

膀胱癌根治术后病理分期是肿瘤特异性病死率及总病死率最重要的预后因素之一。临床TNM分期系统综合了经尿道电切标本的病理分期及术前影像学检查评估结果,与根治术后病理分期相比,40%的患者分期被低估,25%的患者分期被高估。因此,以临床分期作为预测因素,其准确性具有一定的局限性。膀胱癌根治术后的病理分期对肿瘤预后预测更准确。≤pT1、pT2、pT3、pT4患者的5年肿瘤特异性生存率分别为80%～90%、50%～70%、30%～45%和20%～35%。

2. 肿瘤分级

肿瘤分级系统反映了肿瘤细胞的异型程度。WHO/ISUP分级系统将膀胱肿瘤分为低度恶性潜能乳头状尿路上皮肿瘤、低级别乳头状癌和高级别乳头状癌。对于TUR和(或)膀胱内免疫治疗患者而言,肿瘤分级是预测疾病复发及进展的重要因素。然而对于膀胱癌根治术患者而言,由于绝大多数是高级别肿瘤,因此肿瘤分级对预后的预测作用相对有限。

3. 淋巴结浸润

淋巴结转移是膀胱癌根治术患者最重要的预后因素,5年生存率为15%～30%。一项多中心研究报道显示,膀胱癌根治术后淋巴结转移患者的5年疾病复发率为70%～80%,膀胱外侵犯且淋巴结阴性患者的5年疾病复发率为30%～40%。Tarin等研究评价了淋巴结转移部位(2010年TNM分期系统)对疾病预后的影响,591例患者接受了膀胱癌根治及淋巴结清扫术,114例(19%)淋巴结转移,42例(7%)为pN3期。研究者发现淋巴结转移部位与预后无关,而淋巴结转移数目与预后相关。PN3期肿瘤与pN1或pN2期肿瘤具有相似的无病生存率。

4. 手术切缘

膀胱癌根治术后切缘阳性率为2%～10%,是局部复发和肿瘤特异性病死率的独立预测因素。手术切缘阳性与肿瘤分期、既往盆腔放疗史、淋巴结清扫范围及手术医师经验相关。SWOG8710研究结果显示,25例根治术后切缘阳性患者的局部复发率为100%，5年疾病特异性生存率为0。

一项多中心研究结果显示，4 335例患者接受膀胱癌根治及淋巴结清扫术，切缘阳性率为5.3%。切缘阳性患者的2年疾病特异性生存率为（33±3）%，5年疾病特异性生存率为（25±4）%。BMI高、肿瘤分期高、存在3级肿瘤、淋巴血管浸润及淋巴结转移都是疾病复发的独立预测因素。肿瘤分期高、淋巴血管浸润及淋巴结转移是疾病特异性生存的独立预测因素，而手术切缘阳性部位及数目与预后无关。

5. 肿瘤大小

一些研究报道，肿瘤大小是疾病特异性病死率的独立预测因素。pT2期肿瘤直径≤3 cm的患者10年疾病特异性生存率为94%，而pT2期肿瘤直径＞3 cm的患者10年疾病特异性生存率为68%。因此，肿瘤大小是膀胱癌根治术后患者预后的重要预测因素。

6. 淋巴血管浸润

淋巴血管浸润是肿瘤细胞全身扩散过程中的重要一步，是疾病复发及疾病特异性病死率的独立预测因素。根治术后淋巴结阴性患者中，淋巴血管浸润增加了疾病复发及死亡风险。30%～50%膀胱癌根治标本中有淋巴血管浸润，并且与不良病理因素相关。一些研究报道显示，在淋巴结阴性非转移性膀胱癌根治术患者中，淋巴血管浸润是疾病复发及疾病特异性生存率的独立预测因素。因此，对于淋巴结阴性但具有淋巴血管浸润的患者而言，可考虑进行术后辅助化疗。

7. 组织病理亚型

在西方国家中，膀胱癌最常见的病理类型是尿路上皮癌，约占所有患者的90%。非尿路上皮膀胱癌包括间质及上皮源性其他组织类型肿瘤，上皮源性包括鳞状细胞癌、腺癌、小细胞/神经内分泌癌。

一些研究结果显示，鳞状细胞膀胱癌与尿路上皮癌的疾病特异性病死率并无显著差异。然而，非尿路上皮/非鳞状上皮类型肿瘤（腺癌、小细胞癌、癌肉瘤）是疾病复发和疾病特异性病死率的独立预测因素。

有研究报道了尿路上皮癌和合并组织病理变异成分尿路上皮癌之间的差异，约1/4接受膀胱癌根治术的尿路上皮癌患者合并存在组织病理变异成分，这类患者肿瘤的生物学行为更具侵袭性。尽管尿路上皮膀胱癌组织学变异成分在单因素分析中是不良预后的预测因素，在多因素分析时却不再具有预测作用。研究结果显示，尿路上皮癌巢状变异成分与疾病局部分期相关。然而在中位随访10.8年时，合并巢状变异成分的尿路上皮癌与单纯尿路上皮癌的疾病复发及生存率并无显著差异。

三、转移及复发性膀胱癌

一项研究报道显示，病理分期、淋巴结转移、手术切缘阳性、年龄、性别等与膀胱癌根治术后复发患者的预后相关。肿瘤生物学行为侵袭性越高，术后疾病复发越快。病理分期及淋巴结转移状态是疾病预后的独立预测因素。

第四节　组织分子标志物

一、细胞周期

研究显示，p53在细胞核内聚集与膀胱癌根治术后患者的预后相关。在膀胱癌进展过程中（正常尿路上皮-NMIBC-MIBC-淋巴结转移性膀胱尿路上皮癌），组织中突变p53表达量逐渐增高，p53与疾病复发及肿瘤特异性病死率相关。

在预测根治术后疾病复发及肿瘤特异性病死率的预测模型中，Rb蛋白作为一项分子标志物可以提高预测模型的准确性。目前，Rb在膀胱癌中的预后作用仍需要进一步研究。

Ki-67的异常表达是膀胱癌根治术患者疾病复发和肿瘤特异性病死率的独立预测因素。在NMIBC中，Ki-67的预后作用仍存在争议。

在MIBC中，p21是疾病复发及肿瘤特异性病死率的独立预测因素。在NMIBC中，p21不能预测疾病预后。

p27可预测MIBC根治术后患者的疾病复发及肿瘤特异性病死率。

细胞周期蛋白（Cyclin）E1与膀胱癌分期、淋巴血管浸润、淋巴结转移及肿瘤特异性病死率相关。

二、凋亡

活化的胱天蛋白酶3（caspase-3）在膀胱癌预后中的作用存在争议。研究表明caspase-3的异常表达与肿瘤高侵袭性相关，并且是膀胱癌根治术后患者疾病特异性病死率的独立预测因素。

研究显示，存活蛋白（survivin）异常表达与肿瘤侵袭性、疾病复发及肿瘤特异性死亡率相关。在NMIBC中，survivin表达与肿瘤复发相关。

三、血管新生

Bochner等研究报道，微血管密度（microvessel density，MVD）与膀胱癌根治术后疾病复发及肿瘤特异性死亡率相关。血小板应答蛋白1（thrombospondin-1）异常表达可独立预测膀胱癌根治术后疾病复发及总死亡率。

第五节　预测模型

一、NMIBC

1. 预测肿瘤复发及进展

Millan-Rodriguez等根据肿瘤数目、肿瘤大小、卡介苗膀胱灌注治疗和合并原位癌情况等，对1 529例NMIBC进行危险度分层，以预测肿瘤的复发、进展和患者的病死率。肿瘤分级是预测肿瘤进展和肿瘤特异性病死率的最重要预测因素。

EORTC于2006年发表了一项评分系统和危险分层表，此评分系统根据6项最重要的临床病理因素（肿瘤分期、分级、肿瘤数目、肿瘤大小、合并原位癌及既往复发情况）预测肿瘤复发及进展。

CUETO根据1 062例NMIBC的7项预测因素（年龄、性别、既往复发情况、肿瘤数目、肿瘤分期、肿瘤分级、合并原位癌）制定了评分模型，以预测短期和长期肿瘤复发及进展。

有研究比较了EORTC危险度分层表和CUETO评分模型，结果发现两者在预测NMIBC复发及进展风险方面均存在明显高估现象。

列线图（nomogram）用于膀胱癌预后预测最早发表于2005年。Shariat等根据多中心2 681例Ta、T1或Tis膀胱尿路上皮癌患者的临床病理预后因素，制定用于预测肿瘤复发及进展的列线图。

2. 预测根治术后病理及预后

根治术前的危险度评估模型有助于制订临床治疗方案。预测肿瘤膀胱外浸润的风险，有助于选择高风险患者术前行新辅助化疗。预测T1HG患者病理分期上升的风险，选择高风险患者行根治性手术治疗。预测淋巴结转移的风险，制定淋巴结清扫范围。

Karakiewicz等根据731例膀胱癌患者的临床病理情况，制定了术前预测pT3～pT4期和淋巴结转移的列线图。根据患者的年龄、肿瘤临床分期、肿瘤分级、合并原位癌所制定的列线图，预测病理分期的准确率为76%；而仅使用TUR术后病理分期预测准确率为71%。列线图预测淋巴结转移的准确率为63%，而仅使用TUR术后病理分期预测淋巴结转移的准确率为61%。

有研究根据201例器官局限性膀胱癌患者资料制定了预测肿瘤器官外侵犯的列线图。临床分期、淋巴血管浸润、影像学器官外侵犯或肾积水是pT3或pN+的独立预测因素。此列线图预测准确率为83%。

二、MIBC

1. 膀胱癌根治术后预测肿瘤复发及生存列线图

膀胱癌研究协会（the Bladder Cancer Research Consortium, BCRC）制定了3个列线图用于预测膀胱癌根治术后2、5、8年时肿瘤复发率以及肿瘤特异性病死率和总死亡率，预测准确率分别为78%、78%和73%。

国际膀胱癌Nomogram联盟（the International Bladder Cancer Nomogram Consortium, IBCNC）根据12个中心超过9 000例膀胱癌根治术患者的临床病理资料制定了预测术后5年肿瘤复发的列线图，纳入的预测因素包括年龄、性别、肿瘤分级、病理分期、组织学类型、淋巴转移和诊断至手术的时间。此列线图预测准确率为75%，显著优于AJCC TNM分期系统的预测准确率（68%）。

研究者根据2 145例未经化疗pT1～pT3N0膀胱癌患者的临床病理资料制定预测肿瘤复发及肿瘤特异性生存的列线图，中位随访时间为45个月，5年无病生存率及肿瘤特异性生存率分别为68%和73%。

有研究对多中心381例未行放化疗膀胱癌根治术后淋巴结转移患者的资料制定了预测疾病复发及肿瘤特异性病死的列线图，纳入预测因素包括性别、肿瘤分期、手术切原、淋巴结密度和辅助化疗，预测无病生存时间和肿瘤特异性生存的准确率分别63%和66%。

2. 整合新型生物标志物的列线图

一项研究报道显示，根据191例pTa～pT3N0M0膀胱癌根治术患者资料，增加5个细胞周期相关分子标志物（p53、pRB、p21、p27、cyclin E1）的列线图可显著提高预测准确性。此类预测工具整合了病理及分子标志物，有效预测术后肿瘤复发风险，为高危患者术后辅助治疗方案的制订提供依据。

3. 整合基因数据的预测工具

研究者根据2个中心156例根治术前cN0患者TUR手术标本中20个基因数据制定了预测淋巴结转移的列线图，并且在一项前瞻性Ⅲ期临床试验的185例患者中进行外部验证。此列线图在外部验证病例中淋巴结转移的区分度为67%。

三、转移及复发性膀胱癌

Bajorin等根据KPS评分和内脏转移情况将无法切除或转移性尿路上皮癌患者进行危险分层，以预测患者的生存率。研究表明，合并疾病情况是预测局限性和转移性膀胱尿路上皮癌患者生存的重要因素。内脏转移与否及转移病灶的数目和部位可预测膀胱癌根治术后复发患者的预后。

Apolo等根据308例接受铂类化疗的转移性尿路上皮癌患者资料，制定了预测总生存的列线图模型。此列线图包括4个变量（内脏转移、KPS评分、白蛋白和血红蛋白水平），预测1、2、5年总生存率。与Bajorin等的预测模型相比，此列线图预测准确率显著提高。

有研究报道了预测根治术后复发膀胱癌患者生存时间的危险度模型，此模型以手术至复发时间、复发症状、转移器官数目和CRP水平为预测因素，并进行危险度分层以预测患者的生存率。低危组（0～1个危险因素）、中危组（2个危险因素）和高危组（3～4个危险因素）1年肿瘤特异性生存率分别为89％、30％和12％。

-------------------------------- 参 考 文 献 --------------------------------

［ 1 ］ Apolo AB, Ostrovnaya I, Halabi S, et al. Prognostic model for predicting survival of patients with metastatic urothelial-cancer treated with cisplatin-based chemotherapy ［ J ］. J Natl Cancer Inst, 2013, 105(7): 499−503.

［ 2 ］ Bajorin DF, Dodd PM, Mazumdar M, et al. Long-term survival in metastatic transitional- cell carcinoma and prognostic factors predicting outcome of therapy［ J ］. J Clin Oncol, 1999, 17(10): 3173−3181.

［ 3 ］ Bochner BH, Kattan MW, Vora KC. Postoperative nomogram predicting risk of recurrence after radical cystectomy for bladder cancer［ J ］. J Clin Oncol, 2006, 24(24): 3967−3972.

［ 4 ］ Boorjian SA, Kim SP, Tollefson MK, et al. Comparative performance of comorbidity indices for estimating perioperative and 5-year all cause mortality following radical cystectomy for bladder cancer［ J ］. J Urol, 2013, 190(1): 55−60.

［ 5 ］ Chang WC, Chang YH, Pan CC. Prognostic signifi cance in substaging of T1 urinary bladder urothelial carcinoma on transurethral resection［ J ］. Am J Surg Pathol, 2012, 36(3): 454−461.

［ 6 ］ Edge SB, Compton CC. The American Joint Committee on Cancer: the 7th edition of the AJCC cancer staging manual and the future of TNM［ J ］. Ann Surg Oncol, 2010, 17(6): 1471−1474.

［ 7 ］ Fernandez-Gomez J, Madero R, Solsona E, et al. Predicting nonmuscle invasive bladder cancer recurrence and progression in patients treated with *Bacillus* Calmette-Guerin: the CUETO scoring model［ J ］. J Urol, 2009, 182(5): 2195−2203.

［ 8 ］ Karakiewicz PI, Shariat SF, Palapattu GS, et al. Nomogram for predicting disease recurrence after radical cystectomy for transitional cell carcinoma of the bladder［ J ］. J Urol, 2006, 176(4 Pt 1): 1354−1361.

［ 9 ］ Meeks JJ, Bellmunt J, Bochner BH, et al. A systematic review of neoadjuvant and adjuvant chemotherapy for muscleinvasive bladder cancer［ J ］. Eur Urol, 2012, 62(3): 523−533.

［10］Millan-Rodriguez F, Chechile-Toniolo G, Salvador-Bayarri J, et al. Primary superfi cial bladder cancer risk groups according to progression, mortality and recurrence ［J］. J Urol, 2000, 164(3 Pt 1): 680−684.

［11］Shariat SF, Karakiewicz PI, Palapattu GS, et al. Nomograms provide improved accuracy for predicting survival after radical cystectomy［J］. Clin Cancer Res, 2006, 12(22): 6663−6676.

［12］Shen SS, Smith CL, Hsieh JT, et al. Expression of estrogen receptors-alpha and -beta in bladder cancer cell lines and human bladder tumor tissue［J］. Cancer, 2006, 106(12): 2610−2616.

［13］Sonpavde G, Khan MM, Svatek RS, et al. Prognostic risk stratifi cation of pathological stage T3N0 bladder cancer after radical cystectomy［J］. J Urol, 2011, 185(4): 1216−1221.

［14］Stein JP, Lieskovsky G, Cote R, et al. Radical cystectomy in the treatment of invasive bladder cancer: long-term results in 1, 054 patients［J］. J Clin Oncol, 2001, 19(3): 666−675.

［15］Sylvester RJ, Oosterlinck W, van der Meijden AP. A single immediate postoperative instillation of chemotherapy decreases the risk of recurrence in patients with stage Ta T1 bladder cancer: a metaanalysis of published results of randomized clinical trials ［J］. J Urol, 2004, 171(6 Pt 1): 2186−2190.

［16］Sylvester RJ, van der Meijden AP, Oosterlinck W, et al. Predicting recurrence and progression in individual patients with stage Ta T1 bladder cancer using EORTC risk tables: a combined analysis of 2596 patients from seven EORTC trials［J］. Eur Urol, 2006, 49(3): 466−475.

第二十五章

膀胱癌的围手术期化疗及疗效预测

朱一平

对于分期T3期以上及淋巴结转移的膀胱癌患者,单纯手术疗效不佳。为了减少术后肿瘤残留,消除可能存在的微转移灶,对这部分患者进行围手术期化疗很有必要。以铂类为基础的新辅助化疗已经被证实能够改善患者的总生存,应该在临床实践中常规应用。如果T3～T4期或淋巴结转移的膀胱癌患者没有接受新辅助化疗,则应该接受3～4个疗程以铂类为基础的辅助化疗。对于新辅助化疗敏感性的研究发现了一系列新的基因,包括ERCC1、ERCC2、ERBB2等可能预测对铂类药物的敏感性,但确切结论尚待进一步证实。

[通信作者] 朱一平,Email:qdzhuyiping@gmail.com

第一节　新 辅 助 化 疗

在初诊膀胱癌中，20%～30%是肌层浸润性膀胱癌（MIBC）。对于MIBC，根治性膀胱切除术＋盆腔淋巴结清扫术是目前标准的治疗手段。

根据文献报道，对于肿瘤侵出膀胱的MIBC患者单纯行膀胱切除其5年生存率为40%～50%，而有淋巴结转移者5年生存率仅为15%～35%，而且约50%的患者2年内会出现复发和转移。究其原因可能与部分MIBC确诊时分期偏晚导致切除不够彻底，甚至诊断时已存在微转移灶有关。为了减少术后肿瘤残留的可能性，消除可能存在的微转移灶，对于MIBC患者进行围手术期化疗显得尤为必要。尽管目前文献已经证实了围手术化疗可以延长MIBC患者的无进展生存期（FPS）和总生存期（OS），其应用仍然比较局限，美国的数据库统计显示只有约9%～20%的患者接受了围手术期化疗。原因可能是医患双方的，患者可能担心化疗不良反应较大，而医师则担心化疗效果不佳耽误最佳治疗时机。因此，如何找到化疗敏感的患者并给予合适的围手术期化疗方案一直是该领域研究的热点。

新辅助化疗是一种在术前进行全身化疗的辅助性治疗手段，旨在消灭微转移病灶，使肿瘤降期以降低手术难度，最终提高术后远期生存率。Sternberg等在1985年首次提出了联合氨甲蝶呤、长春新碱、多柔比星和顺铂（MVAC）方案对膀胱癌患者进行术前化疗，并对MVAC方案的疗效及安全性进行研究，已成为膀胱癌新辅助化疗的里程碑事件。目前，已有多个随机对照实验及荟萃分析证实了新辅助化疗在MIBC治疗中的价值。Grossman等进行的SWOG试验证实，与单纯膀胱切除相比，MVAC方案新辅助化疗联合膀胱切除能够降低33%的死亡风险。更新的BA06 30894研究纳入了976例患者，研究结果表明CMV方案新辅助化疗联合膀胱癌根治术可以减少16%的死亡风险，并能提高6%的10年生存率。真正确立铂类药物为基础的新辅助化疗地位的是2005年进行的一项荟萃分析，这项研究纳入了11个随机对照试验，证实了新辅助化疗可以提高膀胱癌患者5%的总生存率。

但是上述临床试验多数是20世纪90年代设计的,其新辅助化疗方案也多数是CMV方案和MVAC方案,而目前应用更为广泛的化疗方案是健择+顺铂的方案(GC方案)。尽管有研究证实在晚期转移性膀胱癌中GC方案的疗效不差于MVAC方案,但是在新辅助化疗中目前还没有前瞻性随机对照研究结果证实GC方案的有效性。最新发表的一项荟萃分析结果表明,GC与MVAC新辅助化疗方案在病理完全反应率和降期率这两个指标上没有统计学差异,但接受MVAC新辅助化疗方案的患者总生存期较长。根据目前的循证医学证据,新辅助化疗应该作为MIBC治疗中很重要的一部分被常规应用,NCCN、AUA和EAU等各大指南也均把新辅助化疗作为Ⅰ类证据推荐。但GC方案和MVAC方案究竟哪个更好;标准剂量的化疗还是高剂量化疗效果更好,以及如何准确预测化疗敏感性等问题仍然没有最后的答案。

第二节　辅助化疗

尽管辅助化疗的循证医学证据并没有新辅助化疗那么强,但是目前的资料显示MIBC患者往往更愿意接受辅助化疗。辅助化疗的优点之一是术后马上可以接受全身治疗,并且可以根据患者的病理情况制订适合的治疗方案从而避免过度治疗。但由于部分患者术后恢复不好,可能会耽误辅助化疗的应用。

晚期膀胱癌协作组的一项荟萃分析入组了6项随机对照试验,共491例患者,结果表明辅助化疗可以减少25%的死亡风险,并提高9%的3年生存率。Loew等在2014年发表了更新的荟萃分析结果,他们纳入了9项随机对照研究,结果证实MIBC患者术后辅助化疗能够提高总生存率和疾病特异性生存率,对于淋巴结转移的患者效果更加明显。EORTC 30994研究是一项Ⅲ期随机对照试验,入组了284例T3～T4期或淋巴结转移的MIBC患者。本研究比较了术后90 d内接受4个疗程MVAC辅助化疗与复发时再接受6个疗程MVAC化疗,结果表明术后即刻辅助化疗并没有改善患者的总生存率,但可以明显改善5年疾病特异性生存率。目前比较统一的推荐意见是如果T3～T4期或淋巴结转移的MIBC患者没有接受新辅助化疗则应该接受3～4个疗程的以铂类为基础辅助化疗。

第三节　新辅助化疗敏感性预测

目前，膀胱癌新辅助化疗中一个主要的问题是无法预测哪些患者会对医师选择的化疗方案有效，因此不可避免地会导致很多患者接受不必要的治疗或者延误治疗导致疾病进展。回顾已经发表的随机对照试验发现，那些经过新辅助化疗获得病理降期患者的5年生存率可以达到80%～90%，而对新辅助化疗不敏感患者的5年生存率仅为30%左右。因此，怎样准确预测膀胱癌患者对新辅助化疗的敏感性成为目前研究的热点之一，也有一系列研究得到了初步的结论。

切除修复交叉互补基因1（excision repair cross-complementation group 1，ERCC1）是铂类药物所致DNA损伤修复途径的限速酶，其低表达会降低铂类所致DNA损伤的修复，从而增强含铂类药物新辅助化疗的抗肿瘤特性。最近研究证实ERCC1低表达的MIBC患者对含铂类新辅助化疗方案具有较高敏感性且预后较高表达者好。Baras等通过对膀胱癌组织芯片进行免疫组化检测筛选出GDPD3和SPRED1两个蛋白标志物，将这两个标志物与患者年龄及分期相结合可以将膀胱癌患者对GC方案新辅助化疗耐药的可能分为低耐药组和高耐药组。Groenendijk等分别对38例新辅助化疗后获得病理完全缓解的膀胱癌患者及33例没有缓解患者癌组织DNA进行测序，结果发现病理完全缓解组中发生ERBB2基因错义突变的比率明显升高，因此他们认为该基因的突变可能预示对新辅助化疗有较好的反应。Van Allen等的研究则发现DNA修复相关基因ERCC2的体突变可能与铂类药物新辅助化疗的较好疗效相关。上述研究虽然都发现了新的标志物来预测新辅助化疗的疗效，但各项研究结果都不相同。这可能与研究样本量相对较小以及研究人群、测序方法、新辅助化疗方案的不同有关。因此，将来的相关研究应该尽量制订统一的患者入组标准，采取一致的新辅助化疗方案及相同的测序方法，从而使研究结论更加可靠并可以重复。

参 考 文 献

[1] Advanced Bladder Cancer (ABC) Meta-analysis Collaboration. Adjuvant chemotherapy for invasive bladder cancer (individual patient data)[J]. Cochrane Database Syst Rev, 2006, (2): CD006018.

[2] Advanced Bladder Cancer (ABC) Meta-analysis Collaboration. Neoadjuvant chemotherapy in invasive bladder cancer: Update of a systematic review and meta-analysis of individual patient data advanced bladder cancer (ABC) meta-analysis collaboration[J]. Eur Urol, 2005, 48(2): 202-205; discussion 205-206.

[3] Advanced Bladder Cancer (ABC) Meta-analysis Collaboration.Adjuvant chemotherapy in invasive bladder cancer: a systematic review and meta-analysis of individual patient data Advanced Bladder Cancer (ABC) Meta-analysis Collaboration [J]. Eur Urol, 2005, 48(2): 189-201.

[4] Baras AS, Gandhi N, Munari E, et al. Identification and validation of protein biomarkers of response to neoadjuvant platinum chemotherapy in muscle invasive urothelial carcinoma[J]. PLoS One, 2015, 10(7): e0131245.

[5] Feifer A, Taylor JM, Shouery M, et al. Multi-institutional quality of care initiative for nonmetastatic, muscle, invasive, transitional cell carcinoma of the bladder[J]. J Clin Oncol, 2011, 29 (Suppl 7): abstract 240.

[6] Groenendijk FH, de Jong J, Fransen van de Putte EE, et al. ERBB2 mutations characterize a subgroup of muscleinvasive bladder cancers with excellent response to neoadjuvant chemotherapy[J]. Eur Urol, 2016, 69(3): 384-388.

[7] Grossman HB, Natale RB, Tangen CM, et al. Neoadjuvant chemotherapy plus cystectomy compared with cystectomy alone for locally advanced bladder cancer[J]. N Engl J Med, 2003, 349(9): 859-866.

[8] International Collaboration of Trialists; Medical Research Council Advanced Bladder Cancer Working Party (now the National Cancer Research Institute Bladder Cancer Clinical Studies Group); European Organisation for Research and Treatment of Cancer Genito-Urinary Tract Cancer Group. International phase III trial assessing neoadjuvant cisplatin, methotrexate, and vinblastine chemotherapy for muscle-invasive bladder cancer: Long-term results of the BA06 30894 trial[J]. J Clin Oncol, 2011, 29(16): 2171-2177.

[9] Loew JJ, Matin-Doyle W, Rajagopal PS, et al. Adjuvant chemotherapy for invasive bladder cancer: a 2013 updated systematic review and meta-analysis of randomized trials[J]. Eur Urol, 2014, 66(1): 42-54.

［10］ Ozcan MF, Dizdar O, Dincer N, et al. Low ERCC1 expression is associated with prolonged survival in patients with bladder cancer receiving platinum-based neoadjuvant chemotherapy［J］. Urol Oncol, 2013, 31(8): 1709−1715.

［11］ Reardon ZD, Patel SG, Zaid HB, et al. Trends in the use of perioperative chemotherapy for localized and locally advanced muscle-invasive bladder cancer: a sign of changing tides［J］. Eur Urol, 2015, 67(1): 165−170.

［12］ Siegel RL, Miller KD, Jemal A. Cancer statistics, 2015［J］. CA Cancer J Clin, 2015, 65(1): 5−29.

［13］ Sternberg CN, Skoneczna I, Kerst JM, et al. Immediate versus deferred chemotherapy after radical cystectomy in patients with pT3-pT4 or N0+M0 urothelial carcinoma of the bladder (EORTC 30994): an intergroup, open label, randomized phase 3 trial［J］. Lancet Oncol, 2015, 16(1): 76−86

［14］ Van Allen EM, Mouw KW, Kim P, et al. Somatic ERCC2 mutations correlate with cisplatin sensitivity in muscle-invasive urothelial carcinoma［J］. Cancer Discov, 2014, 4(10): 1140−1153.

［15］ vonder Maase H, Sengelov L, Roberts JT, et al. Long-term survival results of a randomized trial comparing gemcitabine plus cisplatin, with methotrexate, vinblastine, doxorubicin, plus cisplatin in patients with bladder cancer［J］. J Clin Oncol, 2005, 23(21): 4602−4608.

［16］ Witjes JA, Comp'erat E, Cowan NC, et al. EAU guidelines on muscle-invasive and metastatic bladder cancer: Summary of the 2013 guidelines［J］. Eur Urol, 2014, 65(4): 778−792.

［17］ Yin M, Joshi M, Meijer RP, et al. Neoadjuvant Chemotherapy for Muscle-Invasive Bladder Cancer: A Systemic Review and Two-Step Meta-Analysis［J］. Oncologist. 2016, 21(1): 1−8.

第二十六章

膀胱癌保留膀胱的综合治疗

宿恒川　沈益君

对于肌层浸润性膀胱癌(MIBC)患者而言,根治性膀胱切除术最为常用,但是该术式并发症多、创伤大。目前,越来越多的临床研究发现,保留膀胱的综合治疗适用于部分MIBC患者。保留膀胱的综合治疗包括在膀胱部分切除术或经尿道膀胱肿瘤电切术的基础上联合放疗和(或)化疗。这些研究发现,对于部分MIBC患者而言,保留膀胱的综合治疗可明显提高术后生活质量,获得与根治性膀胱切除术相似的远期预后。

[通信作者]　沈益君,Email: luckysyj@gmail.com

第一节　保留膀胱的临床证据

在膀胱癌中，1/3的患者初诊时即诊断为肌层浸润性膀胱癌（MIBC），这些患者未经治疗预计2年肿瘤特异性病死率为85%。目前，MIBC最常用的治疗方式方案是根治性膀胱切除术（radical cystectomy，RC），但是该手术的主要缺陷是创伤大、并发症多，患者生活质量明显下降；部分患者即使行根治性膀胱切除术术，仍有可能发生复发和转移。另外，对于一般情况较差、不能承受手术打击或者担心术后生活质量下降的患者而言，难以行全膀胱切除术。

目前随着对MIBC认识的提高，保留膀胱的综合治疗逐渐被接受。保留膀胱的综合治疗是指在膀胱部分切除术（partial cystectomy，PC）或经尿道膀胱肿瘤电切术（TURBT）的基础上联合放疗和（或）化疗以达到保留膀胱和根治肿瘤目的的综合性治疗模式。

多项研究显示保留膀胱综合治疗与根治性膀胱切除术的远期预后相似。Rödel等对415例MIBC患者采用保留膀胱综合治疗，在10年随访期间，72%的患者达到完全缓解，80%的患者保留膀胱，10年疾病特异性生存率为42%。研究还发现，TURBT联合放化疗效果明显优于单纯联合放疗效果，早期肿瘤以及最大化TURBT是完全缓解及生存期最为重要的预测因子。有研究对于根治性膀胱切除术和三联治疗（TURBT+放疗+化疗）在MIBC患者的价值进行研究发现，三联治疗组5年总体生存率为57%，而单独接受根治性膀胱切除术组和根治性膀胱切除术+化疗组分别为51%和53%，因此该研究认为同根治性膀胱切除术相比，三联治疗可以取得更好的临床预后。

保留膀胱的综合治疗相比根治性膀胱切除术最大优势在于膀胱功能的保留、性生活满意程度的明显提高以及术后并发症发生率的降低。尽管部分患者会出现放射性膀胱炎或输尿管炎，但多数患者经对症治疗后改善。Koga等对接受TURBT+放疗+化疗的MIBC患者随访发现，这些患者5年生存率和生活质量显著优于根治性膀胱切除术，平均尿流率为22.2 ml/s，平均排尿次数为7.7次和1.6次，平均国际前列腺症状评分和膀胱过度活动症症状评分分别为5.8分和3.3分。Zietman等随访保留膀胱综合治疗患者后发现,75%的患者尿动力学检查提示膀胱功能正常,22%的患者出现可接受的放疗相关并发症,绝大多数男性患者对性功能满意,生活质量评分较高。Efstathiou等观察了157例接受膀胱部分切除术联合放化疗的MIBC患者,这些患者盆腔并发症发生率较低,其中,泌尿生殖系统并发症发生率为5.7%,胃肠系统并发症发生率为1.9%。

第二节　保留膀胱综合治疗的模式和实施

一、TURBT

TURBT对部分MIBC患者而言,既是诊断也是治疗手段。总体而言,与根治性膀胱切除术或多模式治疗比较,TURBT对MIBC治疗效果有限,患者术后复发率较高。但是有研究发现,对于部分cT2期膀胱癌患者而言,根治性膀胱切除术后标本P0发生率高达31.3%,这些患者5年存活率可达89%,这提示部分MIBC患者可以TURBT作为单一治疗手段。Solsona等对133例以TURBT作为保留膀胱策略的MIBC患者随访发现,这些患者再次电切病理切缘为阴性,平均随访时间为15年;5、10、15年的癌症特异性生存率分别为81.9%、79.5%和76.7%,无进展生存率分别为75.5%、64.9%和57.8%。Leibovici等对27例MIBC患者进行以TURBT为基础的保留膀胱策略,这些患者入组标准包括再次电切术时无肿瘤残存、无上尿路肿瘤以及原位癌;随访29.4个月后,其中12例患者无肿瘤复发,15例患者出现肿瘤复发。研究提示,对于部分MIBC患者而言,TURBT可作为一种有效的治疗手段。

二、TURBT+化疗

化疗+TURBT是膀胱肿瘤一种较好的治疗方式,尤其是对于年龄较大的患者。Han等对TURBT术前予以新辅助化疗后行保留膀胱综合治疗,随访32个月,71.7%的患者术后完全康复,5年生存率和疾病特异性生存率为50.0%和

59.5%；5年无疾病复发率及无疾病进展率为62.2%和76.9%。Solsona等发现，TURBT+铂类为基础的治疗5年和10年的癌症特异性生存率分别为64.5%和59.8%，这些结果同RC手术相比，差异无统计学意义。有研究对46例MIBC患者进行TURBT加顺铂为基础的髂内动脉化疗后，平均随访34.5个月，其中32例（69.6%）患者肿瘤完全缓解，3年和5年生存率分别为70%和61%，疾病特异性生存率分别为78%和67%，80%的患者最终保留膀胱。因此这些研究提示，化疗联合TURBT有助于MIBC患者的治疗。

三、TURBT+放疗+化疗

对于部分MIBC患者而言，由于单一治疗尚无法达到保留膀胱的理想效果，目前TURBT+化疗+放疗的综合疗法引起越来越多的关注。有研究对348例MIBC患者随访发现，这些患者在TURBT基础上接受以顺铂为基础的化疗与放射治疗，72%的患者取得完全缓解，5、10、15年的肿瘤特异性生存率分别为64%、59%和57%，5、10、15年总生存率分别为52%、35%和22%；仅22%的患者最终需行根治性膀胱切除术。Mak等对468例接受综合疗法的MIBC患者研究发现，69%的患者完全缓解，5、10年总生存率为57%和36%，5、10年的肿瘤特异性生存率为71%和65%。因此，该研究认为综合疗法可以取得更长的癌症特异性生存率以及更低的复发率，可作为根治性膀胱切除术的替代治疗方案，尤其适用于老年人或不适合行根治性膀胱切除术者。

四、膀胱部分切除术

早期研究发现，MIBC患者膀胱部分切除术后的复发率较高，局部复发率高达40%～78%，预后较差，5年生存率为24%。但目前认为，对于合适的患者（单一肿瘤、易于切除、无原位癌），膀胱部分切除术能够降低手术致死率，同时保留患者的性功能，避免泌尿系统重建、肠道造口的可能，与根治性膀胱切除术相比生存期并无统计学差异。Mayo研究所对接受膀胱部分切除术和根治性膀胱切除术的MIBC患者进行随访研究发现，83例接受膀胱部分切除术，167例患者接受根治性膀胱切除术，两组患者10年无复发生存率（61% *vs.* 66%）及十年癌症特异性生存率(58% *vs.* 63%)的差异均无统计学意义。

五、膀胱部分切除术联合放化疗

有研究将放化疗与膀胱部分切除术联合用于治疗MIBC,取得较好的效果。Bazzi等人评估了新辅助化疗联合膀胱部分切除术对于MIBC患者的价值。在该研究中,36例MIBC患者接受以铂类为基础的化疗,后行膀胱部分切除术,这些患者包括21例原位癌患者,随访中位时间为17.5个月,总体来说,5年的无复发生存率超过根治性膀胱切除术。国内有研究对136例MIBC患者(一组为100例,应用膀胱部分切除术联合放化疗;另一组为36例,应用根治性膀胱切除术)随访发现,膀胱部分切除术组和根治性膀胱切除术组肿瘤特异性生存率分别为68.0%和55.6%,膀胱部分切除术联合放化疗可取得与根治性膀胱切除术手术相似甚至更高的生存率和生活质量。另一项国内研究也发现,膀胱部分切除术组和根治性膀胱切除术组5年总体生存率和无病生存率分别为57%、50%和53%、46%,两组差异无统计学意义。因此,他们认为膀胱部分切除术联合化疗可达到与根治性膀胱切除术相似甚至更高的生存率。

综上,对于MIBC而言,保留膀胱的综合治疗对于那些不适合以及不愿意行根治性膀胱切除术的患者而言,是非常好的治疗选择。对于符合标准的MIBC患者,保留膀胱的综合治疗可明显提高患者的术后生活质量,获得与根治性膀胱切除术相似的远期预后。该治疗涉及多学科的研究与协助,要求我们不断优化放疗技术,寻找更多的新型分子靶向药物和预测基因以提高MIBC的治疗效果。

------------------------------ **参 考 文 献** ------------------------------

[1] Arcangeli G, Strigari L, Arcangeli S. Radical cystectomy versus organ-sparing trimodality treatment in muscle-invasive bladder cancer: A systematic review of clinical trials[J]. Crit Rev Oncol Hematol, 2015, 95(3): 387-396.

[2] Bazzi W, Kopp R, Donahue T, et al. Partial cystectomy post neoadjuvant chemotherapy: Memorial Sloan-Kettering Cancer Center contemporary experience[J]. Int Sch Res

Notices, 2014, 2014: 702653.

[3] Cahn DB, Ristau BT, Ghiraldi EM, et al. Bladder preservation therapy: A review of the literature and future directions[J]. Urology, 2016, 96: 54−61.

[4] Efstathiou JA, Spiegel DY, Shipley WU, et al. Long-term outcomes of selective bladder preservation by combined-modality therapy for invasive bladder cancer: the MGH experience[J]. Eur Urol, 2012, 61(4): 705−711.

[5] Eswara JR, Efstathiou JA, Heney NM, et al. Complications and long-term results of salvage cystectomy after failed bladder sparing therapy for muscle invasive bladder cancer[J]. J Urol, 2012, 187(2): 463−468.

[6] Han B, Liang S, Jing Y, et al. Organ preservation for muscle-invasive bladder cancer by preoperative intra-arterial chemotherapy and transurethral resection [J]. Med Oncol, 2014, 31(4): 912.

[7] Kassouf W, Spiess PE, Brown GA et al. P0 stage at radical cystectomy for bladder cancer is associated with improved outcome independent of traditional clinical risk factors[J]. Eur Urol, 2007, 52(3): 769−774.

[8] Knoedler JJ, Boorjian SA, Kim SP, et al. Does partial cystectomy compromise oncologic outcomes for patients with bladder cancer compared to radical cystectomy? A matched case-control analysis[J]. J Urol, 2012, 188(4): 1115−1119.

[9] Koga F, Kihara K. Selective bladder preservation with curative intent for muscle-invasive bladder cancer: a contemporary review[J]. Int J Urol, 2012, 19(5): 388−401.

[10] Leibovici D, Kassouf W, Pisters LL, et al. Organ preservation for muscle-invasive bladder cancer by transurethral resection[J]. Urology, 2007, 70(3): 473−476.

[11] Liang S, Zou Q, Han B, et al. Intra-arterial chemotherapy for muscleinvasive bladder cancer following transurethral resection[J]. Urol Int, 2015, 94(4): 406−411.

[12] Mak RH, Hunt D, Shipley WU, et al. Long-term outcomes in patients with muscle-invasive bladder cancer after selective bladder-preserving combined-modality therapy: a pooled analysis of Radiation Therapy Oncology Group protocols 8802, 8903, 9506, 9706, 9906, and 0233[J]. J Clin Oncol, 2014, 32(34): 3801−3809.

[13] Rose TL, Milowsky MI. Management of muscle-invasive bladder cancer in the elderly [J]. Curr Opin Urol, 2015, 25(5): 459−467.

[14] Rödel C, Grabenbauer GG, Kühn R, et al. Combined-modality treatment and selective organ preservation in invasive bladder cancer: long-term results [J]. J Clin Oncol, 2002, 20(14): 3061−3071.

[15] Schoborg TW, Sapolsky JL, Lewis CW Jr. Carcinoma of the bladder treated by segmental resection[J]. J Urol, 1979, 122(4): 473−475.

[16] Solsona E, Climent MA, Iborra I, et al. Bladder preservation in selected patients with

muscle-invasive bladder cancer by complete transurethral resection of the bladder plus systemic chemotherapy: long-term follow-up of a phase 2 nonrandomized comparative trial with radical cystectomy [J]. Eur Urol, 2009, 55(4): 911-919.

[17] Solsona E, Iborra I, Collado A, et al. Feasibility of radical transurethral resection as monotherapy for selected patients with muscle invasive bladder cancer [J]. J Urol, 2010, 184(2): 475-480.

[18] Zietman AL, Sacco D, Skowronski U, et al. Organ conservation in invasive bladder cancer by transurethral resection, chemotherapy and radiation: results of a urodynamic and quality of life study on long-term survivors [J]. J Urol, 2003, 170(5): 1772-1776.

[19] 张敏光, 沈周俊, 张存明, 等. 膀胱部分切除术结合放化疗治疗MIBC的疗效 [J]. 上海医学, 2013, 36(7): 849-854.

[20] 赵阳, 陈贵平, 王华, 等. 膀胱部分切除术在局限性MIBC治疗中的作用 [J]. 中华泌尿外科杂志, 2013, 34(7): 497-500.

第二十七章

膀胱癌的分子靶标及靶向治疗

万方宁　沈益君

　　分子靶标和靶向药物治疗是膀胱癌研究的前沿和热点问题。本章对在膀胱癌研究中较为成熟且具有代表性的几种分子靶标（如p53、Rb生长因子通路、血管新生通路）以及对应的靶向药物进行总结，同时列出了一系列正在研究中的新兴靶标和靶向药物。

［通信作者］　沈益君，Email: luckysyj@gmail.com

第一节　p53 和 Rb

分子靶标的研究目的是区分肿瘤不同的生物学行为，包括预后差异及对药物治疗反应的不同等。目前，常将分子靶标分为预后型和预测型两大类。预后型分子靶标表明它能独立预测癌症的结局（疾病复发、进展或者死亡），而与所接受的治疗无关。预测型分子靶标则可以预测特定的治疗效果，即在标志物阳性组和阴性组之间治疗效果是不同的。很显然，预测型分子靶标更具备临床价值。然而，预测型分子靶标往往是在随机对照临床试验中通过样本高通量筛选配合治疗结局变量分析而得到的，开发难度更大，投入更高。下文简要总结膀胱癌分子靶标的研究和靶向药物的尝试。

一、p53

p53 蛋白由 TP53 基因编码，是最重要的抑癌基因之一。p53 蛋白作为转录因子调节下游基因，主要调控细胞周期和凋亡。因为它控制 DNA 损伤后细胞周期的检定点，因此 p53 蛋白突变后，失控分裂的细胞会积累更多的基因突变。49.5% 的 MIBC 具有 TP53 突变（TCGA 数据），超过 50% 的高级别膀胱癌具有 TP53 突变。

既往研究表明，膀胱癌中 FGFR3 和 RAS 基因突变与低级别、低分期的膀胱肿瘤相关，而 TP53 和 Rb 基因的突变却与原位癌、高级别膀胱癌和 MIBC 密切相关。有意思的是，FGFR3 和 TP53 基因突变几乎是互斥的。

p21 是另一个调控细胞周期的重要基因，p53 调控 p21 的正常功能。p53 和 p21 均发生突变的较仅 p53 突变的患者具有更高复发率和更差的预后。另外，可以影响 p53 通路的是 MDM2 基因过表达和 p14（ARF）基因的表达改变。MDM2 可以与 p53 结合，抑制其转录活性并促进 p53 降解。p14 基因落在常染色体 9p 上，常常在高级别的膀胱癌中发生缺失突变。

通过免疫组化的方法检测 p53 蛋白高表达常常作为 p53 蛋白突变检测的替代手段。因为突变的 p53 蛋白常具有更长的半衰期。p53 蛋白在大于 10% 的细胞中免疫组织化学阳性常常提示具有TP53突变。尽管有学者指出，TP53突变种类很多，具有突变并不意味着突变有意义。然而人们一致认为，膀胱癌中TP53过表达意味着高级别膀胱癌和预后差。

二、Rb

Rb是一种肿瘤抑制蛋白，编码基因Rb定位在染色体13q上。在50%的侵袭性膀胱癌中表达上调，而Ta期肿瘤中极少有Rb改变。Rb基因的失活在高级别和晚期膀胱癌中更多，并且Rb基因失活与疾病进展和不良预后相关。Rb基因失活导致基因组不稳定性增加。因为Rb控制有丝分裂纺锤体和染色体的正常分离。Rb基因失活将导致细胞非整倍体出现概率大大增加。Rb基因功能受p16［周期蛋白依赖激酶的抑制蛋白2A（CDKN2A）编码，位于染色体9p］调控。p16是一种细胞周期依赖的激酶抑制剂。p53和Rb通路的改变增加了根治性膀胱切除术后疾病进展风险与病死率，同时具有p53和Rb通路改变的患者预后最差。

第二节　生长因子通路和血管新生通路

一、生长因子通路

成纤维细胞生长因子受体3（fibroblast growth factor receptor 3，FGFR3）的体细胞突变与低级别、低分期膀胱癌的发生密切相关。FGFR3突变在Ta期膀胱癌中最常见，70%～75%的低级别Ta期尿路上皮癌都有FGFR3突变，在PUNLMP中突变频率类似。而在T1期患者中，FGFR3的突变频率仅21%～38%，原位癌中为0，在T2～T4期患者中有10%～15%突变率。

FGFR3位于染色体4p16，是酪氨酸激酶受体，参与调节包括细胞增殖、分化、迁移、血管新生等多种生物学过程。FGFR3的突变有很多种，主要集中在外显子7、10、15，影响了细胞外、跨膜和细胞内结构域。这些突变引起下游Ras-

MAPK和PI3K通路的过度活化。其中最常见的突变位点S249C，构成了超过70%的FGFR3突变。

尽管FGFR3突变在高级别膀胱癌中罕见，FGFR3过表达在高级别的膀胱癌中却比Ta和正常对照常见。该现象说明FGFR3在NIMBC和MIBC中均可能成为治疗靶点。一些针对FGFR治疗的药物在体外和体内的膀胱癌细胞系进行过有效性测试。FGFR抑制剂dovitinib针对转移性膀胱癌的临床试验宣告失败，但针对该靶点的其他化合物仍在临床研究中。

RAS家族突变是人类癌症中最常见的突变，在膀胱癌中10%～20%具有RAS突变。RAS家族中KRAS和HRAS突变在膀胱癌中较常见，NRAS突变罕见。RAS和FGFR3均在MAPK信号通路上，与Ta期膀胱癌密切相关。85%的Ta期膀胱肿瘤具有RAS或FGFR3突变。RAS和FGFR3突变的存在几乎是互斥的。所以在Ta期膀胱肿瘤中，尽管有相似的表型，但分子机制并不相同。

二、血管新生通路

与其他实体肿瘤类似，血管新生通路在膀胱癌中也扮演重要角色。尽管如此，酪氨酸激酶抑制剂（tyrosine kinase inhibitor, TKI）类药物如苏尼替尼、帕索帕尼（VEGFR和PDGFR）对膀胱癌的疗效甚微。

针对PI3K和mTOR的分子抑制剂近年来备受重视。曾有病例报告报道过一例转移性尿路上皮癌患者接受mTOR抑制剂依维莫司（everolimus）治疗后达到完全缓解，不良反应可以耐受。深入研究发现该患者具有TSC1位点失活突变，进一步的研究发现该位点突变可以预测依维莫司的疗效。当然，更广泛的推广前需要进一步外部验证。

第三节　其他分子靶标

近年来，膀胱癌相关的分子靶标研究发展迅速（**表27-3-1**）。分子靶标经历了从个别基因到基因组和再到基因网络的进化。

表27-3-1　膀胱癌分子靶标研究一览

分　子	检测方法	临床问题	文　献
TURBT后复发			
FGFR3 mutation	DNA测序	膀胱复发	van Rhijn,等（2003）
APAF-1,IGFBP-3	DNA甲基化	膀胱复发	Christoph,等（2006）
DAP kinase	DNA甲基化	膀胱复发	Tada,等（2002）
Various genes	DNA甲基化	膀胱复发	Friedrich,等（2005）
mRNA expression profile	cDNA芯片	早期和晚期复发	Dyrskjot,等（2003）
Interleukin-6/10 ratio ELISA	尿液	膀胱复发	Cai,等（2007）
Carbonic anhydrase Ⅸ	免疫组化	膀胱复发	Klatte,等（2009）
NF-kappaB 多态性	PCR基因分型	膀胱复发	Riemann,等（2007）
E-cadherin 多态性	PCR基因分型	膀胱复发	Lin,等（2006）
Glutathione peroxidase1 多态性	PCR基因分型	膀胱复发	Zhao,等（2005a,b）
TURBT和膀胱灌注化疗后进展为肌层浸润性膀胱癌			
IMP3	免疫组化	NMIBC进展为MIBC或mBC	Sitnikova,等（2008）
MRP-1/CD9	免疫组化	NMIBC进展为MIBC	Mhawech,等（2003）
Gamma-catenin	免疫组化	T1肿瘤进展为MIBC	Clairotte,等（2006）
Thrombospondin-1	免疫组化	NMIBC进展为MIBC或mBC	Goddard,等（2002）
Promoter of 5 genes	DNA甲基化	NMIBC进展为MIBC或mBC	Yates,等（2007）
mRNA expression profile	cDNA芯片	NMIBC进展为MIBC	Dyrskjot,等（2007）
GRIN2A	DNA测序	进展风险	Morrison,等（2014）
Keratin 14,-5,20	免疫组化,qRT-PCR	分化程度和进展风险	Volkmer（2012）
BCG灌注治疗疗效			
HSP90	免疫组化	BCG治疗反应	Lebret,等（2007）
肌层浸润性膀胱癌或局部晚期膀胱癌全膀胱切除术后预后			
Carbonic anhydrase Ⅸ	免疫组化	OS	Klatte,等（2009）

（续表）

分　子	检测方法	临床问题	文　献
DOC-2/DAB2 expression	免疫组化	肿瘤复发，CSS	Karam，等（2007）
HIF-1 alpha多态性	PCR基因分型	肿瘤特异生存	Nadaoka，等（2008）
Endothelin(B) receptor	免疫组化	DFS	Wulfing，等（2005）
Osteoprotegerin	ELISA	DFS	Mizutani，等（2004）
Topoisomerase II alpha	FISH，免疫组化	OS	Simon，等（2003）
Urokinase-type plasminogen activator	ELISA	进展，DFS	Shariat，等（2003b）
RhoA, RhoB, ROCK-I, ROCK-II	免疫杂交	DFS，OS	Kamai，等（2003）
晚期肿瘤化疗疗效			
EMMPRIN, Survivin	cDNA芯片，免疫组化	顺铂化疗耐药	Als，等（2007）
膀胱癌固有分型			
miR-296, RUVBL1	DNA测序，RNAseq	微乳头状膀胱癌	Guo，等（2016）

　　综上，膀胱癌分子靶标的研究任重而道远。随着分子分型研究的深入，精准医学时代同病异治（umbrella study）和异病同治（basket study）等新型临床试验的开展，或许在未来，部分有特定分子特征的膀胱癌患者可以享受到有效的靶向治疗。

-------------------- **参 考 文 献** --------------------

[1] Adar R, Monsonego-Ornan E, David P, et al. Differential activation of cysteine-substitution mutants of fibroblast growth factor receptor 3 is determined by cysteine localization[J]. J Bone Miner Res, 2002, 17(5): 860−868.

[2] Bakkar AA, Wallerand H, Radvanyi F, et al. FGFR3 and TP53 gene mutations define two distinct pathways in urothelial cell carcinoma of the bladder[J]. Cancer Res, 2003, 63(23): 8108−8112.

［ 3 ］ Bellmunt J, Gonzalez-Larriba JL, Prior C, et al. Phase II study of sunitinib as first-line treatment of urothelial cancer patients ineligible to receive cisplatin-based chemotherapy: baseline interleukin-8 and tumor contrast enhancement as potential predictive factors of activity［ J ］. Ann Oncol, 2011, 22(12): 2646-2653.

［ 4 ］ Bernard-Pierrot I, Brams A, Dunois-Larde C, et al. Oncogenic properties of the mutated forms of fibroblast growth factor receptor 3b［ J ］. Carcinogenesis, 2006, 27(4): 740-747.

［ 5 ］ Billerey C, Chopin D, Aubriot-Lorton MH, et al. Frequent FGFR3 mutations in papillary non-invasive bladder (pTa) tumors［ J ］. Am J Pathol, 2001, 158(6): 1955-1959.

［ 6 ］ Cordon-Cardo C, Cote RJ, Sauter G. Genetic and molecular markers of urothelial premalignancy and malignancy［ J ］. Scand J Urol Nephrol Suppl, 2000, (205): 82-93.

［ 7 ］ Gomez-Roman JJ, Saenz P, Molina M, et al. Fibroblast growth factor receptor 3 is overexpressed in urinary tract carcinomas and modulates the neoplastic cell growth ［ J ］. Clin Cancer Res, 2005, 11(2 Pt 1): 459-465.

［ 8 ］ Iyer G, Hanrahan AJ, Milowsky MI, et al. Genome sequencing identifies a basis for everolimus sensitivity［ J ］. Science, 2012, 338(6104): 221.

［ 9 ］ Kompier LC, Lurkin I, van der Aa MN, et al. FGFR3, HRAS, KRAS, NRAS and PIK3CA mutations in bladder cancer and their potential as biomarkers for surveillance and therapy［ J ］. PLoS One, 2010, 5(11): e13821.

［ 10 ］ Mallofré C, Castillo M, Morente V, et al. Immunohistochemical expression of CK20, p53, and Ki-67 as objective markers of urothelial dysplasia［ J ］. Mod Pathol, 2003, 16(3): 187-191.

［ 11 ］ Milowsky MI, Dittrich C, Duran I, et al. Phase 2 trial of dovitinib in patients with progressive FGFR3-mutated or FGFR3 wild-type advanced urothelial carcinoma［ J ］. Eur J Cancer, 2014, 50(18): 3145-3152.

［ 12 ］ Necchi A, Mariani L, Zaffaroni N, et al. Pazopanib in advanced and platinum-resistant urothelial cancer: an open-label, single group, phase 2 trial［ J ］. Lancet Oncol, 2012, 13(8): 810-816.

［ 13 ］ Neuzillet Y, Paoletti X, Ouerhani S, et al. A meta-analysis of the relationship between FGFR3 and TP53 mutations in bladder cancer［ J ］. PLoS One, 2012, 7(12): e48993.

［ 14 ］ Tomlinson DC, Baldo O, Harnden P, et al. FGFR3 protein expression and its relationship to mutation status and prognostic variables in bladder cancer［ J ］. J Pathol, 2007, 213(1): 91-98.

［ 15 ］ Tomlinson DC, Hurst CD, Knowles MA. Knockdown by shRNA identifies S249C mutant FGFR3 as a potential therapeutic target in bladder cancer［ J ］. Oncogene, 2007, 26(40): 5889-5899.

第二十八章

膀胱癌的免疫治疗

陆骁霖　叶定伟

　　膀胱癌中卡介苗（BCG）的灌注疗法是第一个肿瘤非特异性免疫疗法，大样本的临床研究证实了其有效性。BCG免疫治疗机制包括黏附过程、细胞因子的参与、淋巴细胞的浸润、NK细胞的杀伤作用、固有免疫、肿瘤免疫抑制等诸多因素。其适应证与剂量、毒性的研究也不占少数。本章着重介绍了BCG免疫机制和应用，以及新型免疫治疗免疫检查点抑制剂的作用。

［通信作者］　叶定伟，Email: dwyeli@163.com

第一节　卡介苗与膀胱癌

　　肿瘤免疫治疗是应用免疫学原理和方法，提高肿瘤细胞的免疫原性和对效应细胞杀伤的敏感性，激发和增强机体抗肿瘤免疫应答，并应用免疫细胞和效应分子输注宿主体内，协同机体免疫系统杀伤肿瘤、抑制肿瘤生长。肿瘤免疫治疗一直以来备受关注，是肿瘤治疗领域的焦点。膀胱癌中卡介苗（BCG）的灌注疗法是第一个肿瘤非特异性免疫疗法，它引领了肿瘤免疫的机制研究。而对于晚期膀胱癌，过去化疗一直是唯一的选择，而近年来对免疫检查点抑制剂的突破性研究为晚期膀胱癌患者又带来了新的希望。

　　膀胱癌中BCG的灌注疗法是第一个肿瘤非特异性免疫疗法，它引领了肿瘤免疫的机制研究。BCG是由Calmette和Guerin在1908—1921年研发用于抗结核的疫苗。8年后Pearl发现，曾患有结核的患者很少发生肿瘤，这为肿瘤疫苗的概念提出带来了灵感。基于以上发现，早在1976年Morales等里程碑式地提出，膀胱癌病灶切除后灌注BCG可有效降低复发率。Lamm等随后在1980年牵头了相关的第一个临床实验，共涉及37例患者，相对单纯肿瘤切除，术后BCG灌注患者复发率明显下降（22% *vs.* 42%，$P=0.01$）。

　　在一项囊括25个临床试验的荟萃分析研究中，术后使用BCG灌注的2 342例患者中有949（40.5%）例复发，不使用BCG灌注的2 425例患者中有1 205（49.7%）例复发（$OR=0.61$，$95\%CI$：$0.46\sim0.80$，$P<0.000\,1$）。有关肿瘤进展方面，有研究总结了5项临床试验，发现相对于丝裂霉素，BCG在控制疾病进展方面更有优势（$OR=0.66$，$95\%CI$：$0.47\sim0.95$，$P=0.02$；中位随访26个月）。与其他膀胱灌注化疗药物相比，BCG在控制NIMBC中体现出优势，事实上它对控制原位癌也有一定的作用。一项研究显示，通过6周每周1次的BCG灌注，原位癌的完全反应率为71%。一项大型随机对照研究发现，BCG持续3周灌注可显著延长无病生存时间。

一、BCG的机制

BCG使用活的无毒牛型结核杆菌制成,可以激活体内的免疫反应营造出抗肿瘤的环境。通过灌注BCG,细胞免疫、体液免疫都会激活,同时启动固有免疫和获得性免疫系统。在动物实验中发现,相对于野生型小鼠,免疫缺陷裸鼠在种植肿瘤后,对BCG并无反应,表明BCG可以激活免疫系统,启动胸腺依赖的细胞免疫。将被BCG激活的脾脏细胞注入野生型小鼠体内可启动迟发的超敏反应,使得小鼠具有抗肿瘤活性,类似于膀胱灌注BCG的效果。后续研究发现在一系列免疫缺陷的动物中,都不能诱发BCG的免疫作用,包括NK细胞缺陷、IFN-γ敲除、IL-12缺失、T细胞缺失、多形核中性粒细胞缺失等。除了以上观察所见,体外实验也发现BCG有直接抑制肿瘤生长作用。但体内试验尚未证实这个观点,毕竟体内外微环境并不相同。

二、BCG的黏附

通过膀胱灌注BCG,数以亿计的减毒活菌被注入膀胱内。大多数活菌会通过排尿排出体外,剩下的细菌(具体数目不明)通过纤连蛋白结合蛋白(FAP)与正常的膀胱黏膜和肿瘤细胞黏附,尿路上皮分泌多种促炎症细胞因子。BCG黏附有赖于细菌表面的FAP,并且黏附作用在电切创面能力更强。黏附作用是BCG发挥作用的重要一环,否则无法激活免疫反应。此外,FAP也有一定的抗肿瘤作用。

三、细胞因子和趋化因子

膀胱灌注BCG后促进了细胞因子的分泌,营造出了促炎症生成的环境。这些细胞因子包括TNF-α、GM-CSF、IFN-γ、IL-1、IL-2、IL-5、IL-6、IL-8、IL-10、IL-12和IL-18。除了细胞因子,BCG也促进中性粒细胞、巨噬细胞、单核细胞在膀胱黏膜内的浸润。中性粒细胞和单核细胞会分泌趋化因子,启动细胞介导的细胞毒性作用。细胞因子和趋化因子的释放使T细胞,包括CD4$^+$T细胞发生聚集。CD4$^+$T细胞进一步分泌细胞因子诱导产生T辅助细胞1(Th1)。这些作用主要发生在灌注BCG几个小时后，晚于早期反应。近来研究也发现，BCG灌注后单核细胞也会分泌N-CC和N-CXC等趋化因子。

四、淋巴细胞浸润

CD4$^+$T细胞不断浸润，膀胱壁上不断形成炎性肉芽肿。这些结构主要由巨细胞和上皮样肉芽肿组成。进一步更多的淋巴细胞、嗜酸性粒细胞会包围这些区域。免疫组化证实，肉芽肿主要包含CD4$^+$T辅助细胞，并且CD4$^+$T细胞数目与HLA-DR、CD25、ICAM1和主要组织相容性复合体Ⅱ呈正相关。研究表明这一过程在治疗6周后可以持续3～12个月，长时间维持其效应。

五、Th1免疫反应

Th1免疫反应的重要性被充分研究。多项研究都表明，Th1细胞因子诱导作用是有限制的，以利于维持Th1/Th2免疫反应的平衡。Th1反应的重要组成之一是IFN-γ的上调，与之相对的IL-4（Th2反应）发生下调。动物实验发现IFN-γ/IL-12敲除的小鼠BCG抗肿瘤作用无效。进一步研究发现，IL-10敲除的小鼠BCG反应更佳，说明Th2反应在BCG抗肿瘤活性中并不起作用。另一项有关BCG和Th1/Th2免疫反应研究发现，灌注BCG后Th1相关细胞因子IFN-γ、IL-2和IL-12p40发生上调，而Th2相关因子IL-4和IL-10发生下调。近来也有研究显示，Th1相关的细胞因子IL-12在膀胱癌辅助治疗中有生存获益。总之，Th1反应，在BCG介导的细胞毒性效应中发挥重要作用。

六、NK细胞

虽然抗肿瘤作用中，CD4和CD8细胞起到重要作用，NK细胞的作用也不可小视，它可以直接对肿瘤细胞产生杀伤作用。基础研究发现，通过GM1和NK1.1抑制NK细胞使BCG失效。NKT细胞可以通过受体识别细胞表面的MHC1类分子，从而发生抑制作用，停止细胞毒性作用。肿瘤细胞缺少MHC1类分子，因此可以成为NKT细胞的杀伤目标。NKT细胞由Th1相关细胞因子

（包括 IL-2、IL-12、TNF-α 和 IFN-γ）激活。目前，发现了一种特殊类型的 NKT 细胞，被称为 BCG 激活的杀伤细胞（BAK 细胞），它带有 $CD3^-/CD8^+/CD16^{dim}/CD56^+/NKG2A^+/perforin^+$ 的标记。BAK 细胞通过穿孔素杀伤肿瘤细胞，但不依赖于 Fas 配体的通路。穿孔素通过插入细胞膜表面使细胞内外环境失衡。

七、固有免疫反应

细胞介导的一系列反应主要由固有免疫反应启动。免疫系统通过病原相关模式分子（pathogen associated molecular patterns，PAMPs），即病原微生物表面存在一些人体宿主所没有的但可为许多相关微生物共享、结构恒定且进化保守的分子结构，如 BCG 细菌表面的脂多糖、肽聚糖、脂磷壁酸。PAMPs 可刺激免疫识别受体比如 Toll 样受体（TLR）。体外实验发现，分枝杆菌细胞壁分子可激活 TLR2 和 TLR4，从而促进树突状细胞、巨噬细胞的成熟以及 INF-γ 的产生。在细胞免疫、固有免疫的双重作用下，BCG 是目前为止最有效的免疫治疗手段之一。

八、肿瘤诱导的免疫抑制作用

进一步研究肿瘤诱导的免疫抑制作用有助于提高 BCG 的疗效。膀胱癌中有关免疫调节的研究还相对较少。目前，已知膀胱癌可以诱导 T 调节细胞 1（Tr1），这些细胞表达 FOXP3、TNF-β 和 IL-10。与天然的 $CD25^+$ T 调节细胞不同，这些细胞可通过耐受性细胞因子 IL-10 和 TNF-β 诱导反应。膀胱癌患者外周血可发现 $CD4^+CD25^+$ T 细胞数目增加，这些细胞可在体外抑制正常人血中的 T 细胞的作用。

九、BCG 的治疗方案

最早 Herr 和 Morales 发现，120 mg BCG 灌注至少需要 3 周才能诱导机体发生迟发型超敏反应达到治疗效果；同时观察到不良反应在 1 周后可以缓解。基于以上结果，他们率先使用了每周 1 次共 6 周的灌注方案。后续的临床试验也遵循了这一方案，显示疗效显著。

后续研究中，Lamm等发现，相对于一次性诱导疗法，持续灌注治疗可以将高危患者复发率由52%降至25%。因此，为了达到最佳疗效，EAU推荐BCG的持续灌注疗法。但具体持续和间隔时间并不统一（从18周10次到3年27次）。事实上，荟萃分析结果显示，并没有发现哪种持续治疗的方案更有优势。

欧洲癌症研究和治疗组织（EORTC）牵头了一项临床试验，发现3年BCG持续治疗，相比1年可以有效降低高危膀胱癌复发率，但对中危患者的疗效并无差异。基于此，EAU推荐高危患者行BCG持续治疗，中低危患者推荐膀胱灌注化疗。

因为肿瘤的复发进展周期要远远长于BCG所诱导的免疫反应时间，在控制膀胱癌中持续BCG治疗是必须的。Lamm等在一项临床研究中发现BCG分别在间隔3个月和6个月每周灌注3次，以后每间隔6个月每周灌注3次，可有效地降低复发和进展的概率。一项荟萃分析发现持续灌注可降低37%的复发率。

一些数据支持对于高危患者，持续3年治疗优于持续1年的治疗方案。超过3年治疗方案的临床研究并不存在，毕竟BCG灌注也存在成本和不良反应的问题，进一步延长治疗时间未必可取。但是，基于Sylvester的荟萃分析（该方案并没有体现明显优势），EAU并不否认1年持续的治疗方案。

十、BCG的最佳使用剂量

目前，BCG标准使用剂量为120 mg。已经有一些研究试图找到疗效和不良反应间的平衡点，但结果仍存在争议。目前发现，标准剂量组与减剂量组并无明显的严重不良反应差异，减剂量组只有在局部不良反应上有优势。

EORTC临床试验发现，标准剂量组与1/3剂量组之间毒性反应无差异。这项临床研究共分为4组患者，全剂量、标准计量各分为1年持续治疗和3年持续治疗。结果发现减量组疾病复发率更高。近来，法国泌尿外科协会公布了一项临床研究结果，比较了减量组和标准组间隔3个月和间隔6个月的疗效，发现两者无明显差异；但在严重不良反应上，减量组和标准组也没有明显差异。但基于该项研究随访期较短（2年），该结论需谨慎对待。

总之，依据目前的证据，BCG减量并不能有效降低严重不良反应的发生率，对于高危患者并不推荐。

十一、BCG的不良反应

总体而言,BCG耐受性较好,但严重的不良反应可致死(极其罕见),因此临床上需谨慎使用。BCG致死主要发生在免疫缺陷的人群,因此在使用BCG前应了解患者的系统性疾病和用药史。BCG更为常见的不良反应主要是下尿路刺激症状,包括尿频、尿急、排尿困难,一般在用药几天后可以缓解。目前,并没有证据表明不良反应与疗效相关,虽然不良反应意味着BCG已经引起膀胱内的免疫作用。较为少见的不良反应包括发热(体温＞39℃)、严重血尿、前列腺炎、系统性感染、关节疼痛、皮炎、脓毒血症、皮疹和肾脓肿等。

严重的不良反应往往与尿路损伤、BCG入血相关。因此,EAU指出了BCG灌注的禁忌证,包括2周内接受过经尿道电切术、肉眼血尿、尿道损伤和系统性尿路感染。虽然《欧洲泌尿外科学会指南》并不支持BCG灌注同时应用抗生素,但这一举措仍值得考虑。一项随机双盲的前瞻性临床研究发现,灌注BCG同时使用氧氟沙星可以降低18.5%中到重度的不良反应,提高BCG的耐受性。同时使用抗生素组复发率更低,但因为该临床研究随访时间较短(1年),在疾病控制上这一结论还需谨慎对待。

血尿和膀胱炎是常见的不良反应。根据《欧洲泌尿外科学会指南》,发现血尿和其他症状时应行尿常规检查排除感染情况。若能缓解继续BCG的治疗,可先使用非甾体抗炎药对症处理;若症状持续或加重,应暂停治疗,行尿培养并经验性使用抗生素。经验性使用抗生素仍无效,应根据尿培养结果和药敏实验调整抗生素;若培养阴性,可调整抗生素为氟喹诺酮类,并准备膀胱灌注抗炎类药物。若以上措施均失效,可考虑抗结核治疗。症状仍不能控制的患者应在后续治疗中排除BCG这一选项,甚至行全膀胱手术治疗。

第二节 免疫检查点抑制剂:PD-L1单抗

膀胱癌,尤其是侵袭性、转移性细胞表面表达程序性死亡配体1(programmed death ligand-1,PD-L1),作为免疫球蛋白超家族协同刺激分子的重要成员,参与自身免疫、移植免疫以及肿瘤免疫等机体免疫调节过程。程序性死亡受体1（PD-1）是一种主要表达于活化T细胞上的抑制性受体，与其配体PD-L1结合，可显著抑制T细胞的活化和增殖，并调节细胞因子的表达和分泌。PD-L1则广泛表达于多种免疫细胞、上皮细胞以及肿瘤细胞上。目前诸多研究表明，多种人类肿瘤大量表达的PD-L1分子与患者临床病理特征及预后紧密相关，成为肿瘤检出和预后判断的新的生物学指标。肿瘤细胞通过高表达PD-L1分子，与T细胞上的受体PD-1结合，传递负调控信号，导致肿瘤抗原特异性T细胞的诱导凋亡和免疫无能，使肿瘤细胞逃避机体的免疫监控和杀伤。鉴于PD-1/PD-L1信号转导机制在肿瘤免疫应答中的重要作用，尝试将阻断该信号通路应用于肿瘤免疫治疗，对进一步拓展肿瘤治疗的思路和方法具有重要价值。

根据2016ASCO（美国临床肿瘤学会年会）进展报道，PD-L1单抗可以为晚期膀胱癌患者带来希望。IMvigor210研究是用于评估晚期膀胱癌接受atezolizumab（PD-L1单抗）治疗与安全性的一项单臂Ⅱ期临床研究，入组患者分别为不能耐受顺铂化疗的初治患者以及经过含铂类方案治疗失败后的患者，并因此分为一线治疗以及铂类失败后治疗两个队列。

所有患者均接受PD-L1单抗atezolizumab治疗：1 200 mg输注，每3周1次，直至不能耐受或不能临床获益。2016年，美国临床肿瘤学会生殖泌尿肿瘤研讨会（ASCO®-GU）大会公布了既往铂类方案治疗失败后患者的试验数据，结果显示atezolizumab用于铂类治疗失败晚期膀胱癌治疗优于既往历史数据，由此被美国食品与药物管理局（FDA）于2016年5月底批准用于晚期膀胱癌的二线治疗。该届年会公布了不能耐受顺铂化疗患者治疗人群的一线治疗数据，这些人群为满足肾功能下降、出现25 dB的听力下降、2级或2级以上周围神经病变以及ECOG评分为2等任一条件的患者，主要研究指标为客观有效率。结果显示，入组119例患者中，中位年龄73岁，80岁以上患者占21%，上尿路来源占28%，内脏转移占22%，肾功能不全占70%（肌酐清除率30～60 ml/min）；中位随访时间为14.4个月；客观有效率为24%（28/119），其中完全缓解率7%；肿瘤浸润性免疫细胞PD-L1表达阳性（IC2/3）的患者有效率为28%，稍高于PD-L1表达阴性患者（21%）；上尿路尿路上皮癌和膀胱尿路上皮癌的有效率为42%和17%。次要研究终点方面：最长疗效持续时间达到18个月，在28例有效患者中，75%的患者（21/28）截至分析时未出现进展，而中位总生存时间已经达到14.8个月。

安全性方面,最常见的不良反应主要为甲状腺功能减退或功能异常、皮疹及腹泻,药物相关的严重不良反应发生率为15%,因药物不良反应出现治疗中断的发生率仅仅为6%。

　　综上所述,BCG灌注在膀胱癌中的应用已长达40余年。尽管其作用有限,但对于浅表性膀胱癌,仍没有其他治疗手段超越它的应用价值。以上简要介绍了BCG作为膀胱癌免疫治疗手段之一的作用机制、临床应用及其疗效等。可以看出,BCG疗效是显著的,但临床使用中仍存在有待解决的问题,比如应用时间长短、剂量等至今仍没有定论。而对于晚期膀胱癌患者,化疗一直是唯一的选择,直到免疫检查点抑制剂PD-L1单抗出现,目前FDA已批准其临床应用,但进一步的大规模的临床研究还有待进行。

-------------------------------- 参 考 文 献 --------------------------------

[1] Babjuk M, Burger M, Zigeuner R, et al. EAU guidelines on non-muscle-invasive urothelial carcinoma of the bladder: update 2013 [J]. Eur Urol, 2013, 64(4): 639-653.

[2] Brandau S, Bohle A. Activation of natural killer cells by *Bacillus* Calmette-Guerin [J]. Eur Urol, 2001, 39(5): 518-524.

[3] de Boer EC, Rooyakkers SJ, Schamhart DH, et al. BCG dose reduction by decreasing the instillation frequency: effects on local Th1/Th2 cytokine responses in a mouse model [J]. Eur Urol, 2005, 48(2): 333-338.

[4] Eto M, Koga H, Noma H, et al. Importance of urinary interleukin-18 in intravesical immunotherapy with *Bacillus* Calmette-guerin for superficial bladder tumors [J]. Urol Int, 2005, 75(2): 114-118.

[5] Fricke I, Mitchell D, Mittelstadt J, et al. Mycobacteria induce IFN-gamma production in human dendritic cells via triggering of TLR2 [J]. J Immunol, 2006, 176(9): 5173-5182.

[6] Heine H, Ulmer AJ. Recognition of bacterial products by toll-like receptors [J]. Chem Immunol Allergy, 2005, 86: 99-119.

[7] Herr HW, Morales A. History of *Bacillus* Calmette-Guerin and bladder cancer: an immunotherapy success story [J]. J Urol, 2008, 179(1): 53-56.

[8] Horinaga M, Harsch KM, Fukuyama R, et al. Intravesical interleukin-12 gene therapy in an orthotopic bladder cancer model [J]. Urology, 2005, 66(2): 461-466.

［9］ Lamm DL, Blumenstein BA, Crissman JD, et al. Maintenance *Bacillus* Calmette-Guerin immunotherapy for recurrent TA, T1 and carcinoma *in situ* transitional cell carcinoma of the bladder: a randomized Southwest Oncology Group Study［J］. J Urol, 2000, 163(4): 1124−1129.

［10］ Lamm DL, van der Meijden PM, Morales A, et al. Incidence and treatment of complications of *Bacillus* Calmette-Guerin intravesical therapy in superficial bladder cancer［J］. J Urol, 1992, 147(3): 596−600.

［11］ Lamm DL. *Bacillus* Calmette-Guerin immunotherapy for bladder cancer［J］. J Urol, 1985, 134(1): 40−47.

［12］ Lamm DL. Efficacy and safety of bacille Calmette-Guerin immunotherapy in superficial bladder cancer［J］. Clin Infect Dis, 2000, 31(Suppl 3): S86-S90.

［13］ LaRue H, Ayari C, Bergeron A, et al. Toll-like receptors in urothelial cells — targets for cancer immunotherapy［J］. Nat Rev Urol, 2013, 10(9): 537−545.

［14］ Lizee G, Radvanyi LG, Overwijk WW, et al. Improving antitumor immune responses by circumventing immunoregulatory cells and mechanisms［J］. Clin Cancer Res, 2006, 12(16): 4794−4803.

［15］ Loskog A, Ninalga C, Paul-Wetterberg G, et al. Human bladder carcinoma is dominated by T-regulatory cells and Th1 inhibitory cytokines［J］. J Urol, 2007, 177(1): 353−358.

［16］ Ludwig AT, Moore JM, Luo Y, et al. Tumor necrosis factor-related apoptosis-inducing ligand: a novel mechanism for *Bacillus* Calmette-Guerin-induced antitumor activity［J］. Cancer Res, 2004, 64(10): 3386−3390.

［17］ Luo Y, Chen X, O'Donnell MA. Mycobacterium bovis *Bacillus* Calmette-Guerin (BCG) induces human CC- and CXC-chemokines in vitro and *in vivo*［J］. Clin Exp Immunol, 2007, 147(2): 370−378.

［18］ McAveney KM, Gomella LG, Lattime EC. Induction of TH1- and TH2-associated cytokine mRNA in mouse bladder following intravesical growth of the murine bladder tumor MB49 and BCG immunotherapy［J］. Cancer Immunol Immunother, 1994, 39(6): 401−406.

［19］ Morales A, Eidinger D, Bruce AW. Intracavitary *Bacillus* Calmette-Guerin in the treatment of superficial bladder tumors. 1976［J］. J Urol, 2002, 167(2 Pt 2): 891−895.

［20］ Oddens J, Brausi M, Sylvester R, et al. Final results of an EORTC-GU cancers group randomized study of maintenance *Bacillus* Calmette-Guerin in intermediate- and high-risk Ta, T1 papillary carcinoma of the urinary bladder: one-third dose versus full dose and 1 year versus 3 years of maintenance［J］. Eur Urol, 2013, 63(3): 462−472.

[21] Pfister C, Kerkeni W, Rigaud J, et al. Efficacy and tolerance of one-third full dose *Bacillus* Calmette-Guerin maintenance therapy every 3 months or 6 months: two-year results of URO-BCG-4 multicenter study[J]. Int J Urol, 2015, 22(1): 53−60.

[22] Powles T, Eder JP, Fine GD, et al. MPDL3280A (anti-PD-L1) treatment leads to clinical activity in metastatic bladder cancer[J]. Nature, 2014, 515(7528): 558−562.

[23] Prescott S, James K, Hargreave TB, et al. Intravesical Evans strain BCG therapy: quantitative immunohistochemical analysis of the immune response within the bladder wall[J]. J Urol, 1992, 147(6): 1636−1642.

[24] Ratliff TL, Gillen D, Catalona WJ. Requirement of a thymus dependent immune response for BCG-mediated antitumor activity[J]. J Urol, 1987, 137(1): 155−158.

[25] Ratliff TL, Shapiro A, Catalona WJ. Inhibition of murine bladder tumor growth by bacille Calmette-Guerin: lack of a role of natural killer cells[J]. Clin Immunol Immunopathol, 1986, 41(1): 108−115.

[26] Riemensberger J, Bohle A, Brandau S. IFN-gamma and IL-12 but not IL-10 are required for local tumour surveillance in a syngeneic model of orthotopic bladder cancer[J]. Clin Exp Immunol, 2002, 127(1): 20−26.

[27] Suttmann H, Riemensberger J, Bentien G, et al. Neutrophil granulocytes are required for effective *Bacillus* Calmette-Guerin immunotherapy of bladder cancer and orchestrate local immune responses[J]. Cancer Res, 2006, 66(16): 8250−8257.

[28] Sylvester RJ, van der MA, Lamm DL. Intravesical *Bacillus* Calmette-Guerin reduces the risk of progression in patients with superficial bladder cancer: a meta-analysis of the published results of randomized clinical trials[J]. J Urol, 2002, 168(5): 1964−1970.

[29] Tomita Y, Matsumoto Y, Nishiyama T, et al. Reduction of major histocompatibility complex class I antigens on invasive and high-grade transitional cell carcinoma[J]. J Pathol, 1990, 162(2): 157−164.

[30] Zhao W, Schorey JS, Bong-Mastek M, et al. Role of a *Bacillus* Calmette-Guerin fibronectin attachment protein in BCG-induced antitumor activity[J]. Int J Cancer, 2000, 86(1): 83−88.

中英文对照索引

彩　图

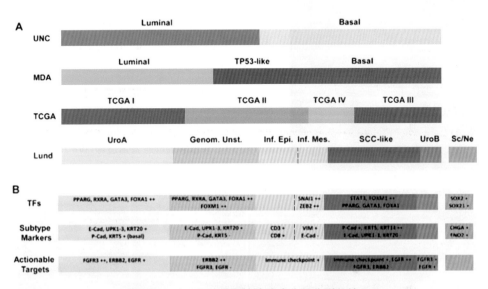

图20-2-1　肌层浸润性膀胱癌分子分型总结

A. 在不同的分类体系中，每种分类的比例和分型间的重叠部分被匹配地绘出。亚型的颜色依据发表时原文所绘；B. 亚型的制订和转录因子（TFs）、肿瘤标记物（markers）以及可治疗靶点相关。Genom. Unst.：基因组不稳定型（genomically unstable）；Inf. Epi.：上皮浸润型（infiltrated epithelial）；Inf. Mes.：间质浸润型（infiltrated mesenchymal）；MDA：安德森肿瘤中心（ MD Anderson Cancer Center）；SCC：鳞状细胞癌（squamous cell carcinoma）；Sc/Ne：小细胞/神经内分泌分化（small cell/neuroendocrine）；TCGA：癌症基因组计划（The Cancer Genome Atlas）；TFs：转录因子（transcription factors）；UNC：北卡罗林那大学（University of North Carolina）；UroA：尿路基底细胞型A（urobasal A）；UroB：尿路基底细胞型B（urobasal B）

引自 Aine M, Eriksson P, Liedberg F, et al. On Molecular Classification of Bladder Cancer: Out of One, Many [J]. Eur Urol, 2015 Dec; 68(6): 921－923.

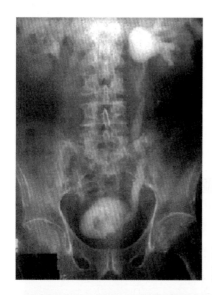

图21-1-1 尿路肿瘤静脉肾盂造影（IVP）表现为膀胱内或上尿路充盈缺损

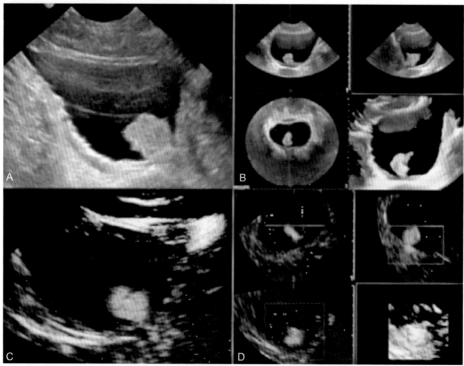

图21-1-2 三维超声联合对比增强超声（CEUS）对膀胱肿瘤进行三维重建

A. 传统的二维超声中膀胱肿瘤特征；B. 不同矩形平面上三维超声中膀胱肿瘤特征；C. 对比增强二维超声中膀胱肿瘤特征；D. 对比增强三维超声中膀胱肿瘤特征

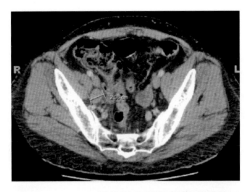

图21-2-2　CT评估肌层浸润性膀胱癌淋巴
结侵犯

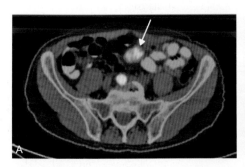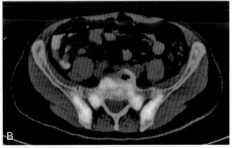

图21-2-3　PET扫描评估膀胱癌复发和进展

A. 新辅助化疗前呈现高代谢状态的骶前淋巴结转移, 白色箭头为假阳性的小肠; B. 新辅助化疗后骶前
转移淋巴结消退

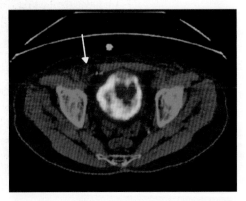

图21-2-4　PET扫描显示膀胱内为高代谢
状态的膀胱肿瘤, 白色箭头为假阳性的腹股
沟疝修补术后的肉芽肿